现代外科疾病手术学

主 编 吕 民 刘乃杰 陈 琪
副主编 孙宏斌 郑 宇 侯 毅

江西科学技术出版社

江西·南昌

图书在版编目(CIP)数据

现代外科疾病手术学／吕民，刘乃杰，陈琪主编． — 南昌：江西科学技术出版社，2018.8（2021.1重印）

ISBN 978 – 7 – 5390 – 6498 – 7

Ⅰ．①现… Ⅱ．①吕… ②刘… ③陈… Ⅲ．①外科手术 Ⅳ．①R61

中国版本图书馆 CIP 数据核字(2018)第 188813 号

国际互联网(Internet)地址：

http://www. jxkjcbs. com

选题序号：**ZK**2018380

图书代码：**B**18144 – 102

现代外科疾病手术学　　　　　　吕　民　刘乃杰　陈　琪　主编

出版发行	江西科学技术出版社
社址	南昌市蓼洲街 2 号附 1 号
	邮编：330009　电话：(0791)86623491　86639342(传真)
印刷	三河市双峰印刷装订有限公司
经销	全国各地新华书店
开本	787mm×1092mm　1/16
字数	311 千字
印张	12.75
版次	2018 年 8 月第 1 版　第 1 次印刷
	2021 年 1 月第 1 版　第 2 次印刷
书号	ISBN 978 – 7 – 5390 – 6498 – 7
定价	90.00 元

赣版权登字 –03 –2018 –293

前　　言

　　普通外科作为外科基础，新的基础理论、新的诊断方法、新的手术方式不断出现，近年来得到了飞速发展。为了适应我国医学的快速发展，满足广大从事普通外科临床工作的医护人员的要求，进一步提高临床普通外科医师的诊疗水平，提升普通外科护理人员的护理质量，本编委会特组织长期从事普通外科临床一线工作的医护人员结合多年临床、科研经验编写了此书。

　　本书共分为六章，内容涉及普通外科常见疾病的诊治及护理，包括甲状腺疾病、乳腺疾病、胸心外科疾病、腹壁和腹腔手术、腹外疝、胃十二指肠疾病。

　　以上常见普通外科疾病均于书中进行详细介绍，包括疾病的生理病理、病因、发病机制、临床表现、辅助检查方法、诊断标准、鉴别诊断方法、手术适应证与禁忌证、手术治疗的方法与技巧、手术并发症的防治、预后、并发症的处理、预防及护理等。内容重点放在介绍疾病的诊断方法与手术治疗方法和技巧上，旨在强调本书的临床实用价值，为普通外科医护人员提供参考，起到共同提高普通外科诊治水平的目的。

　　为了进一步提高普通外科医护人员的临床诊疗及护理水平，本编委会人员在多年普通外科临床诊疗及护理经验基础上，参考诸多书籍资料，认真编写了此书，望谨以此书为广大医护人员提供微薄帮助。

　　本书在编写过程中，借鉴了诸多普通外科相关临床书籍与资料文献，在此表示衷心的感谢。由于本编委会人员均身负普通外科临床诊治及护理工作，故编写时间仓促，难免有错误及不足之处，恳请广大读者见谅，并给予批评指正，以更好地总结经验，以起到共同进步的目的。

《现代外科疾病手术学》编委会

2018 年 8 月

目录
CONTENTS

第一章　甲状腺疾病

第一节　甲状腺肿

一、单纯性甲状腺肿

(一)概况

单纯性甲状腺肿是因缺碘、致甲状腺肿物质或酶缺陷等原因引起甲状腺代偿性增生及肥大的内分泌疾病,其基本特征是非炎症性和非肿瘤性甲状腺肿大,一般不伴有甲状腺功能异常。该病常见于离海较远的高原山区,这些地区的土壤、水及食物含碘量很低,不能满足人体对碘的正常需求量,因此亦称为"地方性甲状腺肿"。在非流行地区,单纯性甲状腺肿也是一种多发的甲状腺疾病,称为"散发性甲状腺肿",这部分患者是由于碘相对供给不足和碘代谢障碍所致。由于饮食中碘含量的变化以及环境、内分泌干扰物的影响,单纯性甲状腺肿的发病率有逐年上升的趋势。

(二)病因

1.碘缺乏　碘是合成甲状腺激素的主要原料,碘缺乏是引起单纯性甲状腺肿的主要因素。当体内缺碘,而甲状腺功能仍须维持身体正常需要时,垂体前叶促甲状腺激素(TSH)的分泌增强,促使甲状腺尽量在低碘状态下从血液中摄取足够的碘,在单位时间内分泌正常量的甲状腺激素,以满足身体需要。这种代偿作用主要是通过甲状腺组织增生来完成的,组织增生结果表现为甲状腺肿大,这种肿大实际上是甲状腺功能不足的表现。高原山区的井水和食物,所含碘量多不足,较多居民患有此病。如果在这些地区的食盐中加入极少量的碘,就能显著降低此病的发病率。

2.甲状腺激素需要量的激增　在青春期、妊娠期、哺乳期和绝经期,身体的代谢较旺盛,甲状腺激素的需要量明显增加,引起长时期的促甲状腺激素的过多分泌,亦可促使甲状腺肿大,这是一种生理现象。由于在此种情况下甲状腺激素需要量的增高是暂时性的,因此,甲状腺的肿大程度不如因缺碘引起的肿大显著。而且这种甲状腺肿大常在成年或妊娠以后自行缩小。

3.甲状腺激素合成和分泌障碍　在非流行地区,部分单纯性甲状腺肿的发生是由于甲状腺激素生物合成和分泌过程中某一环节的障碍,如致甲状腺肿物质中的过氯酸盐、硫氰酸盐、硝酸盐等可妨碍甲状腺摄取无机碘化物;含有硫脲的蔬菜(卷心菜、萝卜等)、磺胺类药、硫脲类药能阻止甲状腺激素的生物合成。由此而引起血液中甲状腺激素的减少,促使垂体前叶促甲状腺激素的分泌增强,导致甲状腺肿大。同样,隐性遗传的先天缺陷如过氧化物酶或蛋白水解酶等的缺乏,也能造成甲状腺激素生物合成或分泌障碍,从而引起甲状腺肿。

4. 碘过量 部分地区的居民长期从饮食中摄入超过生理需要量的碘。碘过量可阻止碘离子进入甲状腺组织,这种现象称为"碘阻断效应",又称 Wolff-Chaikoff 效应。目前多数人认为是碘抑制了甲状腺内过氧化酶的活性,从而影响到甲状腺激素合成过程中碘活化、酪氨酸活化及碘的有机化过程,进而使甲状腺激素的合成减少,促甲状腺激素反馈性分泌增加,造成甲状腺肿。此外,碘还有抑制甲状腺激素释放的功能,同理可引起甲状腺肿大并可使甲状腺功能降低。

(三)病理及病理生理

单纯性甲状腺肿的最显著病变为滤泡的高度扩张,充满大量胶体,而滤泡壁细胞变为扁平,此为甲状腺功能不足的表现。虽然镜下可看到局部的增生状态,表现为由柱状细胞所组成的、突入滤泡腔的乳头状体,但此种增生状态仅为代偿性的,临床不会引起甲状腺功能亢进表现。

形态方面,单纯性甲状腺肿可分为弥漫性和结节性两种。前者多见于青春期,扩张的滤泡平均地散在腺体各部;而后者多见于流行地区,扩张的滤泡集成一个或数个大小不等的结节,结节周围有不甚完整的纤维包膜。

病程较长的结节性甲状腺肿,由于血液循环不良,在结节内常发生退行性变,引起囊肿形成(往往并发囊内出血)和局部的纤维化、钙化等。

(四)临床表现

甲状腺肿大小不等,形状不同。弥漫性肿大仍显示正常甲状腺形状,两侧常对称;结节性肿大可一侧较显著。腺体表面较平坦,质软,吞咽时,腺体随喉和气管上下移动。囊肿样变结节若并发囊内出血,结节可在短期内增大。

单纯性甲状腺肿不呈功能上的改变,患者的基础代谢正常,但可压迫气管、食管、血管、神经等而引起下列各种症状。

1. 呼吸困难 比较常见,患者有明显的活动性气促症状,是由于弥漫性肿大的甲状腺压迫气管所致。一侧压迫,气管向对侧移位或变弯曲;两侧压迫,气管变为扁平。由于气管内腔变窄,发生呼吸困难,尤其发生在胸骨后的甲状腺肿更加严重。气管壁长期受压,可出现气管软化,引起窒息。

2. 吞咽困难 少见,仅胸骨后甲状腺肿可能压迫食管,引起吞咽不适感,但不会引起梗阻症状。

3. 压迫颈深部大静脉 可引起头颈部的血液回流困难。此种情况多见于位于胸廓上口、体积较大的甲状腺肿,尤其是胸骨后甲状腺肿。患者面部呈青紫色浮肿,同时出现颈部和胸前浅表静脉的明显扩张。

4. 压迫神经 多为单侧喉返神经受压,引起声带麻痹,致使声音嘶哑;如压迫颈部交感神经链,可引起霍纳(Horner)综合征。

（五）诊断

检查发现甲状腺肿大或结节比较容易，但临床上判断甲状腺肿物及结节的性质，则需要仔细收集病史，认真检查。对于居住于高原山区缺碘地带的甲状腺肿患者或家属中有类似病情者，常能及时做出地方性甲状腺肿的诊断。

对于结节性甲状腺肿患者，B超检查有助于发现甲状腺内囊性、实质性或混合性多发结节的存在，还可观察结节的形态、边界、包膜、钙化、血供及与周围组织关系等情况。放射性核素显像检查，当发现一侧或双侧甲状腺内有多发性大小不等、功能状况不一的结节（囊性变和增生结节并存）时有助于做出诊断。另外，颈部X线检查除可发现不规则的胸骨后甲状腺肿及钙化结节外，还能明确气管受压、移位及狭窄情况。结节性质可疑时，可经超声引导下细针穿刺细胞学检查以确诊。

（六）治疗

1. 药物治疗　25岁以前年轻人的弥漫性单纯性甲状腺肿，常是青春期甲状腺激素需要量激增的结果，多能在青春期过后自行缩小，无需手术治疗。手术治疗不但妨碍了此时期甲状腺的功能，且复发率甚高，可高达40%。对此类甲状腺肿，可采用甲状腺激素替代治疗，临床上可给予左旋甲状腺素片，每日口服 $100\sim150\mu g$，连服3～12个月，以抑制垂体前叶促甲状腺激素的释放，从而停止对甲状腺的刺激，常有良好疗效。

2. 手术治疗　出现下列情况者，采用手术治疗：单纯性甲状腺肿压迫气管、食管、血管或神经等引起临床症状时，应早期手术；有些患者虽还没有呼吸困难，但X线检查发现气管已变形或移位，或虽发音无明显改变，但喉镜检查已确定一侧声带麻痹，也应手术治疗；巨大的单纯性甲状腺肿（特别是胸骨后甲状腺肿），虽没有引起症状，但影响生活和工作，应予以手术；结节性单纯性甲状腺肿继发有功能亢进综合征，或怀疑有恶变可能，应及早予以手术治疗。

（七）预防

1996年起，我国立法推行普遍食盐碘化（universal salt iodization，USI）防治碘缺乏病。2002年我国修改国家标准，将食盐加碘浓度从原来的不低于 40mg/kg 修改为（35±15）mg/kg。食盐加碘应当根据地区的自然碘环境有区别地推行，并要定期监测居民的尿碘水平，碘充足和碘过量地区应当使用无碘食盐，具有甲状腺疾病遗传背景或潜在甲状腺疾病的个体不宜食用碘盐。2001年，世界卫生组织等国际权威组织提出碘摄入量应当使尿碘中位数控制在 $100\sim200\mu g/L$，甲状腺肿患病率控制在5%以下。

二、结节性甲状腺肿

结节性甲状腺肿是单纯性甲状腺肿的一种，多由弥漫性甲状腺肿演变而成，属于单纯性甲状腺肿。

（一）病因

1. 缺碘　缺碘是地方性甲状腺肿的主要原因之一。流行地区的土壤、水和食物碘含量与甲状腺肿的发病率成反比，碘化食盐可以预防甲状腺肿大，这说明缺碘是引起甲状腺肿的重要原因。另外，机体对甲状腺激素的需要量增多可引起相对碘不足，如生长发育期、妊娠期、哺乳期、寒冷、感染、创伤和精神刺激等，可加重或诱发甲状腺肿。

2.致甲状腺肿物质　萝卜族食物含有硫脲类致甲状腺肿物质,黄豆、白菜中也有某些可以阻止甲状腺激素合成的物质,引起甲状腺肿大。土壤、饮水中钙、镁、锌等矿物质含量,与甲状腺肿的发生也有一定关系,部分流行地区除了缺碘以外,也缺少上述元素。研究发现,在部分地区甲状腺肿的发生率和饮用水的硬度成正比。药物如硫氰化钾、过氯酸钾、对氨基水杨酸、硫脲嘧啶类、磺胺类、保泰松、秋水仙素等,可妨碍甲状腺素合成和释放,从而引起甲状腺肿。

3.激素合成障碍　家族性甲状腺肿由于遗传性酶的缺陷,造成甲状腺激素合成障碍,如缺乏过氧化酶、脱碘酶,影响甲状腺激素的合成;缺乏蛋白水解酶,使甲状腺激素从甲状腺球蛋白分离和释放入血发生困难,从而导致甲状腺肿。这种先天性缺陷属于隐性遗传性疾病。

4.高碘　少见,可呈地方性或散发性分布,其发病机制为过量摄入的碘使甲状腺过氧化物酶的功能基因被过多占用,碘的有机化过程受阻,从而影响酪氨酸碘化,导致甲状腺代偿性肿大。

5.基因突变　此类异常包括甲状腺球蛋白基因外显子 10 的点突变等。

(二)病理生理

单纯性甲状腺肿在早期呈弥漫性轻度或中度增生肿大,血管增多,腺细胞肥大。当疾病持续或反复恶化、缓解时,甲状腺因不规则增生或再生,逐渐出现结节,形成结节性甲状腺肿。随着病情发展,由于腺泡内积聚大量胶质(胶性甲状腺肿),形成巨大腺泡,滤泡上皮细胞呈扁平,腺泡间结缔组织和血管减少。至后期,部分腺体可发生坏死、出血、囊性变、纤维化或钙化,此时甲状腺不仅体积显著增大,且有大小不等、质地不一的结节。甲状腺结构和功能的异质性,一定程度上甲状腺功能的自主性是本病后期的特征。

(三)临床症状

结节性甲状腺肿一般不呈功能上的改变,患者基础代谢率正常;患者有长期单纯性甲状腺肿的病史。发病年龄一般大于 30 岁,女性多于男性。甲状腺肿大程度不一,多不对称。结节数目及大小不等,一般为多发性结节,早期也可能只有一个结节。结节质软或稍硬,光滑,无触痛。有时结节境界不清,触摸甲状腺表面仅有不规则或分叶状感觉。病情进展缓慢,多数患者无症状。但当结节较大时,可压迫气管、食管、血管、神经等而引起下列各种症状。

1.压迫气管　比较常见。一侧压迫,气管向另一侧移位或弯曲;两侧压迫,气管狭窄,呼吸困难,尤其胸骨后甲状腺肿更加严重。气管壁长期受压,可导致气管软化,引起窒息。

2.压迫食管　少见。仅胸骨后甲状腺肿可能压迫食管,引起吞咽时不适感,但不会引起梗阻症状。

3.压迫颈深部大静脉　可引起头颈部的血液回流障碍,这种情况多见于位于胸廓上口、体积较大的甲状腺肿,尤其是胸骨后甲状腺肿。患者面部呈青紫色的浮肿,同时出现颈部和胸前浅表静脉的明显扩张。

4.压迫神经　压迫喉返神经可引起声带麻痹(多为一侧),患者发音嘶哑。压迫颈部交感神经节链,可引起 Horner 综合征,极为少见。

(四)诊断与鉴别诊断

诊断要点主要是甲状腺结节和甲状腺功能基本正常。T_4 正常或者稍低,但是 T_3 可以略高以维持甲状腺功能正常,甲状腺^{131}I摄取率常高于正常,但是高峰时间很少提前出现,T_3抑制试验呈可抑制反应。血清高敏感性TSH浓度测定是评价甲状腺功能的最佳指标,血清TSH一般在正常范围。依据吞咽时随着喉和气管上下移动这个特征,不难诊断;但是如果有炎症或恶变存在,甲状腺肿与周围组织发生粘连,这一特征则不再出现。

1.B超　B超作为首选的筛查方法,对评估结节的大小、良恶性具有一定价值。在超声显像下甲状腺结节可分为实性、囊性和囊实性。研究发现,采用彩色多普勒血流显像观察甲状腺结节数目、周边有无晕环和血流信号等可提高超声诊断符合率。研究发现,超声诊断符合率,腺瘤为80％,结节性甲状腺肿85％,甲状腺癌68％。虽然尚没有对恶性病变具有确诊意义的特定超声显像指标,但某些特征性的超声表现(如砂粒样钙化等)对恶性结节的诊断仍颇具指导意义。超声显像对术前观察结节的数目和大小、对高危患者的筛查及行甲状腺抑制治疗后结节大小变化的随访等方面具有其他检查无可比拟的优势。

2.颈部CT　囊壁环状强化、厚薄不均、壁结节强化和囊内呈岛状强化是结节性甲状腺肿颈部CT的特征性表现。同时CT尚可观察病变与周围结构的关系,这是外科医生最为关注的,除可显示气管、血管受压情况外,气管移位及狭窄程度也是麻醉医生气管插管所要了解的。可见颈部CT增强及薄层扫描在评价甲状腺病变及与周围结构关系时有其独特优势。然而由于其价格昂贵及X线辐射,一般不作为常规检查。

3.甲状腺同位素扫描　甲状腺同位素扫描最常用的同位素为^{123}I和^{99m}Tc。在同位素扫描成像下结节可分为冷结节、温结节及热结节因恶性结节。通常不对碘有机化而表现为冷结节,故低功能的结节较正常功能结节的恶性率增高。然而,同位素扫描缺少特异性和精确性,冷结节中仅有10％～15％可能是恶性,而温结节中也有10％可能为恶性,热结节并不能绝对排除恶性。通过比较B超检查和同位素扫描检查对甲状腺结节疾病的诊断意义后发现,B超检查在鉴别甲状腺结节疾病的单多发性、良恶性、囊实性中的意义较大,可作为筛选甲状腺结节的重要手段,并可指导手术方案的选择;而同位素扫描需和病史、体格检查及B超显像检查相结合。有研究对超声与超声联合核素显像诊断甲状腺结节的对比研究后发现,对甲状腺结节的良恶性判断,超声联合核素显像与单纯超声诊断相比,并不能明显提高诊断符合率,超声检查仍应作为首选的筛检方法。另一方面,同位素扫描使患者接受相当量的放射性物质,因此近年来已很少应用。

4.甲状腺功能检查　甲状腺功能检查主要评估是否合并甲状腺功能亢进(甲亢)。甲亢是结节性甲状腺肿的常见并发症,其为"弥漫性甲状腺肿-节性甲状腺肿-继发甲亢"这一病理发展过程的晚期阶段,药物疗效差。术前甲状腺功能检查虽不能评估甲状腺结节的良、恶性,但对术式的选择及术后的治疗都具有指导意义。

5.分子遗传学技术　甲状腺结节和癌症之间不断的分子遗传学的信息交流将会拓宽基因型与表型之间的关系,同时也为不同类型的甲状腺癌的术前诊断提供了重要的信息。这些基因表达模式的变化与甲状腺肿瘤的分化相关。如良性高功能甲状腺结节和腺瘤中常见分子表达异常及TSH受体改变,而滤泡状甲状腺癌中可见甲状腺转录因子-过氧化物酶体增殖物激活受体γ(PAX8-peroxisome pro-liferators actived receptors,PAX8-PPARγ)融合蛋白转位和抑癌基因ras激活,乳头状甲状腺癌中表现的ret/PTC转位和met激活等。

6. 细针穿刺活检(fineneedle aspiration biopsy,FNAB) 细针穿刺活检是鉴别甲状腺结节良、恶性比较准确的诊断性手段。临床资料表明,结节性甲状腺肿有合并甲状腺癌的可能。因此,如何提高恶性结节的检出率就显得相当重要。FNAB因并发症少且结果可信,成为评估结节良、恶性的一种有效手段。国外文献显示其敏感性为85%,特异性为88%。但是FNAB也存在假阴性。因此,对FNAB结果为良性的患者建议6～12个月复查随访。现在行B超引导下穿刺活组织检查,因有助于获得足够组织细胞并避免吸入过量的血液和囊肿液体,从而增加了诊断的准确性。

由于FNAB的准确性高,国外已将其推广至社区医院。在我国这项技术只在部分大医院中开展,其应用有待进一步推广。

结节性甲状腺肿应与甲状腺肿瘤、甲状腺炎相鉴别;位于甲状腺峡部的结节或囊肿,有时误诊为甲状舌骨囊肿;胸骨后或胸内甲状腺肿有时不易与纵隔肿瘤鉴别;与主动脉弓动脉瘤鉴别不难,后者多有搏动。

(五)治疗

青春期的甲状腺肿大多可自行消退。对缺碘所导致的甲状腺肿,现在已经很少用碘化物,取而代之的是适量甲状腺激素制剂,以抑制过多的内源性TSH分泌,补充内生甲状腺激素的不足,达到缓解甲状腺增生的目的,适用于各种病因引起的甲状腺肿,尤其是病理改变处于发生胶性甲状腺肿以前,可以有显著效果。服用过多的碘化物可以导致甲状腺功能的紊乱。能查明致甲状腺肿物质,并避免之,自然是十分有用的。

1. 甲状腺激素 甲状腺干制剂常用量为每天90～180mg,疗程一般3～6个月,停药后如有复发可以重复治疗,以维持基础代谢率正常范围;左旋甲状腺素(优甲乐)对于早期阶段的年轻患者,可每天100μg治疗,第二个月增加值每天150～200μg,血清TSH浓度测定可以估计甲状腺受抑制的程度。年龄较大或者长期患多结节性甲状腺肿的患者在接受左旋甲状腺素治疗前宜进行血清高敏感性TSH浓度测定或TRH兴奋实验,以确定是否存在明显的功能自主性,若基础TSH极低或测不出以及TSH对TRH反应低下或缺如,则提示功能自主性,不宜采用左旋甲状腺素进行抑制性治疗;若能排除功能自主性,可采用左旋甲状腺素治疗,开始剂量每天不应超过50μg,以后逐渐增加剂量,直至TSH值达到抑制终点值。结节性甲状腺肿对于左旋甲状腺素的反应不如弥漫性甲状腺肿好,但对抑制其进一步肿大也有一定作用。

2. 碘补充 对单纯缺碘者补碘是合理的,补充碘后甲状腺即可见不同程度的体积缩小。由于碘缺乏是造成地方性甲状腺肿的主要病因,因此,地方性结节性甲状腺肿的一般治疗应注意含碘食物的摄入。大多数国家通过食盐中加碘来提供饮食中足够的碘。必须指出的是,高碘和低碘都达不到治疗的目的,因此应正确补充含碘食物,根据体内碘的水平进行调节。碘治疗的一个可能并发症是甲状腺功能的亢进,但一般是一过性并且是自限性的。

3. 手术治疗 手术治疗的原则是完全切除甲状腺病变,并尽可能减少复发。手术指征包括:①FNAB为恶性或可疑恶性。②肿块增长迅速或质地硬、活动度差等不能排除恶性。③肿块较大影响美观。④有气管、食管压迫症状。⑤伴有继发性甲状腺功能亢进。⑥胸骨后甲状腺肿。外科治疗结节性甲状腺肿有甲状腺大部切除术、甲状腺次全切术、甲状腺近全切术

（仅留甲状腺背侧包膜）及甲状腺全切除术，明确为良性结节者，要保留尽可能多的正常甲状腺组织。

4.激光光凝治疗　超声引导下经皮激光光凝治疗是近年采用的新方法。据报道，应用超声引导下经皮激光光凝治疗甲状腺单个冷结节，一次治疗可使结节缩小46%，使压迫症状明显改善。该方法优点是热量扩散及组织坏死程度能人为控制，大多数患者能很好耐受，仅部分有轻微疼痛。由于左旋甲状腺素治疗可引起骨及心血管副作用，因此，激光光凝治疗在治疗甲状腺功能正常的结节性甲状腺肿中越来越受到重视，将来可能替代左旋甲状腺素，成为非手术治疗结节性甲状腺肿的重要方法之一。

（六）预防

尽量避免多次接受颈部放射性检查及照射。每年定期检查甲状腺结节形态及功能，早期发现，早期治疗。有甲状腺结节手术史者，也应定期复查，避免复发。甲状腺结节服用甲状腺激素治疗者，如疗效不佳，应争取早日手术治疗，防止恶化。

第二节　甲状腺功能亢进症

甲状腺功能亢进症（hyperthyroidism，简称甲亢）是指产生和分泌甲状腺激素（thyroid hormones，TH）过多引起的一组临床综合征，主要以神经、循环、消化等系统兴奋性增高和代谢亢进为主要表现。引起甲亢的病因众多（表1-1），以 Graves 病（Graves disease，GD）最常见，约占所有甲亢患者的85%，多见于成年女性，男性与女性比为1∶4～1∶6。所以，本节主要介绍 GD 所致的甲亢。

表1-1　甲亢的病因分类

甲状腺性甲亢
弥漫性毒性甲状腺肿（Graves 病）
多结节性毒性甲状腺肿
毒性甲状腺腺瘤
自主性高功能甲状腺结节
滤泡状甲状腺癌
碘甲亢
亚急性甲状腺炎
慢性淋巴细胞性甲状腺炎
新生儿甲亢
母亲患甲亢所致
垂体性甲亢
垂体 TSH 瘤
垂体型 TSH 不敏感综合征
HCG 相关性（绒毛膜癌/葡萄胎/侵蚀性葡萄胎/多胎妊娠等）甲亢
医源性甲亢

一、GD 的发病机制

(一)自身免疫

1.体液免疫 甲状腺自身组织抗原主要有 TSH、TSHR、Tg、TPO、NIS 等。相应地，Graves 病患者血清中存在多种抗甲状腺自身抗原的抗体，如甲状腺球蛋白抗体(TGAB)、甲状腺过氧化物酶抗体(TPOAB)和促甲状腺素受体抗体(TRAb)，其中，TRAb 是引起甲状腺功能亢进症最主要的抗体，在 GD 患者血清中检出率达 80%～100%。

TSH 受体是甲状腺细胞的一种特异性蛋白质，存在于甲状腺滤泡细胞膜上，TSH 通过 TSHR 控制甲状腺的生长及功能。TSHR 属于 G 蛋白偶联的受体超家族，主要存在于甲状腺细胞膜、豚鼠白色和褐色脂肪组织以及小鼠的眶后组织和脂肪组织中，也可存在于人外周血淋巴细胞、眶后及皮下纤维细胞中。

TRAb 是淋巴细胞分泌的一组多克隆抗体，可与 TSH 受体的不同位点相结合。TRAb 至少可分为三类。甲状腺刺激性(兴奋性)抗体(TSAb)是自身抗体的主要成分，它可与 TSH 受体结合，促进 TH 合成与释放，同时促进甲状腺细胞增生。甲状腺生长刺激免疫球蛋白(TGI)与 TSH 受体结合后，仅促进甲状腺细胞肿大，不促进 TH 的合成与释放。二者同属于兴奋型抗体。另有称作甲状腺功能抑制抗体(TFIA)或甲状腺生长封闭性抗体(TGBAb)，其与 TSHR 结合后起到阻断及抑制甲状腺功能的作用。

TRAb 激活受体的方式与 TSH 相似，它通过与受体表面抗原决定簇反应而激活受体，被激活的受体通过腺苷酸环化酶环化酶(AC)－cAMP 级联反应、磷酸肌醇－Ca^{2+} 级联反应、磷脂酶 A_2 途径产生生物学效应。

2.细胞免疫 细胞免疫在 Graves 病中的作用越来越受到重视，Graves 病患者甲状腺及眼球后组织中有淋巴细胞和浆细胞的浸润，甚至形成淋巴滤泡。Graves 病患者淋巴细胞在体外可产生移动抑制因子阳性反应及 PHA 超常反应，在 Graves 病得到治疗后反应下降，这均提示 Graves 发病和细胞免疫有关。

另外，T 淋巴细胞的 Ts 亚群和 Th 亚群均能通过调节 B 淋巴细胞的功能参与 Graves 的发生发展。故免疫调节功能紊乱也是细胞免疫导致 Graves 发病的一个重要机制。

3.免疫监视功能 有研究认为，TRAb 主要由 B 淋巴细胞在受到持续刺激的情况下，增殖分化为 TRAb 选择性 B 细胞之后大量产生。正常情况下，这一过程受到 T 抑制细胞(Ts)的抑制，而 Graves 病患者体内 Ts 细胞数目和功能下降，造成其与 T 辅助细胞(Th)之间平衡的失调，从而导致 B 细胞自身抗体产生过程的失控，最终造成 GD 的发生。一般认为，上述过程在 GD 的发病机制中具有重要的作用，但抗原特异性 Ts 细胞数目、功能下降的确切证据尚未被发现。

(二)遗传因素

与一般人群患病率相比，同卵双生子共同患病的几率达 30%～60%，异卵双生者患病率为 3%～9%。GD 患者一级亲属共同患病的概率也显著增高。且 GD 患者的家族成员更易罹患慢性自身免疫性甲状腺炎等自身免疫性甲状腺疾病(AITD)，其体内甲状腺自身抗体的检出率也显著高于一般人群。GD 的具体遗传方式尚不清楚，但其遗传模式应该是多基因的。

多种 HLA 相关抗原已被证明与 GD 的发病有关。HLA－DR3、HLA－B8 及 HLA－BW3 已被认为与白种人的易感性呈正相关。高加索人中的 HLA－B8、日本人中的 HLA－B35、中国人的 HLA－BW46 阳性者患病的相对危险性也增高。

细胞毒性 T 淋巴细胞抗原 4(CTLA4)基因被认为是影响 GD 遗传易感性的主要非 HLA 候选基因之一。其启动子与编码区的多个位点被认为与 GD、甲状腺相关眼病(TAO)的易患性有关。CTM 与 HLA 基因位点的共同作用可能占 GD 遗传易感性的 50% 以上。除此之外,尚有 TSHR 基因、干扰素－γ 基因、肿瘤坏死因子－β 基因、白介素－1 受体拮抗剂基因等非 HLA 相关基因被认为与 GD 发病相关,但目前尚无一种遗传标志能够准确预测 GD 的发生。

(三)性别

未成年人中男女患病率无显著差别,成年女性的发病率是男性的 4～6 倍。

(四)感染

细菌感染主要通过分子模拟导致 AITD 的发生。如,耶尔森杆菌的某些亚型具有 TSH 结构相似的膜结合位点,引起抗体对自身 TSH 受体的交叉反应,但 GD 患者伴随耶尔森杆菌感染的直接证据不足。

病毒感染一方面可引起 IL－1 非特异性分泌或诱导甲状腺细胞表达Ⅱ类抗原,向 T 淋巴细胞提供自身抗原作为免疫反应对象,另一方面可以直接作用于自身组织细胞,导致其破坏或凋亡,导致一些蛋白质抗原的释放,激活自身免疫反应过程。

(五)精神因素

不少 GD 患者发病前有精神应激史,但并无证据表明精神因素是 GD 发病的直接原因。针对两者关系有人认为是精神刺激使中枢神经系统去甲肾上腺素分泌降低,CRH、ACTH、皮质醇分泌增多,免疫监视作用减弱,B 细胞分泌自身抗体增多而致病,也有人认为精神因素只是起到了使原有的 GD 突然加重的作用。

(六)其他因素

有人认为甲状腺组织损伤可引起 TSH 受体胞外区结构改变而启动抗体的产生,但确切依据不足。吸烟以及过高或过低的碘摄入均可增加 GD 的患病风险。

(七)甲亢相关眼病(TAO)的发病机制

甲亢相关眼病(TAO)的发病与多种因素有关。目前,针对 GD 发病遗传因素的研究已提出至少 50 个相关基因,其中可能以 HLA－2 型、CTLA－4、PTPN22、CD40 等最为重要,但目前尚未发现引起 GD 眼病遗传易感性的特异性基因。

另外,一些环境因素如吸烟、药物(如 GH、胰岛素、[131]I 等)、眼部手术等也与 TAO 的发病密切相关。TAO 的发生涉及到体液免疫与细胞免疫的共同作用。研究认为,早期眼球后组织以细胞免疫为主,局部存在针对眼肌细胞的抗体依赖性细胞介导的细胞毒(ADCC)作用。随着病情的发展,转为体液免疫起主导作用,患者血清中抗眼外肌抗体阳性。

(八)局部黏液性水肿机制

GD 患者黏液性水肿多发生在小腿下段胫骨前处,有时可伸展至足背部或膝部。其病理特征是表皮肿胀,皮肤和皮下组织黏多糖聚集、胶原增多、结缔组织纤维损害,与 GD 眼病球后组织的病理变化十分相似。目前已证实黏液性水肿患者皮肤和成纤维细胞中具有与 TSH

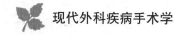

受体结构相似的抗原,其同样可以致敏特异型 T 细胞,产生多种炎症因子,导致局部皮下黏多糖聚集以及水潴留,进而导致局部皮肤的特征性病变。

(九)其他原因所致甲亢

1.甲状腺炎　属暂时性甲亢。可因各种原因所致的甲状腺炎导致滤泡破坏,T_3、T_4 释放,引起暂时的甲状腺功能亢进表现,可因储存的甲状腺激素释放殆尽而逐渐发展为甲减。

2.外源性因素所致甲亢　因治疗甲减、甲状腺肿瘤或结节性甲状腺肿而服用甲状腺素剂量偏大、因某些原因(减肥、治疗月经紊乱等)自行服用过量甲状腺素或误食等,造成一过性甲状腺功能亢进症。但外源性甲亢一般无甲状腺肿大,甲状腺摄碘率与血清 TSH 水平、甲状腺球蛋白水平常降低。

3.毒性甲状腺腺瘤　毒性甲状腺腺瘤引起的甲亢多为持久性,血清 T_3、T_4 升高,TSH 受抑制而降低。其治疗应首选^{131}I,也可通过手术切除而治愈。

4.毒性多节结性甲状腺肿　结节性甲状腺肿伴甲亢又称为毒性多结节性甲状腺肿。其发病原因不明,多为单纯性甲状腺肿久病后的常见结果。多见于 50 岁以上女性,甲状腺可触及多个肿大结节。甲亢表现多轻微,或为淡漠型甲亢。血清 TT_3 升高、TT_4 升高或正常。甲状腺摄碘率仅中度升高,故用^{131}I 治疗时剂量宜大,放射治疗无效时可行甲状腺次全切除术,可快速改善症状,缩小甲状腺体积,但易致甲减。

5.异位甲状腺毒症　卵巢畸胎瘤是目前唯一引起异位甲状腺功能亢进的疾病。因患者畸胎瘤中含有大量甲状腺组织,而导致甲状腺激素含量过高,引起甲亢临床表现。

6.TSH 依赖性甲亢　多因垂体 TSH 分泌瘤所致,多为垂体大腺瘤或微腺瘤。血清中 T_3、T_4 及 TSH 水平均升高。常可有生长激素、催乳素等其他垂体激素的升高。对本病手术治疗效果好,无法找到腺瘤或肿瘤无法切除者可以溴隐亭或奥曲肽治疗。

二、病理生理与临床表现

甲亢的起病可缓可急。多数患者因数周或数月内出现性情急躁、怕热多汗、乏力、心悸、食量增加但体重减轻,或因发现颈部增粗、眼球突出而就诊。也有少数患者在受到重大精神刺激或感染、创伤之后,在数日之内出现严重的临床症状,呈"暴发性"起病。另有部分病例起病隐匿,进展缓慢,在起病数年之后方才就诊。心力衰竭和甲亢危象是引起患者死亡的重要原因。

不同患者的临床表现受到年龄、起病情况、甲状腺激素增高水平以及自身各个组织器官对激素敏感性差异的影响。儿童及青少年患者可出现生长发育加速、体重增加,逐渐可呈"肢端肥大"表现。起病缓慢的年轻患者临床症状一般较轻,且耐受性较好。老年患者可无典型的神经兴奋性增高的症状与体征,较易表现为神志淡漠、消瘦、乏力甚至恶病质。

(一)高代谢表现

甲亢患者维持基本生理功能及体力活动的效率降低,患者营养消耗增加,表现为食物摄入、对储存能量的利用和氧气的消耗增加,但能量多以热能形式消耗。患者多表现为怕热、多汗、皮肤湿润、多食易饥、体重减轻。但值得注意的是,部分年轻患者可因摄食增加明显而导致体重的增加。

TH 主要通过对中枢神经、自主神经和周围组织的影响,起到增加基础代谢率,加速营养物质消耗的作用。TH 可以结合于靶细胞 DNA 调节序列的受体结构,调控靶基因的转录和表达,也可以不依赖于核内受体,而是作用于细胞质、细胞膜,调节靶细胞的功能和活性,例如:TH 可通过刺激细胞膜的钠-钾 ATP 酶,增加氧耗和产热。

TH 可促进蛋白质的合成与分解,而以促进分解为主,可致负氮平衡,血清总蛋白、白蛋白水平下降,尿肌酸排出增多;能诱导脂肪代谢过程中许多酶的生成,促进脂肪的合成、氧化及分解,但总体作用结果常致血中总胆固醇降低,甘油三酯降低或正常,游离脂肪酸和甘油升高,脂酸代谢产物酮体的水平也相应增高;TH 还可加速糖的氧化利用和肝糖原的分解,同时可能通过减少胰岛素受体数目、降低胰岛素与受体的亲和力等机制导致糖耐量异常,或进一步增大糖尿病患者外源性胰岛素的需要量。

（二）甲状腺弥漫性肿大、胫前黏液性水肿可为 GD 的特征性临床表现

GD 患者甲状腺多呈弥漫性、对称性肿大,体积为正常甲状腺组织的 2～4 倍,也有部分患者可伴结节或呈局限性甲状腺肿,亦可无甲状腺组织的肿大。肿大的甲状腺质软、表面光滑、无压痛,可随吞咽活动上下移动。由于腺体内血管增生,常可闻及连续性或收缩期为主的吹风样血管杂音,上、下级明显,杂音较强时常可扪及细震颤。而亚急性甲状腺炎者甲状腺质硬,常伴压痛;毒性多结节性甲状腺肿者,甲状腺组织质地不均匀,肿大而不对称;引起甲亢症状的甲状腺腺瘤,瘤外组织萎缩,触诊时甲状腺组织并不肿大。

约 5% 的患者有典型对称性胫前黏液性水肿,多见于小腿胫前下 1/3 处,也可见于足背、膝部,甚至头面部和四肢。初期呈紫红色皮损,随后逐渐呈斑块结节状突出于皮肤表面,最终可呈树皮样叠起,可伴感染和色素沉着。一些患者可伴有甲亢肢端病。表现为指端软组织肿胀,外形似杵状指,可伴疼痛及活动受限。X 线检查食指（趾）骨骨膜有不规则骨质增生,局部皮肤活检可见典型黏液性水肿改变。该病病程可达数月或数年,反复发作者治疗困难,但有部分患者可自行痊愈。

（三）甲状腺眼征

Graves 眼病是由多种自身免疫性甲状腺疾病引起的眼部病变。浸润性突眼和非浸润性突眼是甲亢患者眼部异常的两种主要类型有 43% 的 GD 患者可同时伴有突眼,44% 的患者可于 GD 发病后出现突眼,另有 5% 的 GD 患者仅有突眼症状而显示甲状腺功能正常。

非浸润性眼征与 TH 增多所致的交感神经兴奋性和眼肌紧张性增高有关,主要表现为:①瞬目减少（Stellwag 征）。②上睑移动滞缓（von Graefe 征）,眼球下移时角膜上缘可暴露白色巩膜。③向上看时,前额皮肤不能皱起（Joffroy 征）。④双眼辐辏不良（Mobius 征）。⑤上眼睑痉挛。⑥眼裂增宽（Dalrymple 征）。其中,后两者几乎可见于所有原因所引起的甲状腺功能亢进者。

浸润性突眼则为框后组织自身免疫炎症的一种表现。患者多有畏光、流泪、复视、视力减退、眼部肿痛、异物感等症状,可并发青光眼。由于患者眼球明显突出,眼睑不能闭合,故常出现结膜、角膜的充血、水肿、溃疡,甚至出现全眼炎而致失明。大部分患者眼部炎症活动可持续 6～12 个月,之后可进入稳定期,部分病例可反复发作。因有少数患者突眼症状并不明显,但畏光、流泪、复视及眼球活动障碍等症状明显,因此,仅以眼球突出程度来判断浸润性突眼

的严重程度是不合适的。目前常用 NOSPECS 分级和 ACS 活动度评分来评价眼病的严重程度和活动度。

(四)心血管系统

甲状腺激素可以引起外周血管阻力下降,从而增加心脏、肾脏、皮肤、肌肉等多个组织器官的血液灌流,以适应甲亢状态下机体高代谢的需求。其中涉及的机制包括:①甲状腺素作为一种血管扩张因子,可直接作用于血管平滑肌细胞引起血管扩张。②甲状腺素作用于血管内皮细胞,使其产生 NO 等活性因子引起血管的扩张。③机体代谢产生大量乳酸,同样可以刺激外周血管的扩张。

另一方面,甲状腺激素可以增加心肌收缩力和舒张功能,造成久病者心脏负荷长期增大,从而导致心肌肥厚、心脏扩大甚至心力衰竭。其中的机制包括:①甲状腺激素能在细胞水平增加 α—肌球蛋白基因的表达,从而增加其固有的 ATP 酶活性,为心肌细胞的收缩提供更多的能量,增加心肌纤维缩短率。②甲状腺激素可通过激活促进内质网摄取钙离子的 ATP 酶,抑制内质网摄钙的负性调节因子,起到增加舒张期内质网对钙离子摄取率的作用。③甲状腺素与儿茶酚胺结构相似,并可能增加心肌细胞中 β 肾上腺素能受体的数量,起到了拟交感神经兴奋的作用。

由于上述机制的作用,甲亢患者可表现为多种心血管系统症状。

1.绝大多数甲亢患者有窦性心动过速表现,多在 90～120 次/分。活动或静息状态下心动过速持续存在,睡眠状态仍可达 85 次/分以上,常可闻及心尖部第一心音亢进及收缩期杂音。心率可随甲亢病情的控制而减慢。

2.甲亢患者心率失常以心房颤动最为常见,也可见阵发性房性期前收缩、心房扑动、阵发性室上性心动过速和房室传导阻滞等。其中房颤可为部分老年甲亢患者的主要临床表现,甲状腺药物治疗后,大部分房颤患者可恢复窦性心律。

3.甲亢引起的心脏扩大和心力衰竭称为甲亢性心脏病,多发生于病程较长,年龄较大,甲亢未得到适当治疗者。在 TH 的长期作用下,患者多出现心肌肥厚,导致高排血量性心脏病。甲亢症状控制后,心功能可得到明显改善甚至完全缓解。

(五)呼吸系统

甲亢患者代谢率升高,造成氧耗量与二氧化碳生成量增加,作为代偿,患者可有气促、活动后呼吸困难表现。另外,呼吸肌无力、心功能不全所致肺毛细血管充血,肺顺应性降低,呼吸道阻力增加,二氧化碳弥散能力降低或肿大的甲状腺压迫气管等均是导致呼吸困难的原因。

(六)神经系统

甲亢患者多有神经系统兴奋性增高的表现。如:多言多动、失眠紧张、焦虑、烦躁、易激惹、记忆力下降等。伸舌或平伸双手后可有细震颤,腱反射增强。老年患者则可表现为淡漠、寡言、抑郁、甚至神志模糊。

(七)肌肉

1.甲亢肌病　甲亢患者体内大量甲状腺激素使线粒体氧化过程加速,能量以热能形式消耗,而维持肌张力和肌收缩力的 ATP、磷酸肌酸不足。患者多有肌无力症状,并可见肌肉萎缩,易累及上下肢近端肌,肩、骨盆带肌表现最明显。远端肌、呼吸肌、口咽肌也可被累及,可有肌萎缩,应注意甲亢肌病和一般情况下乏力、消瘦症状的区别。肌病患者尿肌酸排量可增多,但抗肌肉细胞的各种自身抗体阴性,血钾正常。肌肉活检示肌萎缩、脂肪细胞及淋巴细胞浸润,肌电图提示肌源性损害。甲亢肌病和甲亢的严重程度呈正相关,新斯的明无效,甲亢控制后肌病可好转。甲亢肌病少有急性发作,患者可合并甲亢危象,可在数周内出现言语及吞咽困难,发音不准,也可合并甲亢危象。另外,有研究认为特发性炎性肌病的发生也与甲亢相关。

2.甲亢伴发周期瘫　临床表现以一过性或反复发作性肌无力和瘫痪为特征。夜间或劳累后发作多见;每次发作时间数分钟甚至数日不等,发作频率可一年或一日数次。发作时表现为下肢和骨盆带肌对称性迟缓性麻痹,严重者可有四肢麻痹甚至累及呼吸肌。发作时腱反射减弱或消失,神志清楚,可伴心悸、气短、言语困难、腹胀、恶心、烦躁不安等症状。甲亢症状控制后,麻痹发作可随之减少或消失。

患者发作时多有血清钾水平的降低,研究表明,这与钾离子在细胞膜内外分布不均有关。胰岛素注射可诱发麻痹,这被认为与其能够激活钠－钾 ATP 酶,促进钾离子向细胞内转运有关。此外,大量进食碳水化合物、劳累、剧烈运动、酗酒等也被认为是麻痹产生的诱因。麻痹症状可通过补充钾而得到纠正,普萘洛尔可预防麻痹发作。

3.甲亢伴发重症肌无力　重症肌无力者中 $3\%\sim5\%$ 为 GD 患者,GD 患者中有 1% 合并重症肌无力。两者同为自身免疫性疾病,肌细胞中均可检出自身抗体。本病以面部肌肉受累多见,咀嚼、吞咽、言语困难可为主要临床表现,严重者可有呼吸肌麻痹衰竭,甚至危及生命。甲亢性肌病与本病伴发时常可加重患者症状。面部肌肉受累、肌萎缩不明显、用新斯的明有效为本病与甲亢性肌病的主要鉴别点。

(八)消化系统

患者往往表现为多食易饥,但体重降低。这与甲状腺激素加速胃肠道蠕动、减少食糜与肠黏膜接触的时间造成消化、吸收不良有关。患者还可表现为食欲下降、恶心、呕吐,腹泻或脂肪泻,这多提示疾病已发展到严重阶段,有发生甲亢危象的可能。部分甲患者甲状腺明显肿大压迫食管,可出现吞咽困难症状。甲亢患者还易伴发溃疡性结肠炎、急性腹痛等,应注意鉴别,以免忽略伴发的疾病。

部分甲亢患者可有肝功能异常,但一般情况下肝损害较轻微,表现为肝酶、胆红素的升高,少数甲亢特别严重者,特别是伴有感染、危象或原有肝脏疾病者可有黄疸和肝肿大,提示预后差。

(九)血液系统

甲亢患者可有红细胞数目增多、红细胞压积及血红蛋白水平的降低,因甲亢患者代谢亢进,相对缺氧的外周环境可刺激肾脏促红细胞生成素的分泌,进而导致骨髓造血活动增强。部分甲亢患者可有轻度淋巴细胞增多与粒细胞减少,血清中黏附分子、内介素、白介素受体、可溶性 Fas 的浓度增高,患者可有血小板减少,血小板聚集率下降,寿命缩短。这与患者体内存在抗血小板自身抗体(IgG)有关。脾大、肠腺和淋巴结肿大多与自身免疫有关。

(十)内分泌系统

1.肾上腺功能　甲亢患者皮质醇的代谢率增加,表现为尿皮质醇及尿 17－羟皮质类固醇的排泄量轻度升高,但血浆皮质醇常正常。ACTH 的分泌量增多,使患者的肾上腺皮质长期处于高负荷状态,故遇到急性刺激时可有皮质功能不足的表现。

2.性腺功能 儿童患者可有性发育延迟,妇女则常表现为月经稀少、月经周期不规律甚至发生闭经。某些患者表现为无排卵性月经周期,无生育能力。这可能与甲状腺激素影响 GnRH 的信号转导,干扰 LH/FSH 脉冲的频率和振幅有关。甲亢患者怀孕后的流产率升高,自身抗体的存在常被认为是流产的易感标志。10%的男性患者可有勃起障碍或乳腺发育,这与性激素结合蛋白(SHBG)水平升高(其可能机制是甲亢时过量的甲状腺激素使雌二醇生成增多,清除减少,过量的雌二醇使肝脏合成 SHBG 的量增多),雄激素、性雌激素转化率增加有关。患者甲亢控制后,性腺障碍可完全恢复。

3.其他 甲亢患者可有 GH 释放增加、骨代谢增强以及糖耐量的异常。

三、诊断

凡有高代谢临床表现,如不明原因的消瘦、乏力、怕热、心悸、腹泻、手抖、月经紊乱者,尤其是伴有甲状腺组织增大或突眼者,应高度怀疑甲亢的可能。某些患者无典型甲亢的临床症状,但其他疾病如糖尿病、结核、心衰、冠心病、肝病等治疗不满意,或仅有 TSH 降低这一化验指标的异常,也应警惕甲亢的可能。

典型甲亢的生化检查特点为血清总和及游离的 T_3、T_4 水平升高,而 TSH 水平降低。但不能以激素水平来判断患者疾病的严重程度。

(一)测定血液中激素水平

1.血 TSH 的测定 现对 TSH 测定的敏感性已大大提高,用 IRMA 测定 sTSH 的血浓度为 $0.4\sim3.0$mU/L,其最低检出值可达 0.04mU/L,约 96%的患者 TSH 水平低于正常低值。更有超敏 TSH(uTSH),正常范围为 $0.5\sim5.0$mU/L。在大多数情况下,若患者有典型临床表现,则只需血 uTSH<0.5mU/L 即可诊断为甲亢。且 TSH 的测定已被广泛应用于甲亢的筛选、诊断、病情追踪、药效评价和预后判断。

2.FT_3,FT_4 的测定 FT_3、FT_4 指未与血清蛋白相结合的 T_3、T_4,也是直接发挥生物学作用的形式,可直接反映甲状腺的功能状态。与 T_3、T_4 相比,其敏感、特异性均较高。RIA 法测定 FT_3 为 $3\sim9$pmol/L,FT_4 为 $9\sim25$pmol/L。但 FT_3、FT_4 水平也受到某些因素的影响,如家族性异常白蛋白血症所致高甲状腺素血症、全身甲状腺素抵抗或一些非甲状腺疾病均可导致 FT_3、FT_4 值的偏差。

3.TT_3、TT_4 的测定 血中 T_3 与蛋白结合达 99.5%以上,T_4 的蛋白结合率则达到 99.95%以上,故能够影响血清蛋白水平,尤其是 TBG 水平的因素均可引起 TT_3、TT_4 测定的偏差。如其常受到妊娠、雌激素、病毒性肝炎、淋巴瘤、遗传性 TBG 增多症等因素的影响而升高,受到雄激素、低蛋白血症、生长激素或 IGF-1、泼尼松等的影响而下降。两者的参考值,RIA 法:TT_3:$1.8\sim2.9$nmol/L,TT_4:$65\sim156$nmol/L。二者变化呈平行趋势,但在轻型甲亢、亚临床甲亢、甲亢初期与复发早期,TT_3 上升速度较快,幅度较大,故其为早期 GD、治疗中疗效观察、停药后复发的敏感指标。大多数甲亢患者 TT_4 水平升高,故其为判断甲状腺功能的最基本筛选指标。

（二）甲状腺自身抗体的测定

TRAb 测定具有重要的临床意义，未经治疗的 GD 患者，TRAb 的检出率可达 90% 以上，且甲亢患者，只要出现 TRAb 阳性，则可诊断为 Graves 病。TRAb 阳性则提示自身免疫为致病原因，可用于病因的鉴别。TRAb 是甲亢复发的重要预测指标。甲状腺过氧化物酶抗体 TPO 的测定同样具有重要意义，也是提示甲状腺向身免疫性病因的一项敏感指标。

（三）TRH 兴奋试验

现已逐渐被 TSH 浓度测定所取代。原理：甲亢患者因长期血清 T_3、T_4 水平高，可致垂体 TSH 分泌受到抑制，此时，即使使用 TRH 进行刺激，血清 TSH 分泌也不会具有正常的高峰，而呈反应低下或无反应。此实验已很少使用。

（四）甲状腺摄碘率

本试验用放射性碘作为示踪物，测定碘在体内的移动速度和量，计算甲状腺摄碘的相关指标，能够发现甲状腺的自主高功能状态。正常甲状腺的吸在 20～30 分钟已有一定数量，24 小时达高峰，甲亢者吸 ^{131}I 率高于正常范围和（或）高峰时间提早出现，甲状腺功能减退者则吸 ^{131}I 率降低，高峰时间延迟。

受检者空腹口服 $2\mu Ci$ 的 $Na^{131}I$ 溶液或胶囊后，2 小时、3 小时和 24 小时分别以甲状腺功能仪测定计数率，计算吸 ^{131}I 百分率：甲状腺吸 ^{131}I 百分率＝[（甲状腺部位计数率）－（本底计数率）]÷[（标准源计数率）－（本底计数率）]×100%。可以时间为横坐标，吸 ^{131}I 为纵坐标，绘制动态曲线，可以直观地反映甲状腺摄碘功能状态，正常人甲状腺摄 ^{131}I 率在 20～30 分钟即可出现一定量，2～3 小时为 10%～20%，24 小时为 25%～40%，达高峰，为 2～3 小时摄碘率的 2 倍。甲亢患者各时期的 ^{131}I 摄取率均增加，高峰值可仍为 24 小时或有所提前，表现为早期 ^{131}I 摄取率增加，而 24 小时时摄碘率下降。

本试验敏感性高，特别对早期甲亢的诊断有重要的临床意义，但并非所有摄碘率增高者都为甲亢。如缺碘性甲状腺肿、单纯性甲状腺肿、青春期时均可有摄碘率的增加，但无高峰的提前，可以甲状腺 ^{131}I 抑制试验来鉴别。

（五）影像学检查

首选超声检查。GD 时，甲状腺呈弥漫性、对称性、均匀型肿大，边缘多规则，内部回声多呈密集、增强光点，分布不均匀，部分有低回声、小结节状改变。甲状腺肿大明显时，常有周围组织受压和血管移位改变。多普勒彩色血流成像显示甲状腺组织血流呈弥漫性分布，血流量大，流速快，呈"火海征"。超声检查可用于鉴别 GD 和无痛性甲状腺炎所致的甲亢。

X 线 MR 检查无显著优势，故不作为首选。

四、治疗

确诊甲亢后应注意低碘饮食，并补充营养物质，以适应机体高代谢的需求，同时注意休息，放松心情，避免过量的体力活动。

目前 GD 的主要治疗方式有药物、手术、^{131}I 三种。其目的在于减少甲状腺激素的合成，改善临床症状与体征。三种方案各有其适应证和禁忌证，但多数患者在治疗方式的选择上并无绝对的界线，应综合多方面因素选择适当的治疗方案。

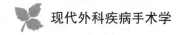

（一）抗甲状腺药物治疗

根据 2011 版 ATA/AACE《甲亢和其他病因甲状腺毒症诊治指南》的推荐，下列患者应优先考虑 ATD 治疗：女性、病情轻度、甲状腺轻度肿大、TRAb 阴性或滴度低下的甲亢患者，此类患者通过 ATD 治疗出现缓解的可能性较大。以下患者也应考虑 ATD 治疗：老年或存在增加手术风险的合并症或生存期有限的患者，无法遵守辐射安全规定的患者，有手术或颈部外照射史的患者，缺乏经验的甲状腺外科医生，有中、重度活动性 GD 患者。ATD 治疗的禁忌证主要是粒细胞缺乏或肝功能损害者。选择该治疗手段的患者较为关注 ATD 治疗后 GD 的缓解，并可避免甲状腺素替代、手术和辐射，但对 ATD 的潜在不良反应、治疗后需持续监测甲状腺各指标以及 GD 复发等顾虑较少。

抗甲状腺药物治疗甲亢已有 60 年的历史，常用的抗甲状腺药物有丙硫氧嘧啶（PTU）、甲巯咪唑（MMI）。

（二）^{131}I 治疗

美国甲状腺协会和临床内分泌医师协会 2011 年甲亢诊疗指南认为，^{131}I 治疗是可以治愈甲亢的一种方法，治疗后出现甲减是 ^{131}I 治疗的目的，此时甲亢才算彻底治愈。

^{131}I 治疗甲亢的原理基于以下几个方面：①甲状腺组织对碘的摄取能力极强，尤其是甲亢患者，甲状腺摄碘率达 80%～90%。故内服的 ^{131}I 可浓集于甲状腺组织内发挥效应。②^{131}I 在衰变过程中能够释放出 β 射线，经其照射后的甲状腺滤泡细胞发生空泡化、核固缩，同时甲状腺组织发生炎症、萎缩、纤维化等改变。③^{131}I 的射程只有 2mm，这能够保证其释放的射线仅作用于甲状腺组织而不会对其周边组织产生破坏作用。这使得 ^{131}I 成为治疗甲亢的一种方便、安全、有效的措施。

（三）手术治疗

甲亢的手术治疗和 ^{131}I 治疗一样，试图通过减少有功能的甲状腺组织而减少甲状腺激素的合成及释放。甲状腺次全切除术多采用 Hartley－Dunhill 术式（一侧全切，另一侧次全切），经妥善的术前准备和细致手术，可使 70% 的患者达到治愈，且不需终身服药治疗。手术的病死率低，严重并发症少，但并发症种类较多，且仍有部分患者会在术后多年复发。

1.手术适应证

（1）甲状腺明显肿大，伴压迫症状，或为异位（如胸骨后）甲状腺肿。

（2）结节性毒性甲状腺肿。

（3）疑为恶性病变者。

（4）病变中等严重程度，长期抗甲状腺药物治疗困难、治疗无效、之后复发而不欲行 ^{131}I 治疗者。

2.手术禁忌证

（1）合并严重的心、肾、脑疾病，一般情况差而不适合手术者。

（2）经手术治疗失败者，因造成神经损伤的概率大大增加而不宜再次手术。

（3）妊娠头 3 个月及 6 个月之后。

（4）甲亢病情未控制者。

（5）病情较轻、甲状腺肿大不明显者。

3. 术前准备　术前使用药物配合治疗,控制患者心率<80 次/分,T_3、T_4 在正常范围内,可有效减少出血、甲亢危象等术后并发症的发生。

目前最常用的方式为硫脲类配合碘剂。使用硫脲类药物使患者甲亢症状控制,心率<80 次/分,T_3、T_4 在正常范围内,此时方可加用碘剂,每日 3 次,每次 3~5 滴,两种药物合用 2 周后进行手术较为安全。需注意的是,硫脲类药物应在加用碘剂后继续使用,直到手术,否则可致病情复发,控制困难。

对于对硫脲类药物有不良反应或欲缩短术前准备时间的患者,可使用 β 受体阻滞剂普萘洛尔来降低周围组织对甲状腺素的反应。此药物作用迅速,但因其并未减少甲状腺素的生成和释放,故停药后极易造成甲亢危象,须于术前至术后坚持服药,并监测患者生命体征,防治甲亢危象的发生。

4. 并发症

(1)甲减。手术治疗后甲减的发生率高。有 20%~37% 的患者在甲状腺次全切除术后发生甲减,持续 2~3 个月后自行恢复,为暂时性甲减,若持续 6 个月以上则为永久性甲减,需要终身服用甲状腺激素替代治疗。术后剩余甲状腺组织体积的大小是决定甲减发生率的重要因素。甲状腺次全切除术后遗留 2~4g 甲状腺组织,其甲减时候发生率达 25%~40%,而甲状腺部分切除术者留下 8~10g 甲状腺组织,甲减的发生率达 5%~10%。但甲减的发生不应视为手术失败。因为,为了避免术后甲亢复发、恶性组织残留,一般手术倾向于切除较多的甲状腺组织,发生甲减后再使用甲状腺激素替代治疗;另外,术后甲减的发生率与患者自身免疫状况和年龄、随访时间等因素相关。

(2)甲亢术后复发。甲亢的术后复发多在 1~5 年发生,晚期发生者少见。术后甲亢复发者不宜再次手术治疗,一方面因残余甲状腺组织少,再次手术极易损伤正常组织;另一方面因再次手术后仍有可能复发。一般予抗甲状腺药物或 ^{131}I 放射治疗。

(3)喉返神经损伤:损伤一侧喉返神经可致声音麻痹,两侧同时损伤则可致声带麻痹、影响呼吸道的通畅,甚至造成窒息,需立即予气管切开。

(4)损伤甲状旁腺组织或其血供可造成暂时性或永久性甲状旁腺功能减退。前者经补充维生素 D 和钙剂可逐渐缓解症状直至停用,后者则需终身服药治疗。

(5)其余并发症如创面出血、感染、甲亢危象、颈交感神经损伤、颈部乳糜瘘及突眼恶化等极少见。

第三节　甲状腺结核

甲状腺结核,又称结核性甲状腺炎,是全身结核的一部分,临床上罕见,国外发病率占整个甲状腺疾病 0.4%~1%,国内 0.4%~0.76%。女性多见,男:女=1:(3~4)。常缺乏特异性的体征、诊断方法和临床表现,所以误诊率较高。

一、病因和发病机制

大部分甲状腺结核患者多有肺结核病史,也有部分患者没有任何结核病史。根据发病机制可分为原发性甲状腺结核和继发性甲状腺结核。原发性结核多是由于初次感染结核后,结核杆菌血型播散,潜伏于甲状腺组织内并在身体抵抗力降低的条件下发病;继发性甲状腺结核多继发于身体其他部位的结核,如肺结核、颈淋巴结核等通过血行、淋巴播散或者直接由颈部结核性淋巴结炎感染甲状腺等。

尽管二十多年来世界范围内结核病的发病率有增加趋势,但是甲状腺结核发病率却较低,其发病率水平较低可能与以下几个因素有关:①甲状腺组织血供丰富、含氧量高,不利于结核杆菌繁殖。②甲状腺缺乏易受结核菌侵袭的网状内皮细胞。③甲状腺组织对结核菌有较强的免疫力。④甲状腺的胶质对结核菌有拮抗作用。⑤对其他部位结核病及时抗痨治疗,减少了结核病的血源性播散。

二、病理特征

病理特征多为由郎罕(Langhans)巨细胞、上皮样细胞、淋巴细胞和成纤维细胞所形成的结核性肉芽肿坏死,伴干酪样坏死物,抗酸染色可找到结核杆菌(图1-1)。病理学上常分为四型:

1.肉芽肿型 本型临床最多见。由上皮细胞肉芽肿构成,周围淋巴细胞包绕,可见朗罕巨细胞,甲状腺结节性肿大,质地坚硬。

2.干酪型 多为孤立性结节,有干酪样坏死和寒性脓肿。

3.弥漫型 甲状腺明显肿大,表面较硬小结节,不光滑,类似弥漫性甲状腺肿。

4.粟粒型 多在术后病理检查或尸检发现粟粒样结核结节,无特殊意义。

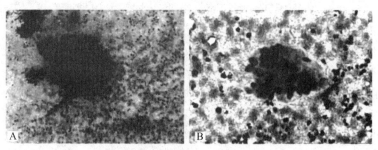

图1-1 甲状腺结核细胞学形态吉姆萨染色示上皮样细胞
中心坏死和炎症细胞(A,×100倍),多核巨细胞(B,×400倍)

三、临床表现

甲状腺结核可伴有全身结核中毒症状,如盗汗、乏力及消瘦等。局部可触及甲状腺肿大或结节,病灶多位于甲状腺右叶,单叶病灶为主。肿块质地较硬,结节状,无痛性,活动性差,偶有压痛,但肿块无明显的特异性,容易与甲状腺肿瘤相混淆。肿大的甲状腺可压迫周围器官产生吞咽困难、呼吸困难及声音嘶哑等。部分受结核侵袭的甲状腺可发生功能变化,表现为功能亢进或功能低下。

四、实验室和其他检查

甲状腺结核不同时期的组织学改变不同,辅助检查还尚不能定性诊断,注意既往有无结核病史,有无结核中毒症状的存在,按程序选用血沉和结核菌素试验,进一步行同位素、B型超声和(或)CT检查,并注意与甲状腺腺瘤、结节性甲状腺肿、甲状腺癌等疾病相鉴别。

1.超声检查 表现为中低回声肿块,或不规则低回声暗区,其内可有强回声及声影,区别于边界清晰的甲状腺瘤和囊肿,但不易与甲状腺癌鉴别,因为二者均可出现钙化和颈淋巴结肿大。

2.CT检查 显示为密度不均匀的肿块,脓肿形成时中央呈水样密度区,若见散在钙化灶,则为结核的重要影像特点,应高度怀疑。

3.细针穿刺细胞学检查 对疑似本病的患者,可选用细针穿刺活检,必要时粗针穿刺;对<2cm的甲状腺结节行B超引导下穿刺可提高诊断的准确性,减少假阴性;可反复多次穿刺检查。结果可见上皮样细胞、干酪样坏死物、淋巴细胞,多见郎罕巨细胞,偶见中性粒细胞。仅见郎罕巨细胞和结核性肉芽肿,尚不能排除亚急性甲状腺炎、桥本甲状腺炎、Riedel甲状腺炎和类肉瘤,但若并存干酪样坏死物和(或)结核杆菌,则可确诊。

4.核素扫描 腺叶形态不规则、腺体增大、核素分布不均匀,见到异常核素分布缺损区,即"冷结节"或"凉结节",证明病灶处为甲状腺无功能区,失去摄碘功能。

5.其他 血象、甲状腺功能、结核菌素实验等检查均可辅助诊断。

五、诊断和鉴别诊断

甲状腺结核诊断比较困难,因其发病率低,大部分病例的症状不典型,导致误诊率较高。甲状腺结核的诊断主要依靠临床表现和辅助检查。其诊断要点第一要排除甲状腺功能亢进与急性甲状腺炎,第二要与甲状腺癌、Riedel甲状腺炎及结节性甲状腺肿相鉴别。

甲状腺结核的诊断主要依据有以下3点:①甲状腺腺体组织内找到结核杆菌。②肉眼或组织学上可清楚看到结核结节、干酪样坏死组织与脓液,单凭结核结节尚不能肯定诊断,因为亚急性甲状腺炎同样有假结节与巨细胞而难以区分,但与结核无关。③并发粟粒结核或全身其他部位有原发性结核病灶存在。

六、治疗

甲状腺结核治疗的总的原则是应用全身抗结核药物和外科切除结核累及的甲状腺部分或引流,同时应根据甲状腺结核的病理类型、临床表现、伴发疾病等决定治疗方案。

1.药物治疗 抗结核药物是急性甲状腺结核最重要的治疗手段。药物在肺结核治疗中的成功使肺外结核的手术适应证明显缩小,同时甲状腺血运丰富,药物容易达到与积累。通常选用利福平、异烟肼、乙胺丁醇三联方案或加吡嗪酰胺的四联方案,抗结核药物至少坚持6个月以上。

2.手术治疗 慢性甲状腺结核首选手术。优势在于见效快、疗程短;手术后再行抗结核治疗,疗效确切,预后更好;手术治疗可同时处理合并病,如结节性甲状腺腺肿、甲状腺癌等。

如有以下情况应积极选择手术治疗：

（1）对于有明显压迫症状的患者应进行手术解除压迫，同时尽量清除病灶。

（2）甲状腺结核合并肿瘤可疑者。

（3）伴有颈淋巴结结核者，病灶切除的同时应行颈淋巴结摘除。

（4）寒性脓肿形成应完整切除腺叶。

（5）合并非特异性感染，脓肿形成并浸润至肌肉、皮肤组织者应在联合抗生素的情况下仅行脓肿切开引流并视情况二期手术。同时手术治疗后应该进行正规药物治疗，以达到根治的目的。

第四节　甲状腺腺瘤

一、病因及发病机制

甲状腺腺瘤的病因未明，可能与以下因素有关。

1.性别　甲状腺腺瘤在女性的发病率为男性的 4～6 倍，提示可能性别因素与发病有关，但目前没有发现雌激素刺激肿瘤细胞生长的证据。

2.癌基因　甲状腺腺瘤中可发现癌基因 c－myc 的表达。腺瘤中还发现癌基因 H－ras 第 12、13、61 密码子的活化突变和过度表达。高功能腺瘤中还发现 TSH－G 蛋白腺嘌呤环化酶信号传导通路所涉及的突变，包括 TSH 受体跨膜功能区的胞外和跨膜段的突变及刺激型 GTP 结合蛋白的突变。上述发现表明腺瘤的发病可能与癌基因有关，但上述基因突变仅限于少部分腺瘤。

3.家族性肿瘤　甲状腺腺瘤可见于一些家族性肿瘤综合征中，包括 Cowden 病和 Catney 联合体病等。

4.外部射线照射　幼年时期头、颈、胸部曾经进行过 X 线照射治疗的人群，其甲状腺癌的发病率约增高 100 倍，而甲状腺腺瘤的发病率也明显升高。

5.TSH 过度刺激　在部分甲状腺腺瘤患者可发现其血 TSH 水平增高，可能与发病有关。其机制可能是缺碘和致甲状腺肿物质的联合作用，导致甲状腺素的合成及分泌降低，反馈性地引起垂体分泌释放过高的 TSH，甲状腺滤泡上皮长期在其作用下过度增生。试验发现，TSH 可刺激正常甲状腺细胞表达前癌基因 c－myc，从而促使细胞增生。

6.甲状腺自身免疫性疾病　桥本甲状腺炎和甲状腺功能亢进均较其他病变合并甲状腺癌的几率高，这可能与机体自身免疫功能紊乱有关。主要是与免疫系统对机体肿瘤细胞的免疫监视和杀灭功能减弱有关。

7.其他　高功能腺瘤的发病机制研究表明，腺瘤细胞上 TSH 受体基因不同位点发生突变，或刺激性 G 蛋白的 α 亚单位有点突变，损害了 GTP 酶的活性，导致 GTP 酶的活性降低，cAMP 的产生增加，出现在没有 TSH 作用的情况下，受体持续性激活，产生过量的甲状腺激素，临床上出现甲状腺功能亢进。

二、病理

甲状腺腺瘤根据其组织来源可分为三类:来源于滤泡上皮细胞的肿瘤、来源于滤泡旁细胞的肿瘤和来源于间叶组织细胞的肿瘤。其中,来源于滤泡上皮细胞的称为甲状腺腺瘤(thyroid adenoma)。来源于滤泡旁细胞的称为滤泡旁细胞瘤或C细胞腺瘤(c-cell adenoma),很少见。来源于间叶组织细胞的肿瘤和其他器官一样,多种多样,良性肿瘤在其母组织名称后加瘤,如脂肪瘤、平滑肌瘤和血管瘤等。

1. 来源于滤泡上皮细胞的肿瘤(甲状腺腺瘤) 根据细胞形态、结构及功能不同又分为滤泡状腺瘤、乳头状腺瘤、功能自主性甲状腺腺瘤、嗜酸性细胞腺瘤、腺脂肪瘤、玻璃样变性梁状腺瘤等。

(1)滤泡状腺瘤:滤泡状腺瘤是最常见的甲状腺瘤,腺瘤一般为单发,偶见一个以上。直径多在2～5cm,小者可<1cm,大的可达10cm以上,表面被覆完整的包膜,切面实性,质细腻,颜色根据其是否有水肿、黏液变性、出血囊性变而不同。细胞丰富时,呈淡红色或灰红色鱼肉状,当细胞较少而胶质多时则呈浅棕红色带胶质光泽。较大的腺瘤常有出血囊性变,并有瘢痕组织从中心向外放射,偶有合并钙化。瘤组织由大小不等的滤泡构成,细胞呈单层立方形或扁平状,腔内有粉红色的胶状体,间质常有充血、出血或水肿,胶原纤维常伴透明化、钙化和骨化等。根据其腺瘤实质组织的构成分为:

①胚胎型腺瘤(embryonal adenoma):由实体性细胞巢和细胞条索构成,肿瘤细胞分化较原始,类似胚胎期甲状腺组织,不形成滤泡,细胞呈小梁或条索状排列,无明显的滤泡和胶体形成。瘤细胞多为立方形,体积不大,细胞大小一致。胞浆少,嗜碱性,边界不甚清;胞核大,染色质多,位于细胞中央。间质很少,多有水肿。包膜和血管不受侵犯。

②胎儿型腺瘤(fetal adenoma):亦称小滤泡腺瘤,肿瘤由类似胎儿甲状腺的小滤泡构成,主要由体积较小而均匀一致的小滤泡构成。滤泡可含或不含胶质。滤泡细胞较小,呈立方形,胞核染色深,其形态、大小和染色可有变异滤泡分散于疏松水肿的结缔组织中,间质内有丰富的薄壁血管,常见出血和囊性变。

③单纯性腺瘤(simple adenoma):滤泡形态和胶质含量与正常甲状腺相似,又称为正常大小滤泡腺瘤(normofollicnilar adenoma)。肿瘤细胞分化良好,滤泡形态结构类似正常细胞滤泡,内含胶质,但滤泡排列较紧密,呈多角形,间质很少。

④胶性腺瘤(colloidal adenoma):又称巨滤泡性腺瘤,最多见,瘤组织由成熟滤泡构成,细胞形态和胶质含量与正常甲状腺细胞相似,但滤泡的大小差异大,排列紧密,有时可融合成囊。

⑤不典型腺瘤(atypical adenoma):很少见,发病率约占滤泡腺瘤的2%,肉眼见肿瘤体积较大,平均直径在5～6cm,腺瘤包膜完整,质地坚韧,切面实性灰白色,细腻而无胶质光泽。镜下细胞丰富,呈梭形、多边形或不规则形,密集,呈片状和弥漫性分布,结构不规则,不形成滤泡,间质甚少,核有异型,深染,染色质呈颗粒状,但核分裂象少见,间质少,无水肿。细胞虽然有异型,但无血管浸润和包膜浸润,无转移,呈良性。在处理这种腺瘤时,一定要仔细小心,多处取材,排除恶变。有专家称,至少取8～12块,没有发现包膜和血管浸润后才能做出非典

型腺瘤的诊断。

⑥透明细胞腺瘤(clear adenoma):是十分少见的滤泡腺瘤亚型,由透明细胞构成,瘤细胞呈巢状或片状排列,部分区域形成滤泡或不完整滤泡,缺乏胶质。电镜下可见瘤细胞胞浆富含糖原和呈囊泡状肿胀的线粒体,可能与细胞水肿和变性有关。免疫组化标记染色甲状腺球蛋白(Tg)染色阳性,可以与其他转移和原发的透明细胞形态的肿瘤进行鉴别。不过要特别注意,透明细胞变性在滤泡细胞癌中的发病率远远高于滤泡腺瘤,故发现透明细胞变性区要多取材,以便排除滤泡细胞癌。

进行这些亚型分类的目的在于,腺瘤内的细胞数越多,提示腺瘤发生恶变的机会越大,越应积极寻找恶变的依据,包括血管和(或)包膜的浸润等。

(2)乳头状腺瘤:良性乳头状腺瘤少见,多呈囊性,故又称乳头状囊腺病。乳头由单层立方或低柱状细胞覆于血管及结缔组织构成,细胞形态和正常静止期的甲状腺上皮相似,乳头较短,分支较少,有时见乳头中含有胶质细胞。乳头突入大小不等的囊腔内,腔内有丰富的胶质。瘤细胞较小,形态一致,无明显多形性和核分裂象。甲状腺腺瘤中,具有乳头状结构者有较大的恶性倾向。凡有包膜浸润或血管受侵犯现象,均应列为乳头状癌,如具有1～2级乳头分支,瘤细胞排列整齐,异形核很小,分裂象偶见,且包膜完整,可暂时按乳头状瘤处理,但手术后定期随访有无复发与转移。

(3)高功能甲状腺腺瘤:高功能腺瘤是一种少见的甲状腺腺瘤。腺瘤组织功能自主,不受垂体分泌的 TSH 调节。在腺瘤形成的初期,瘤体外的甲状腺组织仍能正常分泌甲状腺激素,保持正常的反馈调节,甲状腺功能正常。随着病情进展,分泌的甲状腺激素增多,出现甲状腺功能亢进的表现,垂体 TSH 分泌受到抑制。结节周围的甲状腺组织功能部分或完全被抑制。

(4)特殊的腺瘤

①嗜酸性细胞腺瘤(oxyphil cell adenoma):又称 Hurthle 细胞瘤,绝大部分或全部肿瘤细胞由嗜酸细胞构成,瘤细胞体积大,呈多角形,细胞可分成梁索片状或实体片状分布,较少形成滤泡,即使形成滤泡,也很少含胶质,有时瘤细胞可围绕血管形成假菊形团。细胞排列呈条索状或腺泡状。偶成滤泡或乳头状。乳头结构有二级分支,要与乳头状癌鉴别。胞浆丰富,含有丰富的线粒体,核小深染,核仁突出,核异型性明显。虽然细胞学表现提示嗜酸细胞滤泡腺瘤有恶性的可能,但由于其生物学行为缺乏浸润性,提示为良性病变。

②腺脂肪瘤(adenolipoma):是非常少见的良性肿瘤。肉眼见包膜完整,分界清楚。光镜下见分化成熟的脂肪组织中有小滤泡和呈单纯性结构的滤泡岛,或由分化成熟的滤泡和脂肪构成。有人认为是腺瘤间质的脂肪化生。

③玻璃样变性梁状腺瘤(hyalinizing trabecular adenoma):也是一种少见的特殊类型的腺瘤,表现为包膜完整的肿块。细胞丰富,形成细胞柱,呈梁状条索状排列伴有突出的玻璃样变性,玻璃样变性可出现在肿瘤细胞的胞浆内,也可出现在细胞外间隙。小梁曲直不一,可形成特殊的"器官样"构象,与髓样癌、乳头状癌、副节瘤的图像相似,但为良性病变。有时可出现核沟和砂粒体,但很少见—免疫组化染色和甲状腺球蛋白总是阳性表达,可与其他肿瘤相鉴别。同时也出现局灶性的表达 NSE、嗜铬素 A。

2.来源于滤泡旁细胞的肿瘤　滤泡旁细胞,即 C 细胞,边界清楚的良性肿瘤称为 C 细胞腺瘤,部分不形成肿块的称为 C 细胞增生症。

(1)C 细胞增生症(C—cell hyperplasia):C 细胞增生,均认为是家族性髓样癌的前期病变,也可为反应性增生,其以两侧叶的中心部位较明显,呈弥漫性或结节性增生;常为多发性,结节多有明显的界限,但结节中常有甲状腺滤泡的夹杂,无淀粉样物质沉积。弥漫性增生的C 细胞可位于甲状腺滤泡内或滤泡旁,呈小叶分布。有学者认为,每个滤泡中 C 细胞数在 6个以上或每个低倍视野内 C 细胞超过 50 个,即可诊断为 C 细胞增生症。作为髓样癌的前期病变,增生的 C 细胞存在一定的异型性,如核大、深染、细胞大小稍不一致等。常见的继发于甲状旁腺功能亢进、桥本甲状腺炎、甲状腺肿瘤等的 C 细胞增生症,增生的 C 细胞无明显的异型性。C 细胞在 HE 切片上也很难辨认,常常需要做降钙素的免疫标记染色,增生的 C 细胞为强阳性。

(2)C 细胞腺瘤(C—cell adenoma):C 细胞腺瘤,是由 C 细胞发生的具有完整包膜包裹的良性肿瘤,极其罕见。镜下形态与透明变性的梁状肿瘤相似,鉴别的主要依据依然是降钙素的免疫组化标记,C 细胞腺瘤呈阳性反应而梁状腺瘤为阴性。C 细胞腺瘤与髓样癌的关系是否有别于髓样癌还有争议。有人提出 C 细胞腺瘤就是髓样癌的早期病变,与髓样癌无本质的区别,还有待进一步研究证实。

3. 来源于间叶的肿瘤　原发性甲状腺的良性间叶性肿瘤如脂肪瘤、血管瘤、纤维组织细胞瘤等,均较少见。形态学表现和发生在其他器官的良性间叶性肿瘤相似,无特殊。

三、临床表现

甲状腺腺瘤可发生于任何年龄,好发于 20～40 岁女性,大于 40 岁发病逐渐减少,多数无自觉症状,绝大部分患者为偶然触及或他人发现颈部肿块。近年来部分患者常在体格检查时被医师发现。肿瘤常无痛,为单发、圆形或椭圆形,表面光滑,质地较韧,边界清楚,与皮肤无粘连,可随吞咽移动。增长缓慢,可长时间维持原状或不发生变化。一旦肿瘤内出血或囊变,体积可突然增大,且伴有疼痛和压痛,但过一时期又会缩小或囊性变,甚至消失。少数增大的肿瘤压迫周围的组织,引起器官移位,但气管狭窄罕见;患者会感到呼吸不畅,特别在平卧时为甚。胸骨后的甲状腺腺瘤压迫气管和大血管后可引起呼吸困难和上腔静脉压迫症。少数腺瘤可因钙化斑块使瘤体变得坚硬。少数病例在一定时候可出现甲状腺功能亢进症状,产生过量甲状腺激素可能是功能性腺瘤,但也可能由腺瘤周围的甲状腺组织增生引起。当瘤体生长迅速,活动受限,质地硬,表面不平整,出现声音嘶哑,呼吸困难,颈部淋巴结肿大,应考虑有恶变可能。高功能腺瘤临床上常先出现甲状腺结节,逐渐增大,数年后出现甲状腺功能亢进表现,但甲状腺功能亢进的临床表现比较轻,不伴突眼。

四、实验室及相关辅助检查

1. 甲状腺功能检查　血清 TT_3、FT_3、TT_4、FT_4、TSH 均正常。高功能腺瘤血清甲状腺激素水平 T_4、FT_4、T_3、FT_3 升高,血 TSH 水平降低。

2. X 线检查　如腺瘤较大,颈胸部 X 线检查可见气管受压移位,部分患者可见瘤体内钙化等。

3. 核素扫描　90％的腺瘤不能聚集放射性物质,核素扫描多显示为"冷结节",少数腺瘤有聚集放射性碘的能力,核素扫描示"温结节";自主性高功能腺瘤表现为放射性浓聚的"热结节";腺瘤发生出血、坏死等囊性变时则均呈"冷结节"。

4. B超检查　对诊断甲状腺腺瘤有较大的价值,超声波下腺瘤和周围组织有明显的界限,有助于辨别单发或多发,囊性或实性。

5. 甲状腺穿刺活检(fine needle aspiration,FNA)　有助于诊断,特别在区分良恶性病变时有较大的价值。

五、诊断及鉴别诊断

甲状腺瘤的诊断可参考以下几点:①20～40 岁青壮年颈前单发结节,少数亦可为多发的圆形或椭圆形结节,表面光滑、质韧、随吞咽活动,多无自觉症状;颈部淋巴结无肿大。②甲状腺超声检查,多为单发实性结节,边界清楚;部分可为囊实性结节。③甲状腺功能检查正常;甲状腺抗体水平正常,肿瘤发生出血时,血清 Tg 水平可短期升高。高功能腺瘤血清甲状腺激素水平 T_4、FT_4、T_3、FT_3 升高,血 TSH 水平降低。④核素扫描多显示为"冷结节",少数腺瘤有聚集放射性碘的能力,核素扫描示"温结节";自主性高功能腺瘤表现为放射性浓聚的"热结节";腺瘤发生出血、坏死等囊性变时则均呈"冷结节"。⑤甲状腺 FNA 检查对诊断极有帮助。⑥服用甲状腺激素 3～6 个月后肿块不缩小或更明显突出。病理活检是确诊的主要手段,由于甲状腺瘤有恶变倾向,特别是乳头状腺瘤,诊断确立后应尽快治疗。

甲状腺腺瘤需要与以下疾病相鉴别:

1. 结节性甲状腺肿　虽有单发结节,但甲状腺多成普遍肿大,在此情况下易于鉴别。一般来说,腺瘤的单发结节长期病程之间仍属单发,而结节性甲状腺肿经长期病程后多呈多发结节。腺瘤结节内外图像不一致,而结节性甲状腺肿结节内外图像一致。腺瘤挤压包膜外围的组织形成挤压带,而结节性甲状腺肿不挤压周围组织。另外,甲状腺肿流行地区多诊断为结节性甲状腺肿,非流行地区多诊断为甲状腺腺瘤。在病理上,甲状腺腺瘤的单发结节有完整包膜,界限清楚。而结节性甲状腺肿的单发结节无完整包膜,界限也不清楚。

2. 甲状腺癌　可表现为甲状腺质硬,结节表面凹凸不平,边界不清,颈淋巴结肿大,并可伴有声音嘶哑等。病理鉴别的要点就是血管浸润和包膜浸润,有血管或包膜浸润者为微小浸润癌,无则为腺瘤。细胞的丰富程度及细胞的异型性并不是诊断的指标,对判断良恶性没有意义。

六、治疗

1. 甲状腺激素治疗　能抑制垂体 TSH 对甲状腺腺瘤的刺激,从而使腺瘤逐渐缩小,甚至消失。从小剂量开始,逐渐加量。可用左甲状腺素 $50～150\mu g/d$ 或干甲状腺片 $40～120mg/d$,治疗 3～4 个月。适于多发性结节或温结节、热结节等单结节患者。如效果不佳,应考虑手术治疗。高功能腺瘤有人建议随诊或试用甲状腺激素。随诊期间注意肿瘤大小的变化,如出现肿瘤逐渐增大,或出现周围浸润表现或压迫症状,须重复 FNA 检查,或手术治疗。

2. 手术治疗　近年来研究证实,临床上诊断单发结节在手术切除后病理检查约＞10％是甲状腺癌,所以对单发结节最好是手术切除。

若有下列情况时,更应及时治疗:①年龄<20 岁年轻人或>40 岁成年人,尤其是男性患者。②患者在幼年时,因颈面部或纵隔某些疾病有过放射治疗史。③肿块迅速增大,质地坚硬,表面不平,活动受限,伴颈淋巴结肿大者。④同位素扫描为"冷结节"。⑤B 超检查证实为实质性肿块。⑥引起甲亢者。⑦年轻的高功能腺瘤患者。

目前多主张做患侧腺叶切除或腺叶次全切除而不宜行腺瘤摘除术。约有 25％的甲状腺瘤为多发,临床上往往仅能查到较大的腺瘤,单纯腺瘤摘除会遗留下小的腺瘤,日后造成复发。切除标本须立即行冷冻切片检查,以判定有无恶变。若证实为恶性病变,应进一步扩大手术范围。若证实为甲状腺瘤时,则可结束手术。

3.超导消融疗法　此法治疗甲状腺瘤效果也很满意,基本上达到手术治疗效果,颈部无瘢痕,安全无不良反应。

适应证:①肿瘤直径<5cm。②年龄大,伴心、肺等器官疾病不能耐受手术者。③患者不愿或拒绝手术者。④双侧多发甲状腺瘤。

禁忌证:贴近喉返神经走形区域,紧邻气管等。

注意事项:热消融前应当有 FNA 诊断。

4.同位素[131]I 治疗　另外,也可以用同位素[131]I 治疗甲状腺腺瘤,但对于治疗高功能腺瘤使用[131]I 的剂量大于治疗 Graves 病的剂量。此法多用于年龄较大者。

第五节　甲状腺囊肿

甲状腺囊肿是指在甲状腺中出现的含有液体的囊状物。该囊状物可能很大(>5cm 即为手术指证),也可能很小(<1cm),小的甲状腺囊肿须经由彩超检查才能发现,较大的甲状腺囊肿则用肉眼观察即能发现,常常是患者自行发现,然后由医师触及结节,再经由彩超检查获得证实。本病女性发病率高于男性。临床上所见的甲状腺囊肿,大多数是假性囊肿,并不是一个单独的疾病。绝大多数囊肿系由单纯性甲状腺肿、结节性甲状腺肿、甲状腺腺瘤退变而来。临床上也有少数囊肿是由颈部外伤甲状腺内部血管损伤出血而引起血肿样囊肿。只有少数囊壁为鳞状上皮的囊肿,为真性甲状腺囊肿,系来源于化生或甲状舌骨管残余或第 4 腮裂残余,临床上极为少见。

一、病因与发病机制

甲状腺囊肿是甲状腺良性占位的常见病变之一。其病因目前尚不清楚。可能与碘代谢、性激素、地区性、饮食习惯及家族有关。多数学者认为甲状腺囊肿形成与碘缺乏有关,尤其在我国。甲状腺囊肿产生的原因多是由于患者身体吸收的碘量不足,血液中甲状腺激素浓度因此而降低,通过神经-体液调节使腺垂体分泌大量的 TSH,促使甲状腺肿大。初期,扩张的滤泡分布较均匀,散布在腺体内部周围,形成弥漫性甲状腺肿。如果未经治疗,形成结节性甲状腺肿,进而发生坏死而形成甲状腺囊肿。同时,越来越多的研究证实,高碘地区食盐加碘容易诱发甲状腺疾病。在一些含碘量高或不缺碘的地区,如果再食用含碘盐,就非常容易诱发甲亢和甲状腺疾病的发生,甚至使该地区的甲状腺囊肿发生率也增高。

二、病理

从病理来看,甲状腺囊肿可分为胶性囊肿、浆液性囊肿、出血性囊肿等。

1. 胶性囊肿　主要来源于胶性甲状腺肿,巨大的含胶滤泡发生变性,若干个滤泡逐渐融合成一个囊肿,囊内胶质成分均系碘化的甲状腺球蛋白,黏稠,褐色,囊壁厚薄不一,系扁平滤泡上皮细胞。

2. 浆液性囊肿　常发生于结节性甲状腺肿和甲状腺瘤、长期生长过程中,结节长大,压迫静脉血管造成供血不良,组织缺血,发生萎缩性变性,间质内淤血水肿,液体积聚而形成囊肿。

3. 出血性囊肿　浆液性甲状腺囊肿囊液较稀薄,若在演变过程中组织发生缺血性坏死、周围血管失去支撑而破裂出血,则形成出血性囊肿。

诸囊肿壁均系纤维结缔组织,上皮细胞较少,当然在疾病的演变过程中常为结节或甲状腺瘤发生部分囊性变,故而临床上可见囊腺瘤的病例。甲状腺癌亦可发生坏死、出血、液化而形成囊肿。

三、临床表现

本病多发生于 20~40 岁女性。囊肿多为单发,也可多发,肿物呈圆形或类圆形,大小不等,小者如花生米大小,大者可如鸭蛋大小。表面光滑,边界清楚,质地软,随吞咽上下移动,无触压痛。囊肿内容物较多时,囊腔内压力较高,较坚实,质地较硬;若囊肿内容物不多,囊内压力不高,则肿块较柔软,伴囊性感。囊肿增大缓慢。通常不产生明显的自觉症状,偶可因囊肿内出血,肿物短期内迅速增大,局部出现疼痛及压迫症状,可伴有声音嘶哑及呼吸困难,甚至吞咽困难。颈部钝器外伤引起甲状腺出血性囊肿,有明显的疼痛感,颈部肿块迅速增大,疼痛加重。数日后颈部肿块停止增大或增大速度减慢,则疼痛好转。以后囊肿内血液吸收,肿块缩小,逐渐消失。

四、辅助检查

1. B 超检查　可直接明确诊断,肿物为甲状腺内囊性变,多为单发,边界清楚。肿物有时可达锁骨下及胸骨后。

2. 核素甲状腺扫描　如 [131]I 等扫描示甲状腺内"凉"结节。

3. CT、MRI 检查　若肿物较大或伴有压迫症状,有必要进行 CT 或 MRI 检查,观察周围组织器官受压情况,一般指导治疗。

4. 甲状腺功能　一般情况下 TSH、T_3、T_4 正常。

五、诊断及鉴别诊断

根据甲状腺出现无任何症状的肿物,表面光滑,质地软,随吞咽上下移动,无触压痛。核素扫描为甲状腺内"凉"结节;B 超检查肿物为囊性,表面光滑,即可确诊。

鉴别诊断包括:

1. 甲状腺腺瘤　一般均为甲状腺内单发的无任何症状的良性占位。腺瘤质地较韧,囊肿较软,B 超检查可鉴别。

2.结节性甲状腺肿的单发结节 甲状腺囊肿患者,健侧甲状腺一般不大,仅患侧甲状腺叶增大;而结节性甲状腺肿的双侧甲状腺叶均增大,质地较韧,而且经过一定时间后单个结节可演变为多个结节。核素扫描和B超检查均有助于鉴别。

3.甲状腺癌囊性变 超声检查:癌性囊肿多有分隔,且囊肿壁厚薄不均,实质部分可见针刺样钙化。

六、治疗

甲状腺囊肿虽然大多无任何临床症状,但因其持续增大,而且囊内有出血的危险,因此,对已确诊的甲状腺肿均应采取治疗措施。对浅表且直径<3cm 的小囊肿可用非手术疗法,硬化剂治疗,行局部穿刺抽吸后无水乙醇灌注冲洗,无水乙醇保留 1~2mL 即可。此法创伤小,痛苦少,疗效好,患者易接受,但有继发出血的风险。较大的囊肿以手术治疗为主。尤其直径>4cm 的甲状腺囊肿,恶变率增高,手术方式以单纯甲状腺次全切除为妥。

对于结节型甲状腺肿、甲状腺腺瘤等来源的甲状腺囊肿,囊肿较小,无压迫症状,无影响美观,不怀疑恶性,可以不做处理,暂时临床观察。对于影响美观、有症状的患者,也可超声引导下无水乙醇注射治疗。

七、预后

甲状腺囊肿是甲状腺的良性病变,行穿刺抽吸后无水乙醇灌注后,若有复发,可再次行穿吸灌注,若灌注 3 次后囊肿复发或囊肿增大明显,即行手术治疗。手术预后良好。偶尔有复发再手术治疗。

第六节 甲状腺癌

一、甲状腺癌的临床表现

甲状腺癌占全身恶性肿瘤不到 1%,但在内分泌腺体恶性肿瘤中却属于常见的疾病。学者 Boone 统计发现,在美国 2002 年就有超过 2 万人被确诊患有甲状腺癌,其中 1.6 万人为女性,约有 1300 人死于甲状腺癌。在多数国家,甲状腺癌的年发病率为男性 0.9~2.6/10 万人,女性为 2.0~5.9/10 万人。根据上海市疾病预防控制中心统计:甲状腺癌的发病率呈逐年增加的趋势,尤其以女性明显。2008 年上海市女性发病率高达 21.2 人/10 万人,2009 年发病率升至 25.03 人/10 万人。甲状腺癌的发病率已跃升至女性常见恶性肿瘤的第 5 位。2012 年北京发布的居民恶性肿瘤报告中显示,从 2000—2010 年甲状腺癌的发病率增长了 223.75%。

甲状腺癌因病理分型各异,临床表现不尽相同。腺癌的患者其甲状腺占位多逐渐出现。未分化癌的患者短期内即可出现增大的甲状腺结节,质硬、随吞咽上下活动性减少,较早出现颈部淋巴结转移。甲状腺癌的特点是发病少见和预后良好。以下依据不同的病理分型阐述其临床特点:

(一)甲状腺乳头状癌(papillary thyroid cancer,PTC)

甲状腺乳头状癌属低度恶性肿瘤,病史一般较长。本病多见于 40 岁左右的青壮年,以女性为多,男女之比为1:(1.5～3)。是甲状腺癌中最常见的病理类型,占成年人甲状腺癌的60%～70%和儿童甲状腺癌的70%左右。在外部射线所致的甲状腺癌中,85%为乳头状癌。需要注意的是,男性甲状腺结节中癌的比例高于女性,儿童期的甲状腺癌绝大多数属本型。

PTC的早期表现为逐渐肿大的颈部肿块,肿瘤多为单发,少数为多发或双侧发病,肿瘤大小不一,质地硬、不规则、活动差。肿块为无痛性,由于患者无明显的不适、肿瘤生长缓慢,特别是隐匿型和腺内型,可无任何不适。由于PTC多缺乏明显的恶性表现,就诊时间通常较晚,且易误诊为良性变。随着病程的进展,晚期癌组织侵犯周围软组织、神经或软骨时,可出现不同程度的声音嘶哑、发音困难、吞咽困难和呼吸困难等,这时通常已经伴有同侧颈部淋巴结转移。

颈部体检可触及质地较硬、边界不清、表面凹凸不平的非对称性的肿物。肿块可随吞咽活动说明仍然局限在甲状腺腺体内,较为固定则常为肿瘤侵犯了气管及周围组织。甲状腺乳头状癌在初诊时约50%以上的患者有淋巴结转移,多局限于甲状腺区域,另可通过淋巴结转移至颈部或上纵隔。只有约5%的患者发生血行转移,主要为肺部转移。甲状腺乳头状癌的肺部转移对肺功能影响少,患者可带瘤维持相对正常的肺功能10～30年。肺部转移灶逐渐发展可导致阻塞性和限制性肺病。由于肺部的转移病灶可有分泌甲状腺素的功能,故在行甲状腺切除术后成为了体内甲状腺素的来源。另一个常见的转移部位为骨骼系统(颅骨、椎骨、胸骨、盆骨等)。

(二)甲状腺滤泡状癌(follicular thyroid cancer,FTC)

该病理类型可发生于任何年龄,以中老年人较多,是甲状腺第二位常见的恶性肿瘤。发病率女性多于男性,但与乳头状癌相比,男性患者相对较多。多数病程较长,肿块多单发,少数多发,生长缓慢,缺乏明显症状。早期可随甲状腺活动,当肿瘤侵犯邻近组织后,可出现如前所述的压迫症状。甲状腺滤泡状癌以血行转移为主,初诊时常伴有远处转移,骨、肺、脑为常见的转移部位,其次为肝脏、膀胱、皮肤等。骨骼的转移灶多为溶骨性改变,较少出现成骨性改变。少部分患者则以转移症状,如股骨、脊柱的病理性骨折为首发表现。滤泡状癌较少发生淋巴结转移,与甲状腺乳头状癌相比,发生颈部和纵隔区域的淋巴结转移较少,为8%～13%。甲状腺滤泡状癌标本检查时,大多数为实性、肉样、质较软。肉眼可见完整包膜,但不易发现包膜浸润。也可发生出血、坏死、囊性变和纤维化等退行性变。

(三)甲状腺髓样癌(medullary thyroid cancer,MTC)

甲状腺髓样癌起源于分泌降钙素的甲状腺C细胞(即滤泡旁细胞,parafolliculay cell)。1959年Hazand等首次提出髓样癌的概念,在此之前,它被归类于未分化癌。该病理类型临床较少见,占甲状腺癌的5%～12%。甲状腺髓样癌分为遗传性和散发性两类:其中遗传性的甲状腺髓样癌属家族性的常染色体显性遗传,表现为多发性内分泌肿瘤(multiple endocrine neoplasia,MEN)系统的第Ⅱ型,伴有嗜铬细胞瘤、甲状旁腺瘤或垂体瘤等。C细胞起源于神经嵴,与肾上腺髓质细胞、十二指肠分泌肠促胰肽(secretin)的S细胞、分泌胃泌素的G细胞等属于同一起源。大部分甲状腺髓样癌与定位于第10号染色体q11.2的RET癌基因有关。本病多见于30～40岁的中年人,男女发病率无明显差异。根据遗传性特点和伴发的疾病,甲状腺髓样癌可分为四类:

1.散发性MTC 占甲状腺髓样癌的75%左右,非遗传型,一般单侧发病多见,无伴发其他内分泌腺病变。50 岁是散发性甲状腺癌的高发年龄,男女发病比例为 1∶1.3。

2.家族非多发性内分泌腺瘤性 MTC　指有家族遗传倾向,但不伴有其他内分泌腺疾病的征象。在所有类型中恶性度最低,高发年龄在 40～50 岁。其基因突变模式与 MENⅡA 相同。

3.MENⅡA 型　在多发性内分泌腺瘤中与甲状腺髓样癌有关的是 MENⅡA 和 MENⅡB。MENⅡA 也称 Sipple 综合征,以伴有嗜铬细胞瘤和甲状旁腺功能亢进为特征。约有 30% 的 MENⅡA 型和家族性甲状腺髓样癌的基因携带者没有明显的临床表现。

4.MENⅡB 型　包括双侧甲状腺髓样癌、嗜铬细胞瘤(常双侧发病,且为恶性)、多发黏膜神经瘤,但很少累及甲状旁腺。本病男女发病率相似,高发年龄 30～40 岁。95% 的 MENⅡB 型病例可发现 RET 基因第 16 外显子(第 918 密码子)发生突变。特征性的临床表现为舌远端及其连接部位的黏膜神经瘤、嘴唇增厚、类马方体型(身体及其瘦长、上下肢比例失调、髋内翻、漏斗胸),以及整个胃肠道的多发黏膜神经瘤。

甲状腺髓样癌可有家族史,肿瘤恶性程度差别较大,一般呈中度恶性。大部分患者就诊时的主要表现为甲状腺的无痛性硬实结节,局部淋巴结肿大,有时淋巴结肿大成为首发症状。散发型患者多为一侧单发。家族型及 MENⅡ 型的患者可为双侧甲状腺肿物。一般发展较慢,可在数年,甚至十数年内缓慢进展,少数发展急速,可短期内死亡。甲状腺髓样癌的临床表现有多样性的特点,如由于肿瘤可分泌前列腺素和 5-羟色胺,则可出现面部潮红和腹泻。腹泻出现较早,每日数次至十次不等,呈水样泻,常有腹痛和里急后重,饭后和夜晚加重,大便无脓血。患者一般仅有水及电解质丢失,营养障碍不明显。腹泻和肿瘤的演变有明显关系,一旦肿瘤切除即消失,如有转移或复发,腹泻再次出现。癌细胞分泌大量降钙素,血清降钙素水平明显增高,这是该病的最大特点。降钙素水平超过 600ng/L,应考虑 C 细胞增生或髓样癌。但临床上不出现低血钙,因降钙素对血钙水平的调节作用远不如甲状旁腺激素强大。若同时伴发嗜铬细胞瘤、甲状旁腺瘤或增生,以及神经节瘤或黏膜神经瘤,即为 MEN。

本病早期肿块活动度较好,晚期侵犯了邻近组织后则较为固定。此时可出现不同程度的压迫症状。甲状腺髓样癌的癌细胞转移较早,主要经淋巴转移。早期即侵犯甲状腺的淋巴管,并很快向腺体外的其他部位以及颈部淋巴结转移,也可通过血道发生远处转移,转移至肺、肝、骨和肾上腺髓质等。

家族性甲状腺髓样癌常合并其他系统肿瘤或细胞增生,出现相应的症状和体征。如 MENⅡ 型伴发的嗜铬细胞瘤的临床表现包括头痛、心悸、焦虑、心动过速及阵发性或持续性高血压。血和尿中儿茶酚胺及其代谢产物增加。10%～25% 的 MENⅡ 型基因携带者出现原发性甲状旁腺功能亢进症。有些可合并肾上腺皮质增生,出现库欣综合征。合并多发性神经纤维瘤者,出现口唇粗厚,眼睑、口唇和舌前部出现苍白带蒂的小结节。

(四)甲状腺未分化癌(anaplastic thyroid cancer,ATC)

甲状腺未分化癌为高度恶性肿瘤,男性发病较多,常见于老年人。部分未分化癌由分化型甲状腺癌(differentiated thyroid cancer,DTC)转化而来,也可在同一病例中同时存在分化型和未分化型癌。病前常有甲状腺肿或甲状腺结节多年,尤其是小细胞型的未分化癌,常发生在原有甲状腺肿或甲状腺结节的基础上,或由其他癌转化而来。绝大部分患者表现为进行性增大的颈部肿块。部分患者可追溯曾有颈部放射线照射史。患者肿块发展迅速,1～2 个月可形成双侧甲状腺肿大伴疼痛。有的可形成巨大肿块,质地坚硬、固定、边界不清。病情发展非常迅速,特别常侵犯食管、气管,使之狭窄或溃破,也可累及颈部的神经和血管。甚至在气管与食管间隙形成肿块,导致声嘶、呼吸、吞咽障碍和明显的 Horner 综合征。未分化癌很早便发生颈淋巴结转移,首诊时已有颈部淋巴结转移的患者为 90%。常发生血行转移,近 30% 的患者在初诊时已发生肺、骨等处的转移。本病转移快,死亡率高,常在半年内死亡。

(五)其他特异性的甲状腺恶性肿瘤

1. 甲状腺鳞状细胞癌(squamous cell carcinoma of the thyroid,SCCT) 该类型可能为残余的甲状舌管或鳃裂上皮癌变而来,也可能在甲状腺肿瘤增生及炎症的基础上,发生鳞状上皮化生而来。SCCT 作为一种罕见的恶性肿瘤,具有较强的侵袭能力,恶性程度高,预后差。临床上患者常表现有肿块压迫症状。常伴有甲状腺周围淋巴结转移。强烈建议综合治疗,手术切除加术后放疗可能是主要的 SCCT 患者的治疗方案。

2. 淋巴瘤 除了上皮性肿瘤之外,淋巴瘤是最常见的原发性甲状腺恶性肿瘤。原发性甲状腺淋巴瘤最常见的组织学类型为非霍奇金淋巴瘤,常发生于中老年人,女性多发。研究显示,该症 83% 的患者同时合并慢性甲状腺炎。总体 5 年生存率为 46%～82%。

3. 来源于甲状腺间质的恶性肿瘤 这些肿瘤好发于中老年女性,病理形态各不相同。甲状腺肉瘤(包括纤维肉瘤、淋巴肉瘤等)生长迅速,边界不清,易与周围组织粘连、固定。可侵犯相邻器官引起相应的临床表现。本病的恶性程度高,转移较早,主要表现为血行转移,淋巴转移很少见。

二、甲状腺癌的诊断

甲状腺癌常无明显临床症状,临床上有甲状腺肿大时,应结合患者年龄、性别、病史、体征及各项检查进行全面分析,诊断方面注意下述内容。

(一)病史及体检应注意的问题

儿童甲状腺结节患者约 50% 为甲状腺癌,既往曾有颈部放射线暴露史,青年男性单发甲状腺实质性结节,既往曾患有的甲状腺结节短期内明显增大、并伴有压迫症状(持续性声音嘶哑、发音困难,吞咽困难,呼吸困难),体积较小而质地较硬的甲状腺单发结节,甲状腺结节活动受限或固定、坚硬、形状不规则,伴有颈部淋巴结肿大但无结核表现。

(二)影像学检查

1. 超声检查 超声检查是目前诊断甲状腺疾病首选的影像学检查方法,具有简便、重复性好、无创、快捷、无电离辐射、价格便宜等优点。通过 B 超和彩色多普勒超声检查可以测量甲状腺的体积、结节的大小、有否钙化、质地(囊实性)、结构(弥散、单发或多发)、边界、回声特点(高回声、等回声和低回声)。同时可以评估颈部淋巴结的大小及结构特点。若甲状腺结节出现以下超声征象可提示为良性:①纯囊性结节。②由多个小囊泡占据 50% 以上结节体积、呈海绵状改变的结节。

甲状腺癌超声显像下通常可出现以下征象:①低回声实质性结节。②结节内部可见丰富血流信号(TSH 正常情况下)。③结节形态不规则、晕圈缺如。④结节内有微小钙化、针尖样弥散分布或簇状分布的钙化。⑤伴有颈部淋巴结超声影像异常,如淋巴结边界不规则、呈圆形、内部回声不均、出现钙化、皮髓质分界不清等。如超声影像中同时出现以上 5 项中的 3 项,则甲状腺癌可能性极大。

2.甲状腺核素显像　通过核素显像可以反映甲状腺局部代谢活性,作为超声形态学检查的补充,适用于评估直径>1cm的结节。因甲状腺有吸碘和浓集碘的功能,放射线碘进入人体后大多数分布在甲状腺内,以此可观察甲状腺的形态以及甲状腺结节的吸碘功能,并可测定甲状腺的吸碘率。根据甲状腺结节显像情况并与周围正常甲状腺组织对比,可分为热结节、温结节、冷/凉结节。其中冷/凉结节部位无聚集显像剂的功能,图像表现为结节部位的放射性分布缺损,常见于甲状腺癌,但甲状腺囊肿、甲状腺腺瘤等良性病变亦可显示冷/凉结节。甲状腺成像图中热、温及冷结节分类,仅说明结节组织对^{131}I和^{99m}Tc摄取的功能状态,而与结节的良恶性无直接关系,不能作为甲状腺恶性肿瘤的诊断依据(表1-2)。

表1-2　结合超声及核素显像结果初步诊断判定

	热结节	冷结节
等回声/高回声	自主性高功能腺瘤	退行性结节
低回声、复合	自主性高功能腺瘤 滤泡状腺瘤	恶性肿瘤 甲状腺炎 出血
无回声	/	囊肿

3.CT和MRI　CT、MRI对于甲状腺结节的良恶性判断并不优于超声。甲状腺术前行颈部CT或MRI检查旨在观察邻近器官如气管、食管和颈部血管等受侵犯的情况,以及气管旁、颈部静脉周围、上纵隔有无肿大的淋巴结。另一方面,CT和MRI主要用于甲状腺癌转移的发现、定位、诊断。发现晚期甲状腺癌转移至颅、肺及骨骼系统的病灶,为临床治疗及预后评估提供有价值的资料。详细了解纵隔情况,尤其是对于累及胸骨的巨大侵袭性甲状腺癌。同时CT检查对于多发性内分泌肿瘤(MEN)ⅡA及ⅡB型不但能进一步证实临床诊断,且可显示多发性内分泌肿瘤的位置、数目、大小等。

4.其他影像学检查　颈部正、侧位X线片:正常情况下甲状腺不显像,可以用来发现气管的移位和管腔受压。巨大甲状腺可以显示软组织的轮廓和钙化阴影。良性肿瘤钙化影边界清晰,呈斑片状,密度较均匀;恶性肿瘤常呈云雾状或颗粒状,边界不规则。

胸部及骨骼X线片:常规胸片检查可以了解有无肺转移,骨骼摄片观察有无骨骼转移。骨转移以颅骨、胸骨柄、肋骨、脊椎、骨盆、肱骨和股骨多见,主要是溶骨性破坏,无骨膜反应,可侵犯邻近软组织。

^{18}F-FDG PET显像能反映甲状腺结节摄取和代谢葡萄糖的状态。考虑到并非所有的甲状腺恶性结节都能在^{18}F-FDG PET中表现为阳性,良性结节也会摄取^{18}F-FDG,单纯依靠PET显像不能准确判断甲状腺结节的良恶性。

(三)细胞组织学检查

1.细针穿刺细胞学检查(fine-needle aspiration biopsy,FNAB)　方法简单易行,相比触诊下FNAB,超声引导下FNAB的取材成功率和诊断准确率都更高。对于直径>1cm的结节,可考虑行FNAB检查。但对于热结节,超声提示纯囊性的结节以及超声影像已高度怀疑恶性的结节,则 FNAB 不作为常规。以下情况可考虑超声引导下 FNAB:①超声提示有恶性征象。②颈部淋巴结影像异常。③有颈部放射线照射史。④^{18}F－FDG PET 阳性。⑤血清降钙素水平升高。⑥甲状腺癌病史或家族史。

一般认为细针穿刺并不增加肿瘤种植及扩散的机会。细针穿刺活检虽然对于甲状腺占位是重要的评估工具,但对于散发性甲状腺髓样癌的灵敏度仍然较低,限制了最佳的术前评估。许多肿瘤体积较小,而且多表现为隐匿性或为多结节甲状腺肿,限制了细针穿刺活检所需的样品量。

2.手术活检　由于穿刺活检仍然有一定的假阴性或无效材料,故现有主张术中探查,获得足够的标本,行术中冰冻切片病理,若为恶性病变,即可进行手术治疗。

(四)分子生物学检查

1.甲状腺球蛋白(thyroglobulin,Tg)　作为甲状腺滤泡上皮细胞分泌的特异性蛋白,在分化型腺癌中其水平明显增高,是甲状腺特异性肿瘤标志物。然而由于在甲状腺良恶性疾病中都有升高,包括甲亢、损伤、甲状腺肿、亚急性甲状腺炎等。检测其水平变化往往不能为术前怀疑恶性的病例提供有力的证据。但对于行全甲状腺切除及放射性治疗后,测定其水平变化有临床意义。若经放射免疫测定,发现 Tg 水平超过 $10\mu g/L$,则应怀疑癌的复发或转移。从临床实用来看,Tg 检测可用于高分化甲状腺癌术后复发与否的追踪观察,另可作为简易手段鉴别颈部包块是否来源于甲状腺。

2.降钙素(calcitonin,CT)　由甲状腺滤泡旁细胞(C 细胞)分泌。正常人血清和甲状腺组织中降钙素含量甚微,放射性免疫测定降钙素的水平为 0.1～0.2。甲状腺髓样癌患者血清降钙素水平明显高于正常,大多数大于 $50\mu g/L$。测定其水平变化可用以筛查甲状腺结节患者中的散发性甲状腺髓样癌。术后监测血清降钙素,有助于及早发现肿瘤复发,提高治疗效果,增加存活率。同时降钙素还可作为患者家属的检查,作为家族遗传性的监测。

3.甲状腺癌分子标记物　传统以组织学标准进行区分甲状腺癌,现在也可基于特征性的基因改变,两者结合可以提高确诊率。目前存在四个突变与甲状腺癌的诊断、预后意义显著相关。这些点突变涉及 BRAF 基因(B－type rapidly growing fibrosarcoma kinase)、RAS 基因(rat sarcoma),以及 RET/PTC 重排(rearranged during transfection/papillary thyroid cancer)、PAX8/PPARγ 融合基因(paired box gene 8/peroxisome proliferator－activated receptor gamma)。已知大部分的甲状腺乳头状癌涉及了 BRAF、RAS 或 RET/PTC 遗传基因的改变。检测标本的 BRAF 突变情况还有助于对甲状腺乳头状癌的诊断和临床预后预测。另外,在病理检查中对于重叠的滤泡源性的病变常难以评判良恶性,故现有学者提出将滤泡细胞进行提取 RNA,然后行 RT－PCR 扩增并检测良性或恶性甲状腺疾病中特异性表达的 mRNA。同时也可作为检测甲状腺癌基因突变的技术手段。

三、甲状腺癌的手术治疗

(一)概述

通常甲状腺手术,根据病变的范围及病变的性质不同,所选择的术式及手术范围也各不一样,包括:甲状腺腺叶切除、甲状腺癌改良根治术加颈中央区淋巴结清扫等。倘若肿瘤有颈侧区淋巴结的转移,则需行颈侧区淋巴结清扫。尽管甲状腺手术方案的各种不同,但是常规的术前检查和术前准备大体都一致,如下所述(现在对于甲状腺癌的治疗已经放弃了腺叶部分切除和次全切除的式,目前该术式主要用于甲状腺腺瘤和结节型甲状腺肿的治疗,因为手术治疗的术前准备和术中过程是相通的,我们在这里也一并介绍):

1.甲状腺手术术前检查　凡施行甲状腺手术,除进行如血、尿常规,肝、肾功能,心电图等一般手术的常规术前检查外,还应常规进行下述检查:

(1)凝血功能:注意患者凝血功能是否正常,异常者应查明原因,待血凝功能正常后,再施行手术。

(2)电解质检查:电解质检查应特别注意血清钙、磷是否正常,判断是否存在甲状旁腺功能异常情况。

(3)甲状腺功能检查及抗体检查:应特别注意 FT_3、FT_4、TSH、TPOAb 和 TgAb 是否正常,判定是否存在甲减及甲状腺炎症等相关疾病,便于术前评估。

(4)甲状腺彩色 B 超检查:甲状腺彩色 B 超检查要了解甲状腺肿块的性质、数量、大小、位置(方便术中查找)及病变侧淋巴结情况。

(5)常规声带检查:检查患者声带情况,尤其对有甲状腺手术病史的患者,了解术前声带状况十分重要。

(6)CT 或 MRI 检查:主要针对甲状腺癌患者,病灶接近气管或气管食管沟,或累及血管,以便于观察癌灶与周围组织的关系,术前对手术的风险做到准确的评估。

(7)核素扫描:尤其是与亲肿瘤核素想结合(MIBI),对于二次手术病人,残余腺体的判断和胸骨后复发的判断尤其有重要的意义。

2.甲状腺手术术前准备

(1)体位:甲状腺手术,患者一般取仰卧位,肩下垫枕,颈部呈过伸位,双侧头部固定,充分暴露颈部(图1-2)。

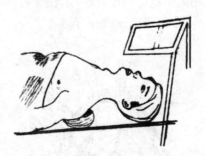

图1-2　甲状腺手术常规体位

(2)麻醉准备:现多在气管插管下行全身麻醉。

(3)消毒、铺单:在患者进入麻醉状态后,进行常规术前皮肤消毒。消毒范围上至下颌部,下平乳头平面,双侧至颈后线,包括双肩上臂上三分之一。皮肤消毒后,颈部双侧垫无菌纱布团,小器械台置于患者头部上方,相当于口唇水平,用无菌巾将手术区域与非手术区域隔开。

(4)切口选择:通常于胸骨柄上方 2cm 处做弧形切口,皮肤消毒前沿颈部皮纹方向可用记号笔标记切口线,并在切口线中点及预计切口两端标记与切口线垂直交叉的短线,作为手术结束时缝合皮肤的标记(图1-3),以确保皮肤准确对位缝合,切口长度随甲状腺肿块的大小而定,在不影响手术的情况下,尽量保证美观。

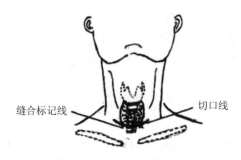

缝合标记线　　　　　　　　　　　切口线

图1-3　甲状腺手术切口标记

(二)甲状腺叶部分切除术

1.适应证　甲状腺腺瘤与甲状腺囊肿一般都是单发结节,有完整包膜,与正常甲状腺组织有明显分界。切除病变组织后行病理检查,达到排除癌症、治疗良性甲状腺肿瘤的目的。

2.手术步骤

(1)切口:主刀医师与助手分别用纱布紧压在拟切开的切口线两侧,一次性切开皮肤及皮下组织,保证切口上下缘平整。随后切开颈阔肌至肌下网状组织后,分离皮瓣。切开过程中,所有活动性出血均需止血,小的出血点可用电凝止血,稍大的出血点可先用止血钳夹住,待完全切开颈阔肌之后一并处理。

(2)游离皮瓣:Alice钳夹持颈阔肌切缘,在颈阔肌与颈前筋膜之间的网状组织层内潜行游离皮瓣,向上可至甲状软骨水平,向下可至胸锁关节水平。颈阔肌与颈前筋膜之间为无血管的组织间隙,先用电刀锐性剥离网状组织层,待一定程度后,可用手指向上推压网状组织行钝性分离(图1-4)。同理向下游离皮瓣至胸锁关节水平。

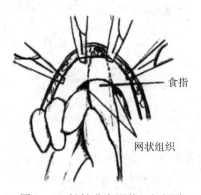

食指

网状组织

图1-4　钝性分离网状组织间隙

(3)显露甲状腺:拉开皮瓣,以肿物隆起处为中心,沿颈白线纵行切开颈前筋膜,注意避免损伤连接颈前静脉的颈静脉弓。在颈前肌群深面钝性分离,然后用小拉钩将两侧肌束拉开,止血钳提起并钝性分离覆盖在甲状腺上的疏松组织后,即可显露甲状腺(图1—5)。

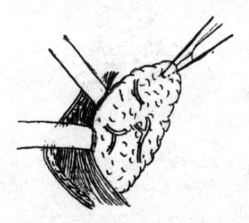

图1—5 甲状腺显露

(4)切除病变组织:检查已经显露的甲状腺,确定局部病变的大小、所在位置及深浅后,以肿块隆起最高处为中心,计划甲状腺的切除范围。用蚊式钳夹住肿块隆起最高点处,在计划切口外侧缘,依次用蚊式钳夹持所要切除的周围甲状腺组织,沿蚊式钳内侧缘方向一点点剪开,最后绕肿块一周,将连同肿块在内的甲状腺组织完整切除(图1—6)。将切除组织送病理冰冻检查,若病理报告证实为良性病变则缝合伤口;病理冰冻报告为恶性肿瘤时,需进一步行扩大切除术。

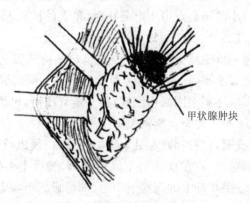

甲状腺肿块

图1—6 甲状腺肿块切除术

(5)缝合切口:摘除肿块残腔彻底止血后,缝合残腔。残腔闭合后,创面若无渗血,则用温盐水冲洗切口,放置引流管,逐层缝合肌层、皮下组织层。随着近来对美观的要求,皮肤切口可采用4—0进口可吸收线行皮内埋线缝合。缝合后用无菌纱布包扎,上面覆盖无菌棉垫,防止感染,可采用"围巾"式包扎伤口(图1—7)。

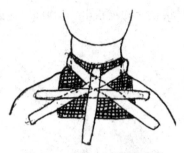

图1-7 "围巾"式伤口包扎

3.术后处理 术后注意患者呼吸情况,待患者清醒后,取半坐位。术中放置的引流管在术后24～48小时内予以拔除,术后4～5天可拆线。术后当天可进食。

(三)甲状腺腺叶切除术

1.适应证

(1)甲状腺恶性肿瘤(是否加行颈淋巴结清扫及清扫范围视肿瘤病理类型决定)。

(2)甲状腺微小乳头状癌。

(3)甲状腺高功能腺瘤。

(4)局限于一侧的多发甲状腺瘤。

(5)多结节性甲状腺肿占据甲状腺一侧者。

2.手术步骤

(1)切口:主刀医师与助手分别用纱布紧压在拟切开的切口线两侧,一次性切开皮肤及皮下组织,保证切口上下缘平整。随后切开颈阔肌至肌下网状组织后,分离皮瓣。切开过程中,所有活动性出血均需止血,小的出血点可用电凝止血,稍大的出血点可先用止血钳夹住,待完全切开颈阔肌之后一并处理。

(2)游离皮瓣:Alice钳夹持颈阔肌切缘,在颈阔肌与颈前筋膜之间的网状组织层内潜行游离皮瓣,向上可至甲状软骨水平,向下可至胸锁关节水平。颈阔肌与颈前筋膜之间为一无血管的组织间隙,先用电刀锐性剥离网状组织层,待一定程度后,可用手指向上推压网状组织行钝性组织分离。同理向下游离皮瓣至胸锁关节水平。

(3)显露甲状腺:拉开皮瓣,以肿物隆起处为中心,沿颈白线纵行切开颈前筋膜,注意避免损伤连接颈前静脉的颈静脉弓。在颈前肌群下钝性分离,然后用小拉钩将两侧肌束拉开,止血钳提起并钝性分离覆盖在甲状腺上的疏松组织后,即可显露甲状腺。

(4)切除甲状腺:切除甲状腺有囊内法和囊外法,现在大多数所采用的是囊内法、囊外法相结合的术式,即游离甲状腺上极,结扎、切断甲状腺上血管时,采用囊内法;游离甲状腺下极,结扎、切断甲状腺下动脉分支,显露喉返神经时采用囊外法。

①甲状腺血管的处理

a.甲状腺上极血管结扎、切断:良好显露甲状腺后,用血管钳在甲状腺上极向下、向外侧轻轻牵拉,尽量提起甲状腺上极。将喉头处甲状腺边缘的膜性组织钝性分离出一小口,伸入血管钳,在外科囊内将甲状腺从喉头处推开。向下、向外牵拉甲状腺上极,食指伸至甲状腺上极血管后方抵住甲状腺外侧缘,在靠近甲状腺腺体处用血管钳做血管与甲状腺的钝性分离,结扎、切断甲状腺上动、静脉(图1—8)。在剥离过程中,要做到精细被膜解剖,全程保证术野的清晰,不可连带其他组织剥离,防止造成神经及甲状旁腺损伤。为不伤及喉上神经外支,止血钳可置于甲状腺上端或夹在甲状腺上极的腺体实质内。

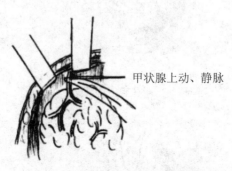

图1—8　甲状腺上极血管结扎、切断

b.甲状腺中静脉结扎、切断:沿着剥离开的甲状腺上极,顺势剥离甲状腺的外侧。用血管钳夹持甲状腺外侧缘,将腺体轻轻向上、向前拉起,游离甲状腺外侧面,显露甲状腺中静脉,在紧靠腺体处将其结扎、切断(图1—9)。

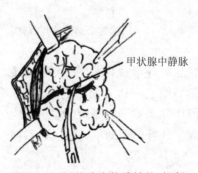

图1—9　甲状腺中静脉结扎、切断

c.甲状腺下极血管结扎、切断:向上、向内牵拉甲状腺,以提起甲状腺下极,显露甲状腺下动脉静脉,将其在远离甲状腺处结扎(图1—10)。继续向上,用蚊式钳在假被膜外显露甲状腺下极后方,可于甲状腺侧叶后缘中点或侧叶缘稍下方找到甲状腺下动脉。此处,甲状腺下极血管分支多从这里进入甲状腺腺体,其下面便是气管,在结扎切断这些血管时,注意保护气管不受损伤。在处理甲状腺下极血管时,注意暴露甲状腺喉返神经,防止喉返神经的损伤(图1—11),且处理甲状腺下动脉时,目前的观点是紧贴甲状腺被膜处理,以便于保护甲状旁腺血运。

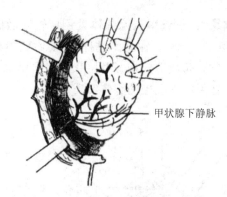

图 1—10　甲状腺下静脉结扎,切断

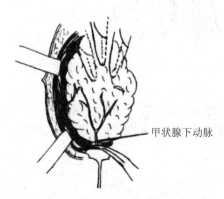

图 1—11　甲状腺下动脉结扎、切断

②切断峡部:将游离的甲状腺向外牵拉,游离甲状腺峡部。紧贴气管的下缘将峡部钳夹住并往上提拉,在气管和甲状腺后壁之间边分离边前进,逐步用超声刀分离和切断甲状腺峡部,在气管和甲状腺后壁之间稍作分离至气管侧缘(图 1—12)。切断甲状腺峡部后,由内向外游离甲状腺不可太深,一般游离到气管外侧即可,防止喉返神经在游离过程中损伤。

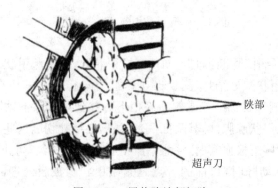

图 1—12　甲状腺峡部切除

③甲状腺腺叶切除:将游离的甲状腺一侧腺叶再翻向内侧,从后面逐渐向靠近气管方向

剥离,在直视下保护喉返神经和甲状旁腺,将甲状腺一侧腺叶完整的切除(图1-13)。在靠近气管游离甲状腺和游离峡部上血管钳时,一定注意用力的大小和方向,防止不慎刺入气管筋膜,增加患者术后不适。

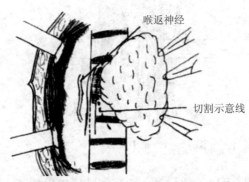

喉返神经

切割示意线

图1-13 甲状腺腺叶切除

(5)缝合切口:腺叶完整地切除后,关闭切口前,为谨慎起见,要再一次检查甲状旁腺及切下来的手术标本,确定甲状旁腺被保留;若不慎发现切除手术标本上有甲状旁腺附着,要做自体移植,将其移植至胸锁乳突肌处。用温盐水冲洗伤口,创面若无渗血,放置引流管,逐层缝合肌层、皮下组织层。皮肤切口采用4-0可吸收线行皮内埋线缝合。缝合后用无菌纱布包扎,上面覆盖无菌棉垫,防止感染,采用"围巾"式包扎伤口。

3.术后处理 患者取半卧位,颈部不能过伸,苏醒后密切观察患者生命体征的变化。病床旁常备气管切开包,以防止发生术后窒息。静脉输液直至患者能口服流质饮食。术后24小时后,视患者引流情况之后再决定是否拔除引流管。

4.术后并发症 甲状腺术后常见的并发症有大出血、喉上神经损伤、喉返神经损伤、甲状旁腺功能减退等,较少见但比较严重的并发症还有呼吸困难和窒息、气管损伤和食管损伤等。本书已有专门章节详细介绍术后并发症出现的原因及相应的处理措施,这里就不一一赘述。

(四)颈中央区淋巴结清扫

1.适应证 颈中央区淋巴结清扫,又称颈Ⅵ区淋巴结清扫(图1-14),其是甲状腺癌淋巴结转移的第一站,适用于临床颈侧区淋巴结阴性的甲状腺癌患者,清扫此区淋巴结可以减少甲状腺癌淋巴结转移的可能性。手术范围一般清扫上至甲状软骨,下至胸腺,外至颈动脉鞘,内至气管前的淋巴脂肪组织。甲状腺下极附近肿大的淋巴结常提示喉返神经就在附近位置。

颈部淋巴结转移是DTC患者(尤其是年龄≥45岁者)复发率增高和生存率降低的危险因素。20%～90%的DTC患者在确诊时即存在颈部淋巴结转移,多发生于颈部中央区(Ⅵ区)。28%～33%的颈部淋巴结转移在术前影像学和术中检查时未被发现,而是在预防性中央区淋巴结清扫后得到诊断,并因此改变了DTC的分期和术后处理方案。因此,建议DTC术中在有效保留甲状旁腺和喉返神经情况下,行病灶同侧中央区淋巴结清扫术。

中央区淋巴结清扫术的范围上界至甲状软骨,下界达胸腺,外侧界为颈动脉鞘内侧缘,包括气管前、气管旁、喉前(Delphian)淋巴结等。

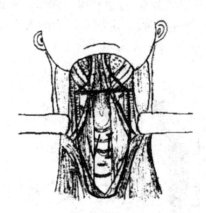

图 1—14　颈中央区(Ⅵ区)图示

2.手术步骤　颈中央区淋巴结清扫通常在颈部肿块组织切除之后,经快速病理冰冻报告为甲状腺癌后,在甲状腺腺叶切除或甲状腺全切/尽全切除术后,将气管旁淋巴结彻底清除。

(1)右侧淋巴结清扫:于胸骨柄切迹处将气管与周围脂肪组织稍加剥离,用甲状腺拉钩将气管向左牵拉,注意动作轻柔,可见到气管与食管及颈椎之间隐藏的气管旁右侧淋巴结,进一步将右颈动脉前鞘切开,用肌钩将右侧颈动脉向外侧牵拉,可看到颈总动脉后方呈现搏动的甲状腺下动脉向气管方向走行。向气管旁追寻甲状腺下动脉,暴露到与喉返神经交叉附近为止。

紧接着暴露喉返神经。当进入喉头的喉返神经暴露出来,应用两把蚊式钳,在不触及神经本身,将神经周围含有淋巴结的脂肪组织向两侧游离。喉返神经与气管之间,可见到气管旁淋巴结,应予以切除。距离喉返神经的喉头进入部向下移 2cm 处,将甲状腺下动脉在喉返神经前方横断,弄清甲状腺下动脉上下走行,尽量保留供应甲状旁腺的分支游离喉返神经下方到颈总动脉后方消失的地方为止。在喉返神经后方,喉返神经与颈椎前面之间也有淋巴结,予以清除。清除淋巴结之后,将喉返神经完全暴露出来。下一步在右侧颈总动脉旁将含有淋巴结的脂肪进行剥离清除,进一步显露胸腺右外侧缘,游离气管旁右侧淋巴结。

(2)左侧淋巴结清扫:左侧喉返神经位于食管前方,通常较右侧淋巴结容易清除。将含有气管旁左侧淋巴结的脂肪组织游离到锁骨上缘高度,然后切除。接着剥离胸骨甲状肌与胸腺上部前面之间,可见到气管周围淋巴结和下甲状旁腺的脂肪组织与大部分胸腺连接在一起。于锁骨上缘高度用止血钳夹住含有胸腺与淋巴结的脂肪组织,小心剥离,将含有气管周围淋巴结的脂肪组织小心切除,结束气管旁左侧淋巴结清扫。在清扫过程中,全程注意保护喉返神经及下甲状旁腺,防止损伤和甲状旁腺的误切。

(3)切除标本检查:仔细检查手术切除标本,若发现有误切甲状旁腺,应在胸锁乳突肌内进行自体甲状旁腺的移植,以最大限度地保留甲状旁腺的功能。

3.术后处理　因颈中央区淋巴结清扫多是发生在术中病理冰冻报告为甲状腺恶性肿瘤之后所行的进一步手术,因而术后除密切观察患者生命体征之外,还应对症处理,如下所述:

(1)持续负压吸引

术后 2～3 日,视患者引流情况予以拔除。部分患者在颈部淋巴结清扫后可发生后可侧颌下部水肿,需2周左右消退。

(2)一旦发生手足抽搐,可能术中甲状旁腺损伤或者误切导致的钙磷代谢障碍,查患者电解质之后,口服乳酸钙片或肌内注射钙剂,以改善抽搐情况。

(3)术后4周左右,行甲状腺功能检查,以了解甲状腺功能情况。

(4)术后每日服用甲状腺激素,以维持日常功能活动所需,以及抑制促甲状腺激素的过度分泌,防止甲状腺癌复发。

(五)颈侧区淋巴结清扫术

1.DTC颈侧区淋巴结清扫指征

(1)不行预防性颈侧区淋巴结清扫术:其主要理由是:①行预防性侧区淋巴结清扫与否对预后差别不大。②手术造成的创伤、畸形、功能障碍,严重影响患者生活质量。③术后出现颈淋巴结转移的机会很小,仅为7%～15%,如果出现淋巴结转移再行手术并无困难,而且术后效果较好。

(2)常规行颈淋巴结清扫术:其主要理由是:甲状腺乳头状癌颈淋巴结转移率高达40%～65%,颈淋巴结转移癌仍是致命的重要因素之一,一旦发展到N_1,可能出现远处转移,会给根治带来困难,影响预后;功能性颈淋巴结清扫术对大多数患者手术损伤较轻,对生活质量影响不大。

(3)根据原发癌侵犯情况来决定是否行淋巴结清扫:年龄在45岁以上,肿瘤明显腺外侵犯,可考虑行颈淋巴结清扫术。其理由是:原发癌侵犯程度关系到淋巴结转移率,对预后有明显影响。颈淋巴结转移与否,10年无瘤生存率无显著性差异,而20年则有显著性差异。

(4)根据术中Ⅵ区淋巴结探查情况进行清扫,如果Ⅵ区淋巴结阳性,则行颈淋巴结清扫术;阴性则进行观察。其理由:Ⅵ区是最常见的转移部位;Ⅵ区转移与颈外侧淋巴结转移有明显相关性;以后颈侧区出现淋巴结转移,无须再清扫Ⅵ区;可以减少喉返神经及甲状旁腺损伤率。反对者认为:Ⅵ区淋巴结转移率不高,而清扫并发症发生率较高,对预后无帮助;N_0期患者允许发现可疑淋巴结后再进行处理。

(5)根据前哨淋巴结活检情况:目前已有学者根据术中对前哨淋巴结(Ⅵ、Ⅲ、Ⅳ区)的检测结果来决定颈部淋巴结的清除范围,如术中前哨淋巴结活检阳性,则行颈部淋巴结清扫术。但也存在着操作繁杂及假阴性等不足,临床评价有待更多病例资料的积累才能做出。反对者认为淋巴结转移可以发生在任何水平,跳跃转移并不少见,只有施行广泛的淋巴结清扫才能彻底清除转移灶。

DTC颈侧区淋巴结清扫的适应证:对术前临床体检、影像学检查、FNA活检证实颈侧区淋巴结存在转移者;对部分颈中央区淋巴结转移患者(淋巴结大于3枚阳性),建议行颈侧区淋巴结清扫术。一般不做预防性颈侧区淋巴结清扫术。

2.手术分类和方法　对有颈淋巴结肿大的甲状腺癌,应行淋巴结清扫术。选用何种术式进行淋巴结清扫,要以患者的具体情况、以期获得良好的疗效、尽量减少并发症以及术者的习惯为依据。以适应证划分可分为颈选择性清扫术和颈治疗性清扫术。按清扫范围可分为颈全清扫术、颈改良性清扫术和颈择区性清扫术。

(1)传统式(经典式)颈淋巴结清扫术:此术式系1906年由Crile首创,故又称Crile术式。

我国最早由天津金显宅教授推广。此术式被广泛应用于头颈部转移癌的治疗,包括伴有颈淋巴结转移的甲状腺癌在内。由于它对头颈部转移癌疗效显著,迄今已被公认为是甲状腺癌根治性切除的经典手术方法。20世纪50年代,美国一些头颈外科专家将此术式标准化。其清扫范围包括Ⅰ~Ⅵ区淋巴结,切除胸锁乳突肌、颈内静脉和脊副神经。最大特点是符合"颈大块切除"的原则,比较彻底、干净,疗效可靠,复发率低,但由于需切除副神经、胸锁乳突肌和颈内静脉,从而造成畸形和功能障碍。此术式较复杂,创伤大,并发症和手术死亡率都较高,且常可以出现脸肿、垂肩、肩痛等后遗症,使功能及美观方面均受影响,故难以被患者尤其是青年女性患者所接受。

(2)颈改良性淋巴结清除术:通过对颈淋巴结系统的组织胚胎学和解剖学的深入研究发现,颈淋巴结系统分布在颈部间隙与器官之间,相隔着胚胎时围绕血管和肌间组织分化而来的筋膜。正常情况下,这种筋膜很容易从被覆的肌肉、血管上剥离下来,而使淋巴组织与之分离,这就使完整切除淋巴结组织又保留周围器官成为现实。多年来,许多学者不断探求既彻底清除肿瘤又保全功能的新术式。20世纪50年代,有学者开始对传统的颈淋巴结清除术加以改良。Bocca等于20世纪60年代初开始对传统术式加以改进,提出保留颈内静脉、胸锁乳突肌和副神经的改良术式,称"保留(守)性颈淋巴结清除术"(conservative neck dissection),现称"颈改良性淋巴结清除术"(functional radical neck dissection)。其清扫范围包括Ⅰ~Ⅵ区淋巴结,保留胸锁乳突肌、颈内静脉和脊副神经等。此术式操作时间比传统术式略长,但出血量、术后并发症比传统术式低,而其功能及美观方面都可为最佳。临床经验证明,切除一侧颈内静脉是安全的,极少出现并发症。双侧同时结扎的危险性却大大增加,安全的方法是分期进行,间隔时间以4~6周为宜。在实际操作中,胸锁乳突肌、颈内静脉、副神经均可以保留,也可以只保存1项或2项,主要根据颈淋巴结侵犯的范围和程度而灵活处理。选用此种术式,要严格掌握甲状腺癌的病理种类、临床分期,并结合患者年龄。本术式适用于甲状腺乳头状癌、甲状腺滤泡状癌及N_0、N_1和某些N_2的病例、青少年病例。国内有学者提出对分化型甲状腺癌侵及气管外膜者,钝性剥离便可达到根治目的;腔内或明确气管软骨受侵者,应切除受侵的气管壁,镜下残留癌细胞者,予以术后放射治疗,可达到较好效果。此术式目前常称"改良颈淋巴结清扫术"。

1964年我国头颈部肿瘤专家李振权对Crile术式进行改进,他根据颈深筋膜结构的特点,把手术步骤改良为由上而下,从外侧开始,由深至浅,沿深筋膜面进行剥离,先结扎颈内、外静脉上端和肿瘤供应血管,最后清除病灶。

(3)颈择区性淋巴结清扫术:根据肿瘤原发部位,清扫该区域淋巴结,保留胸锁乳突肌、颈内静脉和脊副神经等。

(4)颈扩大淋巴结清扫术:清扫Ⅰ~Ⅴ区或Ⅰ~Ⅵ淋巴结的同时切除被肿瘤侵犯的组织和器官,包括迷走神经、颈总动脉、椎旁肌肉等。该手术创伤大,并发症多,特别涉及颈总动脉有一定的死亡率,但随着血管外科的发展,目前手术风险大大降低。

3.改良式甲状腺癌颈淋巴结清扫术简介 根治性颈淋巴结清扫术完整地切除颈前后三角区、颌下区及颏下区内所有脂肪淋巴组织,以及胸锁乳突肌、肩胛舌骨肌、二腹肌、副神经、颈内静脉、下极及颌下腺,是为根治性颈淋巴结清扫术。近年来,有人主张行"改良的甲状腺癌颈部清扫术",其理由是:①保持颈部基本外形,满足患者在生活质量方面的要求。②避免标准根治术后所形成的皮肤直接覆盖颈总动脉的情况,防止皮瓣坏死,造成难以处理的颈总动脉裸露;再者,若患者术后放射治疗,表浅的颈总动脉在放射线的作用下很容易发生破裂,导致难以救治的大出血。

(1)适应证:分化型甲状腺癌合并颈淋巴结转移。

(2)禁忌证

①甲状腺未分化癌。

②分化型甲状腺癌局部广泛浸润、固定,或有气管、食管广泛受累者(相对禁忌证)。

③颈部皮肤及软组织有严重放射性损伤者。

④合并严重疾病无法耐受手术者。

(3)手术步骤

①切口选择:一般选择弧形或"L"形切口,以弧形切口术后恢复快、瘢痕少、美学效果更好(图1—15)。

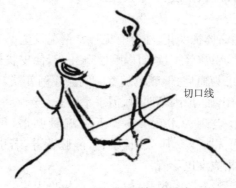

切口线

图1—15 "L"形切口设计

②游离皮瓣:切开皮肤、皮下、颈阔肌后,用电刀于颈阔肌下游离皮瓣,上至下颌骨下缘,下至锁骨水平,前方至对侧胸锁乳突肌内缘,后方至斜方肌前缘。分离后缘时注意保护副神经,分离上界时宜在下颌骨下缘 1cm 以下分离,且位置宜略深,避免损坏面神经下颌缘支。

③寻找、游离副神经:于斜方肌前缘中、下 1/3 交界处切开颈深筋膜浅层,在软组织内寻找副神经入肌点,沿其表面向上游离至胸锁乳突肌后缘,继续游离直达二腹肌下方。术中注意动作轻巧,避免过度牵拉损伤神经。

④游离胸锁乳突肌:沿胸锁乳突肌前、后缘锐性分离,游离时在其前、后缘切开肌膜,保留其浅面的颈外静脉、耳大神经和颈皮神经,注意不要伤及下方的颈内静脉。副神经常于中上 1/3 交界处穿行其中,要加以保护。

⑤解剖颈内静脉:于颈内静脉表面锐性分离,贴近颈内静脉前缘,结扎、切断进入此静脉的甲状腺上、中静脉等属支,使其全长游离,切开动脉鞘,将筋膜及其他软组织与静脉壁分开,向深层达迷走神经。

⑥清除颈内静脉外侧三角组织:分离、切断、结扎颈外静脉上、下两端,用拉钩将胸锁乳突

肌拉向内侧,沿锁骨上缘向深层解离直达臂丛神经表面,于斜方肌后缘找到肩胛舌骨肌,颈横动、静脉分别切断、结扎。沿着颈总动脉表面自下而上切断第Ⅳ、第Ⅲ、第Ⅱ颈神经丛根部,术中注意保护前斜角肌表面的膈神经。复旦大学附属肿瘤医院对分化型甲状腺癌选择性进行保留颈丛的颈淋巴结清扫,最大限度地保留了颈丛功能,改善了患者的生活质量。肿瘤将颈内静脉外侧区软组织上自二腹肌后腹,下至锁骨上,外至斜方肌,内至颈内静脉这一区域内的脂肪组织及淋巴结等分离切除。

⑦清除颈内静脉内侧三角组织:将颈内静脉、迷走神经及颈总动脉拉向外侧,进行解剖分离,上方直到颌下区,将颈内静脉气管侧软组织连同淋巴结一并切除。若为甲状腺癌联合根治术,则包括患侧气管食管沟淋巴结、脂肪组织、胸骨舌骨肌与胸骨甲状肌及甲状腺一起切除。术中注意暴露喉返神经至入喉处,全程加以保护。

⑧彻底止血,放置引流管:创面仔细止血,同时观察有无乳糜漏现象,若存在乳糜漏现象,找到相应淋巴导管予以结扎。经检查无渗血、出血时,于切口外下方放置引流管,并接负压吸引。

⑨缝合伤口:逐层缝合颈阔肌全层、皮下及皮肤。

(4)术后处理

①术后密切观察患者生命体征变化,注意有无异常情况发生。

②伤口处稍许加压包扎,引流管持续负压引流 3～4 天,使皮肤与创面充分贴附。

③术后 24 小时引流液可为血性,但颜色随着时间会逐渐变淡,引流量约 200mL/d 以内,超过应仔细观察有无伤口内出血,原因不明时,需手术探查。

④术后若出现乳糜漏,表现为术后 2～3 天引流量剧增,可达 600mL/d,甚至大于 1000mL/d 出现上述情况,可先加大负压吸引,禁食,静脉营养,若引流量持续增多或未见减少,应尽早行手术探查结扎相应淋巴导管。

⑤术后 5～6 天,当引流量小于 10mL/d 时,可考虑拔出引流管。

⑥伤口术后 2～3 天换药,6～7 天拆线。

⑦术后予甲状腺激素治疗,定期随访。

(六)前哨淋巴结活检术

甲状腺乳头状癌是甲状腺常见的恶性肿瘤,占全部甲状腺恶性肿瘤的 60%～80%,常见颈部淋巴结转移,临床可确定的转移率为 15%～50%。据文献报道,平状腺乳头状癌颈部淋巴结隐匿性转移率为 50%～80%。目前,对于甲状腺乳头状癌患者颈部外科处理存在较大争议,大部分学者认为,颈部淋巴结转移不影响甲状腺乳头状癌患者的生存率,对 cN_0 甲状腺乳头状癌患者应进行观察,待颈部出现淋巴结转移后再行颈部淋巴结清扫术。少部分学者则建议,对甲状腺包膜外侵或者为腺外型患者行功能性颈部淋巴结清扫术,能明显提高患者的 10 年和 20 年生存率。至今,临床上尚无可靠有效的方法能检出 cN_0 患者是否存在隐匿性淋巴结转移。SLN 活检对预测 cN_0 甲状腺乳头状癌的颈部淋巴结转移和指导临床治疗有重要的意义。

Kelemen 等于 1998 年首次将 SLN 活检运用到甲状腺癌研究中。目前,SLN 活检采用的方法主要有染料法、核素法和联合法。Raijmakers 等研究分析显示,染料法的 SLN 检出率为

83％,核素法的 SLN 检测率为 96％,差异有统计学意义。染料法的优点是无需特殊的设备,操作简便,费用低廉,无放射性污染,对手术干扰小,染色后肉眼直观,可协助 γ 探针找到最热淋巴结。染料法的缺点是采用甲状腺低领式切口无法广泛暴露位于中央区(Ⅵ区)以外的 SLN,有遗漏颈侧区 SLN 可能;术中解剖甲状腺时使淋巴管破裂致蓝色污染,使 SLN 的确认难度增加;引流肺部的黑色淋巴结与蓝染淋巴结鉴别困难,操作有一定的盲目性;由于染料法显影速度快,有时颈部很多淋巴结染色,影响 SLN 的选择。以上缺点可能是染料法 SLN 检出率较低的原因。

核素法的显像原理是肿瘤内注射示踪剂后,示踪胶体借助淋巴管壁的通透性和内皮细胞的胞饮作用进入毛细淋巴管,局部动态显影观察,首先显像的淋巴结即为 SLM,并在图像上标记 SLN 大致位置。术中使用高灵敏的 γ 探针对淋巴结进行探测,计数最高,且超过本底计数 10 倍以上的淋巴结即为 SLN。核素法的缺点是需要注射放射性同位素,容易有放射性污染;手提 γ 探针价格昂贵,需要超声诊断科和核医学科医生配合;核素法中 SLN 定义的差别也会对 SLN 的检出率产生影响;没有染料法直观。因此,联合运用染料法和核素法可以提高 SLN 的检出率。

SLN 活检是一种靶向性淋巴结活检,cN_0 甲状腺乳头状癌患者通过 SLN 活检,检测淋巴结转移情况,可以更精确地设计手术范围;对 SLN 阳性部位进行区域淋巴结清扫,可明显减少手术并发症;颈部淋巴结无转移(pN_0)患者可以避免扩大手术范围,避免过度治疗。但由于甲状腺乳头状癌患者本身预后较好,SLN 活检能否提高甲状腺乳头状癌患者长期生存率以及减少颈部复发率,尚需大规模随机化前瞻性研究和长期的随访来证实。

第二章　乳腺疾病

第一节　先天性乳房畸形

乳房是女性的性征标志,无论是外形还是心理上乳房在女性的生活中都占有非常重要的地位。任何大小和形状的改变都会难以被接受,会给女性特别是青春期女性带来负面影响。她们会因乳房小或缺失,表现为缺乏自信,感到羞愧、压抑,喜欢独居,同样在性关系和文化信仰方面都会产生负面影响。由于乳房的畸形,在将来的哺乳功能方面同样也会产生障碍。

先天性乳房和胸壁畸形的分类:

1.乳头、乳晕复合体的畸形　包括多乳头,乳头内陷。

2.副乳腺。

3.不对称畸形　包括无乳房畸形,乳腺发育不全,乳腺萎缩。

4.乳房形状畸形　管状乳房畸形。

5.胸壁的畸形　Poland 综合征,前胸壁发育不全。

一、乳头、乳晕复合体的畸形

1.多乳头畸形　多乳头畸形多发生于孕期的前三个月,当乳腺的边缘不能退化到正常时;同样,在泌尿系统和其他系统的发育异常时也会伴发。约占总人口 1%～5% 会出现副乳头畸形,男女发生比较一致。副乳头一般都沿乳头垂直线生长,90% 都在乳房下皱襞水平。它可以是单侧,也可双侧,在某些病例副乳头周围有乳晕。有证据表明,多乳头畸形可能有家族遗传性,可以同时伴有泌尿道的畸形、睾丸癌和肾癌。在匈牙利和以色列有至少两篇报道在儿童中发生肾的排泌系统发生阻塞性异常,分别为 23% 和 40%。但是,也有未发现两者联系的报道。因此,有泌尿专家提出,当出现多乳头畸形时,应检查是否有泌尿道畸形的发生。但是由于泌尿道畸形的表现明显,但发病率低,而多乳头畸形很常见,故临床实践中并没有采用该方案。

2.乳头内陷　占总人口的 2%,50% 的患者有家族史。胎儿在子宫内发育过程中,由于乳腺导管和纤维束的发育不良,引起乳头形成过短,造成乳头内陷的形成。乳头内陷可以发生于一侧,可以发生于双侧。由于乳头内陷,使乳头发育不良,从而影响部分妇女的哺乳。但亦有部分妇女在产前通过外提乳头等,使乳头外翻,可以进行哺乳。也有部分患者,由于乳头内陷,造成乳管堵塞,引起乳腺的反复感染。乳头内陷一般不需要特殊处理,一般要求患者在孕前外提乳头,尽量使乳头外翻,但多数效果不佳。部分患者亦因美学要求,或乳头内翻后引起反复感染,可以行乳头外翻整形术,但应告知患者将来不能哺乳,乳头感觉障碍,以及乳头坏死等风险。

二、副乳腺

副乳腺畸形的发生率为 1‰～2‰,女性多见,且某些有家族遗传性。1/3 患者是双侧发生,多见于腋窝。副乳腺多于青春期和妊娠时,由于卵巢雌二醇和胎盘雌三醇激素水平的增高,开始生长,增大,一般没有症状,但在妊娠和月经前可以有不适感和疼痛,哺乳时还可以有乳汁流出。副乳腺像正常乳房一样可以有乳头,乳晕,妊娠后副乳腺可以缩小,严重者哺乳后仍可见腋窝明显隆起的副乳腺。副乳腺可以发生与正常乳房一样的乳腺疾病,包括乳腺癌、纤维腺瘤、乳腺增生乳腺炎等。对于副乳腺的外科切除治疗,一般不推荐。因为该手术可以引起腋窝切口瘢痕,上肢的运动受限,损伤肋间臂神经引起上臂内侧感觉异常、疼痛、血清肿、切口裂开、切除副乳腺不全等并发症。对于部分患者,可以采用吸脂术。

三、乳房不对称畸形

1.无乳房畸形 先天性一侧或双侧乳房缺失是在临床上非常少见的畸形。Froriep 在 1839 年首先描述了这一现象。1882 年,Gilly 报道一例双侧乳房缺失,同时伴有尺骨缺失和手的尺侧缺失的 30 岁女性患者。有关先天性畸形伴双侧乳头和乳腺组织缺失的病例少见。Trier 的总结发现有右侧胸肌萎缩,右侧尺骨和尺侧手的缺失等,单侧乳房缺失比双侧更常见,并多见于女性。这种缺失病变发生是由于胚胎第六周乳腺发育不全所致。Tier 发现乳房缺失与腭裂,宽鞍鼻,胸肌、尺骨、手、足、腭、耳,生殖泌尿系统缺失有关。有时,也可呈现家族遗传性。这种畸形的治疗可以采用扩张器,假体乳房重建或采用自体背阔肌肌皮瓣乳房重建。

2.乳腺发育不全,乳腺萎缩 乳腺发育不全,乳腺萎缩可发生于一侧或双侧,也可同时伴有胸肌的缺损。乳房双侧一定程度的不对称较常见;但是,还是以乳腺发育不全最突出。治疗主要通过小乳房一侧使用假体或大乳房侧缩乳固定术。近年,已开始使用脂肪填充术保持双侧乳房对称。

四、管状乳房畸形

管状乳房畸形首先由 Rees 和 Aston 于 1976 年报道。形成管状乳房的基本原因是乳腺发育不全,这种通常在内下和外下象限发生。在形成乳晕周围的收缩性环的过程中,两层的乳腺带粘连引起了管状乳房的发生。这就造成疝样的腺体组织伸入到乳晕后间隙。这部分乳腺组织韧带松弛,缺乏阻力,因此引起乳晕过度肥大。

1.管状乳房畸形的分类(Groleau 等)

Ⅰ级:病变主要在下象限中份。

Ⅱ级:病变主要累及内下和外下两个象限。

Ⅲ级:病变主要累及全乳房。

2.管状乳房畸形的临床表现 管状乳房畸形常开始于青春期,因此往往会引起性心理问题。这种管状小乳房会严重的阻止这种女性接触社会。女孩对乳房感到羞愧的是怪异的乳房形状,而不是乳房大小本身。

常见的表现有它可发生于单侧,也可发生于双侧;可以有乳房皮肤的缺失,乳房不对称,乳腺发育不全,圆锥形乳房,狭窄形乳房基底,疝样乳头乳晕复合体,肥大的乳晕。

3.管状乳房畸形的处理 校正不正常的肥大乳晕和乳腺。正常的大小对促进女性正常的心理发育是一个重要的步骤,做一个校正手术即使是一个年轻女孩也是必要的。但是也应该强调外科干预对年轻患者应该尽量限制,对采用改变乳房体积和移位的外科手术应该尽量避免。

通常采用 Rees 的方法,切除肥大乳晕过多的皮肤,皮下分离乳腺,使乳腺基底部增宽。这种手术方式可以达到乳房形状有较好的美容效果,又没有改变腺体的完整性。

对已经发育好的乳腺,可以考虑切除肥大乳晕过多的皮肤和置入假体,以期有更好的美容效果;但是对于严重畸形的患者,由于没有足够的软组织覆盖,假体置入难以实施。采用 Muti 和 Ribeiro 的方法是恰当的,即:真皮层切除肥大乳晕过多的皮肤,充分皮下游离乳房下象限直到设计的新下皱襞;从乳晕开始达胸大肌分离乳腺,下部形成以下部腺体为基底的转移瓣,将该转移瓣折叠塑形放置于下部所形成的腔并固定于下皱襞。这种方法的缺点是由于中心部分已被游离瓣占据,再放置假体几乎不可能进行。

现在较流行的手术技术是,首先将扩张器放置于腺体后分,然后更换假体,将假体的 2/3 放置于胸大肌后分,下 1/3 以乳腺组织覆盖。这样可以扩展乳腺的基底部,与传统的方式即将假体完全放置于胸大肌后分相比,可以得到较好的美容效果。

脂肪填充术常被用于管状乳腺发育畸形的后期处理。多用于矫正术后乳腺边缘轮廓的修复,同时可以对不对称的小乳房体积进行补充。

五、胸壁畸形

Poland 综合征

1.流行病学特点 1841 年,Alfred Poland 首先在 Guy 医院报道 1 例患者表现为肩胛带胸大小肌肉缺失和上肢畸形,同时还伴有外斜肌缺失和部分前锯肌的缺失。既后,又有多位学者报道类似的发现,同时还发现伴有乳头萎缩或乳头,肋软骨,肋骨 2、3、4 或 3、4、5 缺失,胸壁皮下组织萎缩和短并指(趾)畸形。这种临床发现要么全部要么部分表现。现在把一侧胸壁的萎缩,加上同侧上肢畸形统称为 Poland 综合征,即:是一侧肢体胚芽的第五周胚胎发育的第二个阶段的基因变异综合征,由于接近乳腺嵴的形成,因此这种畸形可能发生在乳腺,胸壁,胸肌,上肢和手。该综合征病发病率低,为 1∶7000 到 1∶1000000,多见于男性。该病的病因不清楚,没有家族遗传性,可能因胚胎发育的 46d,锁骨下轴的发育异常,造成锁骨下血管及其分支的血液供应阻挡,从而影响胚胎结构的发育。

2.临床表现 Poland 综合征的临床表现各异,几乎很少在一个患者都表现出来。一般是单侧发生,常常发生于右侧。表现为乳房、乳头萎缩或缺失,胸肌缺失,胸壁畸形,上肢畸形,较常见的畸形是乳房外形的不全伴部分下分胸肌的缺损畸形。对于女性,由于部分或完全缺失胸大肌,表现为腋前皱襞的消失;这种非自然的外观要想隐藏是非常困难的。文献报道发现该综合征与黑素沉着斑有关。因为乳腺和黑素细胞都是来源于外胚层。乳腺异常萎缩和高色素沉着可能均来自于此胚芽层。表现为一侧胸壁和(或)乳腺萎缩,伴有高色素沉着斑,没有恶变倾向,故患者一般不要求对高色素沉着斑治疗。

尽管在 Poland 综合征的患者,乳腺发育不良,但仍有文献报道发生乳腺癌。对于这种患者,虽然有解剖变异,但前哨淋巴结活检技术仍然可以采用。还有并发白血病的报道。

3.治疗 由于这种疾病的表现各异,因此对这种患者的治疗往往会根据患者的不同表现采取不同的手术方式。多数患者对功能上的胸前肌肉缺乏和小乳房并不感到尴尬,只有一些严重的病例如胸廓或前肋缺失造成形态的畸形,表现为吸气时肺形成疝,呼气时胸壁形成深的凹陷腔,不论在形态和情感上都影响了患者的生活质量,才要求进行手术治疗。

手术目的包括以肌瓣覆盖的胸壁修复和乳房重建。常用的方法有假体,带蒂皮瓣和游离皮瓣,以及肌皮瓣都可以应用。

在制定手术方案中,Hurwitz 建议术前 CT 加三维重建对胸壁和乳房重建的手术方式选择有重要的帮助。

对该病的外科治疗程序应包括以下几个方面:
(1)带游离背阔肌或外斜肌瓣的骨膜下移植片。
(2)自体分离肋骨移植物。
(3)带骨膜的分离肋骨移植物。
(4)异种骨移植物。
(5)取对侧胸壁肋骨移植物用于患侧,再用金属网片固定。
(6)用常规乳房假体和胸壁假体修复困难病例。

Schneider 等推荐采用一步法修复 Poland 综合征的患者。他们采用背阔肌肌皮瓣修复胸壁和乳房的缺失,较以前传统方法,有明显的优势,并发症更低,美容效果更好的优势。近年,开始将内镜技术应用于该手术。

第二节 巨乳症

乳房的发育受下丘脑—垂体—卵巢轴的影响。它们的生理和病理变化,影响促性腺激素释放激素、卵泡刺激素、黄体生成素、雌激素孕激素的变化,从而影响乳腺的增生,激素水平的过高可诱发乳房肥大。

乳房肥大的分类:①乳房早熟。②青春期乳房肥大。③药物性乳房肥大。④妊娠性乳房肥大。

一、乳房早熟

乳房早熟是指 8 岁以下女孩在缺乏任何性成熟标志的情况下,乳房的单纯发育。关于其病因仍然存在争论。Wilkins 等推测乳房早熟与乳腺组织对雌二醇、雌酮的敏感性提高有关;

也有研究认为与促黄体生成素和促卵泡雌激素的轻度增高有关,但也有研究未发现该现象,其下丘脑—垂体轴是正常的。对于该类患者,不需特殊处理,一般采取观察方法,检测其性激素水平至成年期,多数患儿激素水平可恢复正常水平。

二、青春期乳房肥大

青春期乳房肥大是青年女性青春期发育后比较常见的表现。这种临床表现是由于这种女性乳房在青春期发育后,仍继续生长。多数为双侧,也有单侧报道。

1.病因　多数观点认为青春期乳房肥大是由于血浆雌酮或雌二醇水平增高所致,但是,通过各种催乳激素的检测,并没发现其与乳房肥大有关。有推论认为由于靶器官组织如导管上皮,胶原和基质有雌激素受体存在,对催乳激素如雌激素、孕激素高度敏感,继而促进乳房的发育。

2.治疗　由于乳腺肥大与激素的高敏感性有关。有学者推荐使用抗雌激素药物去氢孕酮和甲羟孕酮治疗青春期乳房肥大,但效果不佳。亦有报道认为使用雌激素受体拮抗剂他莫昔芬可能更有效,但 Bromocriptine 用于治疗青春期乳房肥大,亦未成功。

目前的观点认为乳房缩小整形术是青春期乳房肥大治疗的主要手段。乳房缩小整形术的适应证主要依据体格检查乳房肥大者,患者对肥大的乳房感觉不适,下垂感明显,慢性背部疼痛,颈部僵硬,乳房下皱襞反复糜烂,同时结合患者个体对美学的要求决定是否有手术指征。

(1)手术目前准备

①术前常规乳房 X 线检查,超声检查,排除乳房肿瘤性病变。

②整形外科医生与患者充分沟通,了解患者通过乳房缩小整形手术后,期望达到的效果,同时也要向患者介绍手术的目的、手术方式选择、手术后切口瘢痕的位置、需要多长时间恢复、手术中和手术后可能出现的风险和并发症、手术可能达到的预期效果等,使患者对本次乳房缩小整形手术有充分的理解。

③对于正在服用抗凝剂的患者,要求至少停止服用 1 周以上。

(2)乳房缩小整形手术的方式:一个成功的乳房缩小整形手术应该包括以下几方面:①重新定位乳头乳晕复合体。②乳房皮肤、脂肪、腺体组织体积减少。③缩乳术后的乳房切口瘢痕应尽量小,隐蔽,形状稳定、持久。

乳房缩小整形术有多种方式,目前应用最多的是"T"切口的乳房缩小整形术和短垂直切口乳房缩小整形术。采用何种方式与乳房体积和乳房下垂的程度,以及整形外科医生对该项技术掌握的熟练程度密切相关。一般而言,乳房肥大中度以下,切除乳房组织体积不多,乳房下垂不严重者,可以选择短垂直切口乳房缩小整形术;如果乳房肥大中度以上,乳房下垂明显者,皮肤松弛者,或需切除上组织者,建议选用"T"切口的乳房缩小整形术。

①短垂直切口乳房缩小整形术(Lejour 技术)

手术步骤:外科标记—皮下注射浸润—去表皮化—吸脂—切除部分腺体,形成新的乳房。

a.外科标记:A.要求患者站立位,标记胸骨中线和乳房下皱襞;B.确定术后乳头的位置,一般据胸骨上凹 21～23cm。注意:一定避免术后新乳头位置过高,因此在设计新乳头位置时要相对保守；C. 在乳房中份从乳房下皱襞垂直向下标记乳房中线；D. 根据缩乳的大小，标记乳晕两侧垂直线，并在乳房下皱襞上 2cm 汇合；E. 新的乳晕周径可依据公式计算：周径＝$2\pi r$，并利用 Lejour 技术在新的乳晕周围标记一个像清真寺顶的半弧形并于两侧垂直线交叉；F. 标记包括乳头、乳晕的上蒂。②皮下乳房注射浸润：全身麻醉后，取半卧位，消毒铺巾，除带蒂乳头瓣外，注射含肾上腺素的生理盐水，以利于手术剥离和减少术中出血。③去表皮化：去表皮化包括乳头晕上方和下方 5～6cm 范围。④吸脂术：主要针对那些脂肪多的病例，通过吸脂术，可以减少乳房体积，改善乳房外形，同时有利于蒂的包裹。⑤切除部分腺体，形成新的乳房：外科手术切除腺体包括乳房下分和乳房后分的组织，以达到双乳对称。

②"T"切口的乳房缩小整形术：该手术有各种技术的带蒂保证乳头，乳晕复合体的血供，包括垂直双蒂，垂直单蒂，侧方单蒂等。垂直双蒂对乳房下垂、胸骨上凹与乳头距离大于 30cm 以上患者更适用。多数情况下，采用上方单蒂就可达到较好的美容效果。

（3）并发症

①近期并发症：a. 血肿或血清肿：血肿形成的原因包括：术前使用抗凝剂，如阿司匹林（建议术前 1 周要停药），手术剥离范围宽，切除组织量大，手术止血不彻底引流安置不当，致引流不畅等。血肿的表现：主要的症状是疼痛，体征为双乳房不对称，肿胀，触痛，乳房淤斑。时间超过 1 周者，多形成血清肿。血肿的处理：小血肿，在局部麻醉下，注射器抽吸。大的血肿，必须在手术室拆除缝线，清除血肿，止血，重新安置引流管引流。b. 切口裂开：发生率约为 10％～15％，切口裂开的原因包括：缺血，感染，皮肤张力过高，脂肪液化等。切口裂开的处理：创面换药，引流，如果是感染引起，全身和局部使用抗生素。创面小、浅，会在短期内愈合；如果创面大、深，可能换药时间长达数月。二期愈合后，瘢痕较大。c. 皮瓣缺血和坏死：主要与皮瓣的设计有关，手术时避免切口张力过大。如果关闭切口时，张力高，建议切除蒂部部分乳腺组织。通常外侧皮瓣由于供血距离远，更容易发生缺血。如果只是轻微的缺血，一般不需要特殊处理；皮肤的坏死多见于 T 型切口的三角部位和切口的边缘，因其张力大，距离供血最远。小的坏死，通过换药二期愈合，大的坏死则需要植皮处理。d. 急性蜂窝组织炎：感染致病菌多为肺炎链球菌和金黄色葡萄球菌，但也有院内感染所致的 G 阴性球菌或厌氧菌的感染。表现为红、肿、痛、发热、寒战等。如果有分泌物，应首先进行细菌培养，明确感染类型。在不能明确感染源时，使用一代或二代头孢菌素抗感染治疗。对于反复发生蜂窝组织炎患者，应注意是否有异物存在，不能通过临床体检发现者，建议做磁共振（MRI）检查，明确异物的部位，通过手术取出异物。e. 乳头乳晕复合体缺血、坏死：多数乳头乳晕复合体的缺血坏死是由于静脉回流障碍，静脉淤血造成，只有少数是由于动脉血供障碍所致。多数情况在术中就发现有静脉充血，这时应迅速松解，检查是否带蒂瓣扭转，是否蒂太厚，或是否有足够的空间容纳带蒂的瓣。通常静脉回流障碍表现为乳头乳晕复合体充血，暗红色的静脉血自切口边缘溢出，而动脉血供障碍，则表现为乳头乳晕复合体苍白，切口无出血，但这种在术中很难发现。如果发生手术后乳头乳晕复合体的坏死，就要仔细与患者沟通，告诉其可能需要的时间较长，需要多次换药，最后二期再次行乳头乳晕重建或采用文身的方式进行乳晕修复。

②远期并发症：①脂肪坏死：脂肪坏死常由于某一区域缺血或手术所致。表现为乳房局部硬节或块状，可于手术后数周、数月后出现。范围小的可变软，不需特殊处理。对于质地硬

或范围广者,建议做超声,乳腺 X 线检查或 MRI 检查。必要时做细针穿刺活检,以排除恶性病变,消除患者疑虑心理。如果患者焦虑严重要求切除者,应尽量选用原切口手术切除,范围大可能影响乳房外观,应在手术前告诉患者,以避免医疗纠纷的发生。②双侧乳房大小,形态不对称:事实上,对所有行乳房缩小整形手术患者术后都有不同程度的大小和形态不对称。如果是轻微的,绝大多数患者都能接受,因为多数乳房肥大患者,手术前就存在不同程度的双乳不对称,相比手术前肥大乳房带来的不便,手术后的一对大小适中的乳房,以及带来的愉快心理,即使有轻度大小、形态不对称,患者还是满意的。如果双侧乳房差异较大,会给患者带来烦恼,如果是大小不对称,多数可以通过吸脂或切除组织的方式解决。如果是形态不对称,需要用手术方式校正。③乳头乳晕不对称:乳头乳晕的不对称包括大小、形态、位置和凸度,以及颜色的不对称。常见的有乳头乳晕复合体被拉长或像水滴样,这在乳房缩小手术中并不少见,还可见乳晕变大,瘢痕呈星状,增大。这主要与手术切口的选择、缝合的方式以及上移乳头距离的多少等有关,一般这种情况必须等待水肿消退,术后 6 个月后再行处理。④乳头内陷:乳头内陷往往是由于乳头后方的组织太薄,不足以支撑乳头。处理的方法就是尽量保证乳头后分有足够的组织支撑。

三、药物性乳房肥大

药物诱发的乳房肥大被报道与 D 青霉素胺有关,它发生于青春期或成熟的乳房。虽然病因清楚,但发病机制不清。Desai 推测 D 青霉素胺影响性激素连接蛋白,从而使血循环中游离雌激素水平升高,但对患者的月经功能没有影响。

Cumming 使用达那唑(具有弱孕激素、蛋白同化和抗孕激素作用)通过干扰乳腺实质的雌激素受体敏感性抑制乳腺的增长。Buckle 还将该药用于男性乳房肥大的治疗。

四、妊娠性乳房肥大

1.病因和流行病学　妊娠性乳房肥大是一个非常少见的疾病,高加索白人妇女发病多见。目前病因不清楚,可能与激素的水平异常、组织的敏感性增高、自身免疫、恶性肿瘤等有关。文献报道认为与激素的变化有关,认为妊娠时,体内产生大量雌激素。同时,肝脏代谢功能的异常对雌激素的灭活能力下降可能是妊娠期乳房肥大的原因。

2.临床表现　该病发生于妊娠开始的几个月,多为双侧发生,亦有单侧发生的报道。乳房的增大达正常的数倍,患者往往难以承受。乳房变硬,水肿,张力高,静脉怒张,可出现橘皮样变病征。由于乳房迅速增大,皮肤张力增高,造成血供不足,引起乳房皮肤溃疡,坏死,感染,和血肿发生。

3.治疗　妊娠性乳房肥大是一个自限性疾病,多数不需治疗,一般在分娩后,乳房会缩小到正常乳房大小。因此建议这部分患者佩戴合适的乳罩,保持皮肤清洁。对于有严重疼痛症状,皮肤严重感染、坏死,溃疡无法控制者,可以采用缩小乳房手术或双侧乳房切除,行Ⅱ期乳房重建术。

第三节　男性乳房发育症

一、流行病学

人类乳腺发生是从胚胎第 6 周或体长达 11.5mm 时开始,先在躯干腹面两侧由外胚叶细胞增厚形成乳腺始基,然后转向腹侧,除在胸部继续发育外,他处萎缩消失。出生后 2～10 天内,受母体与胎盘激素的影响,乳腺可以出现增大,甚至有类似母亲的初乳样乳汁泌出,但 2～3 周内消失,乳腺转入静止状态,在性成熟以前,男女乳腺均保持此种静止状态。在性成熟开始时期,女性乳腺开始继续发育,男子乳腺终生保持婴儿时期的状态,如果男子乳房持续发育不退,体积较正常增大,甚至达到成年妇女的乳房体积,被称为男性乳房发育症(gynecomastia,GYN),又称男性乳腺增生症或男子女性型乳房。GYN 是男性乳房常见的病变之一,可发生于任何年龄组。Gunhan－Bilgen 报告 10 年来收治的 236 例男性乳房疾病,GYN 206例,占 87.3％。新生儿 GYN 发病率 50％以上,青春期约为 39％,也有高达 50％～70％的报告,老年发生率较高,在 50～69 岁的住院男性中高达 72％。

二、病因

GYN 可以分为生理性乳房肥大和病理性乳房肥大。其中,生理性乳房肥大可以细分为新生儿乳房肥大、青春期乳房肥大和老年乳房发育症,它的病因不明,多数人认为与内分泌的不平衡、雌/雄激素比例失调,以及乳腺组织对雌激素的高度敏感有关。病理性乳房肥大多是因为睾丸、肾上腺皮质、脑垂体、肝脏、肾脏等部位的病变引起内分泌激素的失调或与激素有关的改变有关。但是,临床上大多数患者并无明确病因,被认为是特发性疾病。

三、临床表现及分级标准

乳房增大为其特点。根据不同的病因,发育的乳房可以呈单侧增大、双侧对称性或不对称性增大。GYN 的分级标准最常用的为 Simon's 分级标准。Ⅰ级,轻度乳房增大,没有多余皮肤;ⅡA 级,中等程度的乳房增大,没有多余皮肤;ⅡB 级,中等程度的乳房增大,伴有多余皮肤;Ⅲ级,显著的乳房增大伴明显的多余皮肤,类似成年女性乳房。根据此分类法,外科医生可以在术前决定手术应采取何种切口,以及术中切除乳腺后是否切除多余皮肤。对Ⅰ和ⅡA 类患者去除乳腺组织后,无需切除皮肤。对ⅡB 类患者,如果患者年轻且皮肤回缩性较好,在去除乳腺组织和脂肪组织后无需切除多余的皮肤;反之,如果患者年龄较大且皮肤回缩性较差,在去除乳腺组织和脂肪组织后就需要切除一定量的皮肤。对Ⅲ类患者在去除乳腺组织和脂肪组织后,需切除一定量的皮肤以保证患者术后胸部外形恢复良好。此外,按乳腺组织中乳腺实质与脂肪组织的比例分类,GYN 可分为以下三种:①增大的乳房以乳腺实质的增殖为主。②增大的乳房以脂肪组织的增殖为主,多见于肥胖的男性减肥后出现的乳房增大。③增大的乳房中乳腺实质和脂肪组织均有增殖。根据此分类法,外科医生可以在术前决定患者需要采取何种手术方式。以乳腺实质增殖为主的 GYN 需要采用锐性切除的方法去除乳腺实质,再辅以吸脂术改善胸部外形;增大的乳房以脂肪组织增殖为主的,可采用吸脂加锐性切除的方法治疗,也可以单纯用吸脂的方法治疗。乳腺实质和脂肪组织均有增殖的 GYN 需要同时采用吸脂法和锐性切除的方法。因为单纯靠术前查体,难以准确区分乳腺实质和脂肪组织的确切比例,所以必须结合病史综合考虑,方可决定采取何种手术方式。

四、治疗

对男性乳房发育症的治疗,首先要查明原因,对症治疗。部分患者不经治疗,增大的乳房可以自行消退,如特发性男性乳房发育、青春期男性乳房肥大,无需特殊处理。由药物引起者,只要停药也可以随之消退。

1.病因治疗　如已明确诊断,可除掉病因。营养缺乏引起者,可行补充营养的治疗。肝病引起的或各种内分泌紊乱所致者,可针对各种病因进行治疗。对肿瘤性男性乳房发育者,有效的肿瘤治疗才是关键。

2.激素治疗　对于睾丸功能低下者可试用睾酮治疗,肌注丙酸睾酮,每周 2~3 次,每次 25~50mg,或甲睾酮舌下含用,每次 10~15mg,每天 2~3 次。但是,激素治疗对于乳房明显增大者不易使其乳房恢复原状。多数学者认为此疗法效果不肯定,而且易引起副作用,主要是因为雄性激素在体内能够转化为雌激素,导致治疗失败,故不主张长期以此药为主的治疗。雌激素拮抗剂,如他莫昔芬对多数男性乳房肥大者有明显疗效,可以应用 10mg,每日 1~2 次。

3.男性乳房发育症的手术治疗

(1)手术指征:多数患者通过性激素相关的药物治疗可以得到一定程度缓解,部分病例由于乳房较大、病期较长、药物治疗疗效不明显,以及肿大的乳房对患者造成了严重的心理负担,此类患者需要手术治疗。对于男性乳房发育症的手术指征,蔡景龙等总结为:①乳腺直径>4cm,持续 24 个月不消退者。②有症状者。③可疑恶性变者。④药物治疗无效者。⑤影响美观或患者恐惧癌症要求手术者。在我们的临床工作中发现,虽然多数青春期生理性男性乳房发育可自行消退,但部分患者随着病程的延长,增生腺体可被纤维组织和玻璃样变所替代,即使病因去除或予以性激素相关药物治疗后发育乳房也不能完全消退,此类患者需要手术治疗。

(2)传统手术方法:锐性切除法的切口多选择在乳晕内、乳晕周围、腋窝等瘢痕小而隐蔽的部位。但该法在手术后易出现皮下血肿、积液、乳头坏死及乳头感觉障碍等并发症。手术切口的部位或方式包括:①放射状切口:在乳晕上以乳头为中心作放射状切口。②经腋窝切口:在腋顶作一长约 2cm 的横行切口。此两种切口仅适合于乳房较小且无皮肤松弛的患者。③乳晕内半环形切口:在乳晕内设计乳头上方或乳头下方的半环形切口,具有暴露好、瘢痕小、可以去除多余皮肤等优点。④晕周(晕内)环形切口:在乳晕内或其周围作环形切口,用"剥苹果核"技术(applecoring technique)切除乳腺组织,仅在乳晕下保留一圆形乳腺组织,使乳头与胸壁相连,用剪刀同心圆修整多余的皮肤,重建乳房和胸壁外形。这种切口显露较好,去除乳腺组织彻底,较少发生乳头坏死等并发症,手术后瘢痕较小。⑤乳房双环形切口:乳房双环形切口线内环位于乳晕内,以乳头为中心作直径 2.0~3.0cm 的环形切口;外环在乳晕外乳房皮肤上，与内环平行，内环和外环之间的距离根据乳房的大小而定，一般 1～5cm。乳头乳晕真皮乳腺蒂位于乳头外上部，宽度为乳晕周径的 1/3～1/2，呈扇形，双环之间的部分应去表皮。术中除保留内环内的乳头、乳晕皮肤和 0.8～1.0cm 厚的乳头乳晕外上真皮乳腺蒂外，彻底切除乳腺组织，止血后在外环切口上对称性做多个小"V"形切口，对边缝合，或荷包缝合外环，缩小外环，并与内环缝合，重建新乳晕的边缘。该方法手术切除乳腺组织彻底，术后瘢痕小，乳头乳晕的血运和感觉保存好，胸部外形恢复好，适合于中重度的 GYN 患者。Coskun 等报告，Simon Ⅰ级患者采用较低的半环形晕周切口，Simon Ⅱ级患者部分采用上述切口，部分采用改良扩大的晕周切口，有较少的并发症和较好的美容效果。Persichetti 等采用晕周环形切口，乳头乳晕上方真皮乳腺蒂，去除过多的乳腺组织后，用 2－0 的尼龙线环形荷包缝合拉紧外环使之与内环等大，内外环之间用 5－0 的尼龙线间断缝合，对中重度 GYN 恢复了良好的胸部外形。Peters 等报告应用双蒂技术治疗青春期 GYN，无、无头乳晕坏死，效果较好。姚建民等采用乳晕下缘小切口分叶切除术治疗 GYN，外观美学效果好，但不适合乳房巨大的患者。

除了传统的手术切除方法以外，目前，有部分学者采用内镜辅助治疗 GYN，Ohyama 等报告内镜辅助经腋窝切口移除腺体组织治疗 GYN，适合于大多数需外科治疗的患者。此外，超声辅助吸脂技术也被用于治疗大多数的 GYN。Rosenberg 提出，单纯使用两种不同管径的吸管抽吸治疗 GYN。具体操作为：在乳晕边缘作 0.5cm 的小切口，先用一内径为 7mm 的吸管吸除乳腺周围的脂肪组织，然后从原切口伸入内径约 2.4mm 的吸管吸除乳腺组织。但抽吸法能否去除乳腺实质尚存有争议。Reed 等认为抽吸法对于以脂肪组织增殖为主的患者可达到治疗目的，主张单独使用抽吸法治疗此类 GYN。Walgenbach 等报道了乳腺组织的超声波辅助吸脂术治疗 GYN，对腺体无破坏性作用。抽吸加锐性切除法是近年来国外比较流行的治疗方法。具体的方法有吸脂加偏心圆切口和吸脂加乳晕半环形切口乳腺组织切除法。但事实上，单纯吸脂术去除腺体不充分，术后复发率 35%，同时合用腺体锐性切除后，复发率明显降至 10% 以下。Bauer 等提出对巨大的 GYN（Simon Ⅲ级）采用吸脂和简单切除聚焦整形的方法，获得较好效果。Colonna 等比较了腺体切除、吸脂术和吸脂术联合腺体切除三种方法，认为联合方法最有效，美容效果最好。有作者认为采用先吸脂后小切口切除乳腺实质的方法，与肿胀局麻下锐性切除法相比，并不减少手术损伤。

（3）腔镜手术治疗：男性乳腺发育的标准手术为乳腺单纯切除术，该术式通常会在乳房表面遗留较为明显的瘢痕，严重影响美观；另外，如果考虑美观因素行乳晕切口，该切口势必破坏部分乳头乳晕周围血管网，影响乳头乳晕血供，增加乳头乳晕坏死几率。由于以上缺陷，使得部分患者担心手术效果甚至拒绝手术，这种矛盾的心理状况，对患者的身心势必造成严重的伤害。因此，设计一种微创且美容效果满意的手术方式对于男性乳腺发育症具有重要意义。腔镜下的乳房皮下腺体切除在溶脂吸脂的基础上建立操作空间，可应用于各种程度的男性乳房，切除腺体的同时可避免乳房表面的切口瘢痕，有良好的美容效果。

①手术指征：对男性乳房发育症病例行腔镜下乳房皮下腺体切除手术。选择标准是：a. 术前彩超检查发现乳房内有明确的腺体成分。b. 乳房最大直径＞5cm，Simon's 分级 ⅡB 级以上，持续 1 年以上者。c. 术前检查未发现引起乳房发育的直接原因，或行抗雌激素药物及

其他药物治疗 3 个月以上无明显疗效。d. 乳房表面无手术或外伤引起的较大瘢痕。

②腔镜乳房皮下腺体切除术的麻醉及术前准备:术前准备无特殊要求,由于全腔镜下的乳房皮下切除需要用充气法建立操作空间,充气压力需要在 8mmHg 以上才能形成足够的气压以维持空间需要,局麻下多数患者不能耐受。在进行良性肿瘤的切除过程中对切除腔隙的充气观察表明,多数患者在局麻下不能耐受 7mmHg 以上的气压。因此全麻是腔镜下乳房皮下腺体切除最合适的麻醉方式。患者取仰卧位,患侧上肢外展,肩关节及肘关节各分别屈曲约 90°,并固定在头架上,调整手术台使手术侧抬高 15°~20°,可根据术中情况适当调整手术台倾斜度以利操作。

溶脂吸脂是乳房腔镜手术最重要的环节,充分的溶脂吸脂是建立足够的操作空间,完成手术的根本条件。手术开始前先用记号笔标记乳房的边界以及手术入路,标出 Trocar 进入的位置。在腋窝、平乳头水平的外侧边缘及乳房外下分别取 0.5cm 的切口 3 个,切口距乳房边缘约 2cm,经此切口采用粗长穿刺针在乳房皮下及乳房后间隙均匀注入溶脂液 500~800mL,良性疾病可适当按摩乳房,使溶脂液充分扩散,均匀分布。10~20mm 后用带侧孔的金属吸引管(也可直接用刮宫用吸头)经乳房边缘外侧切口插入,接中心负压(压力为 0.03~0.08MPa),在乳房皮下和乳房后间隙充分吸脂,皮下吸脂时要注意在乳房皮下和乳房后间隙吸脂时吸引头侧孔尽量朝向侧面或腺体方向,避免朝向皮肤和胸大肌表面,避免猛力或暴力吸刮,溶脂时间不足或过长均不利于充分抽吸脂肪。吸脂完成后可于腔镜下检查空间建立情况,如发现吸脂不够充分特别是在 Trocar 进入径路上空间建立不充分,可重复吸脂操作,直至达到形成满意的操作空间。充分的溶脂、吸脂可简化手术操作。溶脂不充分时会增加手术难度,延长手术时间。但是,过分的吸脂会导致术后胸壁塌陷,不利于美观,所以,在有利于操作的前提下,尽量保留脂肪也是必须的,手术医生要在两者之间寻求平衡。

溶脂液配制:灭菌蒸馏水 250mL+注射用生理盐水 250mL+2%利多卡因 20mL+0.1%肾上腺素 1mL,按以上比例配成溶脂液。

③腔镜乳房皮下腺体切除术的手术步骤:经前述切口分别置入 3 个 5mm Trocar,充入 CO_2,建立操作空间,维持充气压力在 8~10mmHg 之间。腋窝 Trocar 为腔镜观察孔,其他 2 个为操作孔;切除外下部分腺体时为方便操作,可换乳房外下 Trocar 作为腔镜观察孔。经充分吸脂后腺体表面只有 Cooper 韧带和乳头后方的大乳管及腺体与皮肤和乳头相连,而乳腺后间隙只有 Cooper 韧带与胸大肌筋膜相连,另腺体边缘尚与周围筋膜有部分连接。

手术时先将腔镜置入皮下间隙,进行腺体前方的操作,在腔镜监视下用电凝钩切断腺体与皮肤相连的 Cooper 韧带;为避免破坏乳晕皮下的血管网,保护乳头乳晕血供,游离皮瓣到乳头乳晕后方时对于初学者可改用超声刀操作,并于乳晕处以粗线缝合一针,以该缝线垂直向上牵引乳头乳晕,以超声刀分次切断乳头后方与腺体连接的乳管及腺体,全部完成腺体与皮肤及乳头乳晕的游离;对于能熟练应用微创电钩操作技术的术者,可采用电钩完成全部操作。完成皮下间隙的分离切割后,继续进行乳腺后间隙的解离,将腔镜置于乳房外下缘皮下间隙,找到吸脂时建立的后间隙入口,采用电凝钩先切断部分乳房外下缘腺体与边缘组织附着处的筋膜,扩大后间隙入口,于腔镜监视下充分游离乳房后间隙,用电凝钩切断连接腺体后方与胸大肌筋膜的 Cooper 韧带及连接腺体边缘与周围筋膜的组织,直至完成全部腺体与周围组织之间的游离。术中如遇有较大血管时用电凝或超声刀止血。容易出血的部位主要是乳房内侧腺体边缘,尤其是第二肋间常有较大的肋间血管穿支,此处采用电凝操作时需小心止血。

切除腺体后延长腋窝切口取出腺体,在乳房残腔内皮下放置引流管一根自乳房外下切口引出并固定。对于原乳房体积较大者,因腺体切除后乳房皮肤较松弛易导致乳头偏移,术后应适当调整位置,适度包扎固定乳头以避免其偏离正常位置,并使两侧对称。敷料包扎应暴露乳头、乳晕,以利于术后观察乳头乳晕血供情况。

总结腔镜乳房皮下腺体切除技术要点为:a. 在腋窝和腋中线后方较隐蔽处做切口为 Trocar 入口,且要离开腺体边缘 1cm 以上,以方便进行外侧腺体边缘的游离。b. 3 个切口之间的距离应尽量取大一些,以避免腔镜手术器械术中的相互干扰。c. 建立良好操作空间是顺利完成手术的前提,因此必须通过充分的溶脂和吸脂以去除腺体表面和乳房后间隙的脂肪,且维持 CO_2 充气压力在 $8\sim10$mmHg 之间,以获得良好的操作空间。d. 切断乳头乳晕下方的腺体及大导管时应谨慎处理,必要时采用超声刀分次操作以避免破坏乳晕皮下的血管网,保护乳头乳晕血供。

④术后观察和处理:术后 24h 内密切观察患者生命指征;引流管持续负压吸引,保持引流管通畅,定期观察并记录引流物的性质和引流量,引流量每日 <10mL 后拔除引流管。术后适当补液并维持水、电解质和酸碱代谢平衡,根据病情需要围术期适当给予抗生素及止血药。同时注意术后不同时期双侧乳房正侧位照相并作为资料留存。

术后较常见的并发症包括:皮下气肿、高碳酸血症、术后出血、皮瓣和乳头、乳晕坏死、皮下积液、乳头功能障碍。当采用 CO_2 充气方式建立操作空间时,气腔压力过大可能造成手术区以外的皮下气肿,严重时皮下气肿可发展到颈部甚至发生纵隔气肿压迫静脉。动物实验和临床手术实践表明,皮下 CO_2 充气压力保持在 $8\sim10$mmHg 是安全的。手术时应随时注意充气压力以避免压力过高造成手术区以外的皮下气肿。良好的正压通气可保证体内过多的 CO_2 排出而不至于发生高碳酸血症。但目前乳腺腔镜手术仍需选择无严重心肺疾病、心肺功能正常患者,同时术中应常规监测,保持动脉血氧分压(PaO_2)及二氧化碳分压($PaCO_2$)等血气指标在正常范围,避免出现高碳酸血症。

术后出血是任何外科手术较常见的并发症。但由于腔镜皮下腺体切除术前应用了含肾上腺素的低渗盐水进行溶脂,术中主要采用电凝或超声刀操作,术中腔镜的放大作用也可及时发现并处理出血,避免遗漏活动性出血点。因此腔镜手术的术中出血量一般均少于常规手术,并很少出现术后出血的并发症。术后注意观察引流情况,如术后引流管内持续有鲜红血液渗出,并影响患者的血压时,应果断手术止血。可在原切口打开,插入腔镜,反复冲洗清除积血,找到出血点妥善止血。术后少量的出血可通过引流管注射肾上腺素盐水、加压包扎以及止血等措施得到有效处理。西南医院乳腺中心在 2003—2009 年完成的 500 余例腔镜皮下腺体手术中仅有 1 例术后出现较多的出血行二次手术止血。

皮下全乳腺切除术后发生乳头、乳晕坏死常是因血运障碍引起。术中要特别注意保护真皮下血管网。因此对于良性疾病的腔镜皮下腺体切除时要尽量保留较厚的皮瓣,在处理乳头乳晕后方的大乳管时应避免用超声刀或电刀在高功率状态下长时间持续操作,以免引起乳头乳晕部位组织或血管网的势损伤。

单纯腔镜乳房皮下腺体切除后皮下积液少见,其发生与乳房体积过大,腺体切除后皮肤冗余形成皱褶,引流管无负压、堵塞或过早拔除,术野有小出血点持续出血等原因有关。当乳房体积过大,术后有皮肤冗余形成皱褶时,应于包扎时适当调整并固定皮肤位置,并可于皮下放置双引流管。彻底止血,术后确保引流管负压及通畅,选择适当时机拔引流管均可预防术后皮下积液。

五、预后

本病虽可以由多种病因引起,但预后都较好,恶变较少。青春期男性乳房肥大随着青春期的进展会自行消退。老年性乳腺肥大在药物治疗后,一般在 1 年内消退,少数患者乳内留有小的硬结,有疑癌变者可行切除。继发性乳房肥大者,多在病因去除后消退。

第四节　乳腺感染性炎症

乳腺炎是指乳腺的急性化脓性感染,是产褥期的常见病,是引起产后发热的原因之一,最常见于哺乳妇女,尤其是初产妇。哺乳期的任何时间均可发生,以哺乳的开始阶段发病最为常见。患有乳腺炎会导致一系列局部和(或)全身症状,若治疗不及时或治疗不当危害性更大,乳腺脓肿就有可能穿破胸大肌筋膜前疏松结缔组织,形成乳房后脓肿;或乳汁自创口处溢出而形成乳漏;甚者可发生脓毒败血症。

一、乳腺炎的病因

1.多因排乳不畅、乳汁淤积,致病菌侵入乳管,进一步逆行侵犯乳腺小叶及淋巴管、乳腺周围结缔组织所致。可能的原因包括:①乳头过小或内陷,妨碍哺乳,孕妇产前未能及时矫正乳头内陷,婴儿吸乳时困难。②乳汁过多,排空不完全,产妇没有及时将乳房内多余乳汁排空。③乳管不通,乳管本身的炎症,肿瘤及外在压迫,胸罩脱落的纤维亦可堵塞乳管。

2.细菌的侵入、乳头内陷时婴儿吸乳困难,易造成乳头周围的破损,是细菌沿淋巴管入侵造成感染的主要途径。另外婴儿经常含乳头而睡,也可使婴儿口腔内炎症直接侵入蔓延至乳管,继而扩散至乳腺间质引起化脓性感染。其致病菌以金黄色葡萄球菌为常见。

二、乳腺炎的临床表现及分期

1.乳腺炎的临床表现　急性乳腺炎在开始时患侧乳房胀满、疼痛,哺乳时尤甚,乳汁分泌不畅,乳房结块或有或无,全身症状可不明显,或伴有全身不适,食欲欠佳,胸闷烦躁等。然后,局部乳房变硬,肿块逐渐增大,此时可伴有明显的全身症状,如高热、寒战、全身无力、大便干燥等。常可在 4～5d 内形成脓肿,可出现乳房搏动性疼痛,局部皮肤红肿、透亮。成脓时肿块中央变软,按之有波动感。若为乳房深部脓肿,可出现全乳房肿胀、疼痛、高热,但局部皮肤红肿及波动不明显,需经穿刺方可明确诊断。有时脓肿可有数个,或先后不同时期形成,可穿破皮肤,或穿入乳管,使脓液从乳头溢出。破溃出脓后,脓液引流通畅,可肿消痛减而愈。若治疗不善,失时失当,脓肿就有可能穿破胸大肌筋膜前疏松结缔组织,形成乳房后脓肿;或乳汁自创口处溢出而形成乳漏;严重者可发生脓毒败血症。急性乳腺炎常伴有患侧腋窝淋巴结肿大,有触痛;白细胞总数和中性粒细胞数增加。

2.临床将乳腺炎分为急性炎症期和脓肿形成期,两阶段特点如下:

(1)急性单纯乳腺炎初期主要是乳房的胀痛,局部皮温高、压痛,出现边界不清的硬结,皮肤红、肿、热、痛,可有患侧腋窝淋巴结肿大、压痛,全身发热等症状。辅助检查血常规见白细胞和(或)中性粒细胞计数升高。这种单纯性的乳腺炎若经过及时干预症状往往可以得到控制。

(2)脓肿形成期患者全身发热等症状进一步加重,局部组织发生坏死、液化,大小不等的感染灶相互融合形成脓肿。患侧乳房的肿胀疼痛加重,可出现跳痛;浅表脓肿可触及波动感,辅助检查血常规见白细胞和(或)中性粒细胞升高,乳腺 B 超检查可见脓肿形成,注射器穿刺抽吸待抽出脓液或涂片中发现白细胞来明确脓肿的诊断。亦有患者未能及时治疗,脓肿破溃后乳汁从疮口溢出,久治不愈形成乳漏,严重时可合并败血症。这种情况必须去医院进行抗感染治疗或脓肿切开引流。

三、乳腺炎的早期治疗

早期乳腺炎,乳房有红、肿、热、痛但尚未形成脓肿时,可采取以下方法预防性治疗:

1.局部治疗

(1)手法排乳:急性哺乳期乳腺炎发生时乳汁淤积于整个乳房,尤其以肿块形成部位严重,而普通吸奶器只能吸空乳头、乳晕部位乳汁,对象限内淤积的乳汁及肿块无效。手法排乳可有效促进乳汁排出、促使肿块变软、缩小、消失,临床症状缓解迅速,且不必停止哺乳。具体方法:①术者洗净双手,患者清洗并可热敷患侧乳房 5～10min。②患者取平卧位、暴露乳房,术者立于患乳一侧。③先轻挤乳头、乳晕,将挤出的少量乳汁涂抹于乳腺皮肤避免排乳时皮肤损伤。④术者双手交替,用手掌的大小鱼际肌及五指指腹以环行姿势轻揉按摩乳房,自乳房根部向乳头乳晕部按摩推拿,开始时手法轻柔,乳汁流出后稍加用力,肿块部位稍加用力,直至乳管通畅,肿块变软为止。⑤在肿块变软、缩小、消失后,无乳头破损、溃疡者应继续哺乳,而且哺乳时先吸吮患乳以保持乳汁通畅,避免炎症肿块复发,有乳头破损、溃疡者应暂停哺乳,给予局部治疗。

(2)局部 TDP 理疗等,可改善局部血液循环,减轻炎症反应。

2.全身治疗　抗生素的应用:由于急性哺乳期乳腺炎致病菌多为金黄色葡萄球菌,故首选抗生素为青霉素。急性炎症期症状轻者可口服每次 0.5g,3 次/d,急性炎症期出现全身症状及脓肿形成期应静脉滴注每次 800 万～960 万 U,1 次/d,并与解热镇痛等对症处理及支持治疗。

3.乳腺炎的外科治疗

(1)注意清洁:早期注意休息,暂停患者乳房哺乳,清洁乳头、乳晕,促使乳汁排出(用吸乳器或吸吮),凡需切开引流者应终止哺乳。

(2)使用药物回乳:停止患侧哺乳,以吸乳器吸出乳汁。可适当使用回乳药物:如炒麦芽、维生素 B_6 片、己烯雌酚片或溴隐亭片等。

(3)使用抗生素:为防治严重感染及败血症,根据细菌培养及药敏结果选用抗生素治疗。哺乳期妇女是一类特殊人群,几乎所有药物都能够通过血浆乳汁屏障进入乳汁,因此应用抗菌药物时必须严格考虑对哺乳儿有无不良影响。

(4)热敷:局部热敷,或用鲜蒲公英、银花叶各 60 克洗净加醋或酒少许,捣烂外敷。用宽布带或乳罩托起乳房。

(5)口服止痛药物:对疼痛剧烈、痛觉耐受力低的患者可在输注抗生素治疗同时给予对症镇痛处理,可以缓解患者紧张情绪,提高治疗依从性。

(6)切开排脓:已形成明确乳房脓肿者,应立即切开排脓,必要时放置外引流。切口应与乳头成放射方向,避开乳晕。乳腺后脓肿或乳房下侧深部脓肿,可在乳房下皱襞皮肤处作弧形切口或对口引流,以利脓液排出。

结合上述治疗方法,治疗过程中还应鼓励患者尽量保持良好的心态,以积极配合治疗,往往可以获得较高的治疗依从性,缩短总体治疗时间。

(四)乳腺炎的预防

预防急性哺乳期乳腺炎的发生应从妊娠后期开始,至整个哺乳期结束。

1.妊娠后期应每周清洗乳房、乳头至少 2～3 次,保持乳头清洁。

2.若有乳头内陷者,应提前向外牵拉,使之突出,情况严重者应在怀孕前行乳头、乳晕矫形手术。

3.哺乳期应保持心情愉快,合理进食、适量营养,充足睡眠。

4.哺乳应注意卫生,保持身体清洁,每次哺乳前后均应使用温热水洗净双手和乳房,尤其是乳头、乳晕,以免污染乳汁,防止细菌由乳头进入乳腺组织形成乳腺炎。

5.按需哺乳,形成规律,养成正确的哺乳姿势和哺乳习惯。哺乳时应让婴儿将乳头及大部分乳晕含唅在口内,使之有效地吸吮,充分吸空双侧乳腺各叶内的乳汁。若乳汁有剩余,可用吸奶器吸空乳房以避免乳汁淤积,不要让婴儿含乳头睡觉,要预防和及时治疗婴儿口腔炎症。

6.避免长时间婴儿含唅乳头,以免乳头皮肤发生破损、溃疡,若乳头已有破损、溃疡应暂停哺乳,并用吸奶器吸空乳汁,乳头可局部外涂红霉素软膏等治疗,创口愈合后继续哺乳。

7.睡眠时应采用仰卧或侧卧位,怀抱婴儿及其他物品时均应避免压迫乳房以免损伤乳腺导管以致排乳不畅,乳汁淤积。

8.佩戴合适胸罩,穿着松紧适度内衣。

第五节　乳腺良性肿瘤

乳腺是体表器官,表面覆盖皮肤、皮下脂肪,腺体本身由导管上皮、腺上皮、小叶间纤维组织及脂肪组织构成。其中任何一种组织都可能发生良性肿瘤。如皮肤乳头状瘤、皮脂腺腺瘤、皮下脂肪及小叶间脂肪发生的脂肪瘤、乳腺导管上皮或腺上皮增生引起导管内乳头状瘤及腺瘤、上皮组织和纤维组织同时增生形成的纤维腺瘤。这些乳腺良性肿瘤均是女性常见的肿瘤,据统计乳腺良性肿瘤的发生率仅次于乳腺增生症和乳腺癌,占第三位。

一、乳腺纤维腺瘤

乳腺纤维腺瘤(fibroadenoma of breast)是由纤维组织和上皮组织异常增生所致的良性肿瘤。是青年女性中最常见的乳腺良性肿瘤,约占乳腺良性肿瘤的3/4,多发生在卵巢处于功能活跃时期的20~35岁青年女性,绝经后女性少见。

(一)病因及病理

乳腺纤维腺瘤的发生与机体雌激素水平过高及局部乳腺组织对内分泌激素(雌激素)反应过于敏感有关,故常伴有乳腺小叶的其他增生性变化。大体观察:肿瘤多呈圆形或椭圆形,有完整包膜。直径约1~3cm,也可大于10cm。表面光滑、结节状、中等硬度、质韧、与周围乳腺组织分界清楚。切面质地均匀,灰白或淡粉色,稍外突。当其上皮成分丰富时,切面呈淡粉红色,质地偏软;镜下观察:根据肿瘤中纤维组织和腺管结构之间的关系,一般将乳腺纤维腺瘤病理类型分为以下五型:①向管型(管内型):主要为腺管上皮下结缔组织增生形成的肿瘤,上皮下平滑肌组织也参与肿瘤的形成,但无弹性纤维成分。②围管型(管周型):病变主要为腺管周围弹力纤维层外的管周结缔组织增生,弹力纤维参与肿瘤形成,但无平滑肌成分,亦不成黏液变性。③混合型:同时存在向管型及围管型两种病变者。④囊性增生型:腺管上皮和上皮下或弹力层外结缔组织增生而形成。⑤分叶型:基本结构似向管型纤维腺瘤,上皮下纤维组织从多点突入高度扩张的管腔,但不完全充满,因此无论用肉眼观察及镜下检查均呈明显分叶状。

(二)临床表现

患者常无意中发现乳房肿块,无疼痛、压痛及乳头异常分泌物。肿块好发于乳腺外上象限。常为单发,亦有多发者。肿块多成圆形、卵圆形或扁形,表面光滑,质地坚韧,边界清楚,与表皮或胸肌无粘连,活动度大,触之有滑动感。腋下淋巴结无肿大。肿瘤增长速度很慢,数年或数十余年无变化。如果静止多年后肿瘤突然迅速增大,出现疼痛及腋窝淋巴结肿大,要高度怀疑恶变。根据肿瘤临床表现又可分为:①普通型纤维腺瘤:此型最多见,瘤体小,生长缓慢,一般在3cm以下。可发生于乳腺各个部位,以外上象限为主。大多为单发,也可多发。②巨纤维腺瘤:此型多见于青春期和40岁以上女性。特点是生长迅速,短时间可占据整个乳房。肿块直径一般超过5cm,最大可达20cm,边界清,表面光滑,活动度良好,与表皮无粘连。乳房皮肤紧张,发红。③青春型纤维腺瘤:临床上较少见。发病于月经初潮前,在初潮后数月及1~2年瘤体迅速增大,病程约1年瘤体即可占满全乳房,肿块最大径为1~13cm。由于瘤体快速膨胀生长,使乳房皮肤高度紧张,致使乳房表浅静脉曲张,此体征易被误诊为恶性肿瘤。

(三)诊断

有典型的临床表现,并结合辅助检查即可作出诊断。辅助检查主要为:①乳腺彩超:瘤体多为圆形或卵圆形暗区,边界清晰,形态规则,包膜回声完整,呈均匀的中低回升。彩色多普勒表现为以周边性为主的血流信号,体积较大者,血流信号较丰富。频谱多普勒表现为 RI≤

0.7作为纤维腺瘤的诊断标准。②乳腺钼靶X线摄影：X线下肿块表现为等密度，边缘光滑，边界清楚的肿块，有时伴有良性钙化灶，但比较少见。③针吸细胞学检测：针感介于韧与脆之间，针吸细胞量较多。涂片常见三种成分：导管上皮细胞片段、裸核细胞和间质细胞片段，诊断符合率达90%以上。

（四）鉴别诊断

1.乳腺囊性增生病　好发于30～50岁。表现为单侧或双侧乳腺腺体增厚，肿块以双侧多发者较为常见，可呈结节状、片块状或颗粒状。肿块常有明显压痛，双侧或单侧乳房疼痛，且与月经有明显关系。经前整个乳房常有胀感，经后可缓解。必要时可行有关辅助检查予以鉴别，如钼靶X线摄片等。病理检查可确诊。

2.乳腺癌　乳癌肿块可呈圆形、卵圆形或不规则形，质地较硬，表面欠光滑，活动度差，易与皮肤及周围组织发生粘连，肿块生长迅速，同侧腋窝淋巴结常有肿大。乳癌肿块介于0.5～1.0cm时，临床酷似纤维腺瘤。如发现肿瘤与表皮或深部组织有部分粘连者，应首先考虑乳腺癌。必要时行针吸细胞学检查及病理检查可提供组织学证据进行鉴别。

3.乳腺囊肿　多见于绝经前后的中老年女性。乳腺囊肿的肿块较纤维腺瘤有囊性感，活动度不似纤维腺瘤那样大。此外，可行肿块穿刺予以鉴别，腺瘤为实性肿块，无液体，而囊肿则可抽出乳汁样或浆液性的液体。

（五）治疗

1.药物治疗　药物治疗纤维腺瘤效果不好。因此临床主张："一旦确诊，均应手术"的治疗原则。未婚女性一旦发现此病，应在婚前，至少妊娠前切除肿瘤。孕后发现肿瘤，可在妊娠3～4月时切除肿瘤。乳腺纤维腺瘤虽属良性肿瘤，但少数也有恶变可能，因此术后均应将切除的组织标本送病理检查，以明确肿块性质。

2.开放手术　多采用以乳头为中心的放射状切口，不致损伤乳管；切口应尽量小而美观，使愈合后的瘢痕能缩小到最小程度。当肿瘤位于乳晕旁时，可在乳晕边缘作一弧形切口。当肿瘤位置较深、较大或多发时，可在乳腺下方作弧形切口，经乳腺后间隙切除肿瘤。由于该病有时包膜不完整，应作包括肿瘤及其周围至少0.5cm正常组织在内的局部切除术。

3.超声引导下Mammotome微创旋切术　适用于小于2.5cm的乳腺良性肿物以及病理性质不明、需要进行切除活检的乳房肿物。对可疑乳腺癌患者可进行活检，但应避免行肿块旋切手术。有出血倾向、血管瘤及糖尿病患者为手术的禁忌证。对于肿块较大且血流丰富以及肿块位于乳晕且直径＞2.5cm者，仍然选择外科手术传统切除。与传统手术相比，超声引导下的Mammotome微创旋切技术的优点有：①精确定位，准确切除病灶：传统手术方式为凭手感盲切，Mammotome微创旋切术在高频B超精确定位下完整切除病灶，其过程为实时监控，因此其精确度较高。②切口微小，美容效果好：传统开放手术，切口较多、术后瘢痕明显。Mammotome微创旋切术手术切口只有3～5mm，无须缝合、不留瘢痕。而且同一侧乳房多个病灶，可以通过一个切口切除，避免了切开皮肤、皮下组织和正常腺体。组织损伤小，恢复快。

（六）预后

纤维腺瘤经手术切除，多可治愈。但由于致病的内分泌因素（雌激素）持续存在，少数患者在术后可在同侧或对侧乳房中复发。极个别患者可在原肿瘤切除的瘢痕处发生复发。如有多次复发者，应提高警惕，以免发生恶变。

二、乳腺导管内乳头状瘤

乳腺导管内乳头状瘤（breast intraductal papilloma）是发生于乳腺导管上皮的良性肿瘤，大多发生在乳晕下方的输乳管内，肉眼可见导管内壁有米粒大小的乳头状结节突入管腔。其瘤体较小，直径仅数毫米，带蒂及绒毛，瘤体血管丰富，易出血。根据其病灶的多少及发生部位可将其分为单发性、大导管内乳头状瘤和多发性、中小导管内乳头状瘤两种类型。前者源于输乳管的壶腹部内，多为单发，位于乳晕下区，恶变者较少见；后者源于乳腺的末梢导管，常为多发，位于乳腺的周边区，此类较易发生恶变。此病发生于青春期后任何年龄的女性，以经产妇多见，尤其多发于 40～50 岁妇女。本病有一定的恶变率。一般认为本病与雌激素的过度刺激有关。

（一）病理改变

1. 大体形态　大导管内乳头状瘤类型的瘤体位于乳头或乳晕下的大导管内，肿瘤直径一般为 0.5～1.0cm，边界清楚，无纤维性包膜，多数为单发，少数可同时在几个大乳腺导管内发生，瘤体自导管腔内突出，由许多细小的树枝状或乳头状突起粘连在一起而形成"杨梅样"结节。结节常有粗细、长短不同的蒂，亦可无蒂。一般粗短的乳头状瘤纤维成分较多，切面呈灰白色，质韧。细长且顶端呈颗粒状鲜红的乳头状瘤，质脆，容易出血，易恶变。瘤体所在的部位导管扩张，内有浅黄色或咖啡的液体残留，有时可伴有黏液或血性液体。中小导管内乳头状瘤类型位于中小乳腺导管内，瘤体呈白色半透明小颗粒状，无蒂，附着于管壁上，质韧，上皮生长旺盛，属癌前病变，癌变率达 5%～10%。

2. 组织形态　由导管上皮细胞及间质增生形成的乳头状肿物突入由扩张导管围成的腔内，在以纤维组织和血管构成乳头的轴心外覆盖 1～2 层柱状上皮细胞。根据乳头状瘤细胞分化的程度及间质细胞的多少，可将其分为以下 3 种类型。①纤维型管内乳头状瘤：其特点为乳头粗短，间质内纤维组织层丰富，乳头的表面被覆的多为立方上皮或柱状上皮，也可为上皮与肌上皮双层细胞。细胞排列整齐，分化良好，无异形性。由于瘤体内纤维组织成分较多，故称纤维型管内乳头状瘤，是临床上较为常见的一种。②腺型管内乳头状瘤：导管增生的上皮细胞构成细小的乳头，反复分支，相互吻合形成不规则的腺样结构，间质内纤维组织较少，常呈细条索状夹杂在上皮细胞之间。③移行型管内乳头瘤：其特点为导管上皮高度增生，形成乳头，突入管腔。增生的上皮为立方或低柱状上皮细胞，细胞排列均匀一致，无异形性，排列类似移行上皮。

（二）临床表现

乳腺导管内乳头状瘤以间歇性、自主性乳头溢液为主要临床表现，溢液可为黄色、暗棕色或血性液体。也可在挤压乳晕区或乳头时，从乳头溢出液体。部分患者在乳晕下方可触及小结节，质地较软，可推动。绝大多数为单侧乳房发病。①单发性大导管内乳头状瘤：该类型肿瘤组织比较脆弱，血管丰富，导管内积血积液，轻微的挤压即可引起出血或分泌铁锈色液体，这是本病呈血性溢液的最常见的原因。在乳晕下或乳晕边缘部位能触及到长约 1cm 的索状肿块,或扪及枣核大小结节。本病常为间歇性自发溢液,或挤压、碰撞后溢液。多数患者以发现内衣上留下棕黄色的污迹而就诊。当肿瘤阻塞大导管时,可有乳头、乳晕区胀痛,并发现乳晕下或乳晕附近小肿块,一旦积血、积液排出后,肿块即变小或消失,疼痛缓解,该症状可反复出现,此类型恶变较少见。②多发性、中小导管内乳头状瘤:此类型源于末梢乳腺导管,是由于中小导管内的腺上皮增生而形成。乳头溢液较少见。此时患者多无特殊不适感。体检时,约 2/3 患者不能触及肿块,仅在压迫乳晕区附近某处时,可见血液或浆液血性液从乳头相应乳管溢出。1/3 患者可扪及乳晕区小肿块,约 1～2cm 大小,圆形、质韧、光滑、活动度好,压迫该肿块时上述液体可溢出,随即肿块变小或消失。腋窝淋巴结通常不肿大。部分有溢液症状,溢液呈血样、黄色水样、咖啡样。本病恶变率可达 5％～10％,为癌前病变,诊断时应予以高度重视。

(三)诊断

在乳晕下方或周边扪及一小肿块或结节,轻压时有血性或浆液性液体溢出,即可作出诊断。如未能扪及肿块,以示指尖围绕乳头按压乳晕区,如见到乳头乳腺导管口有溢液,也可作出诊断。部分病例虽可触及结节,但按压时乳头无溢液。乳腺 X 线钼靶摄影检查、乳腺导管造影可显示肿瘤所在部位及大小。乳腺导管内镜检查可以对乳管内乳头状病变作出明确诊断和定位,是乳头溢液病因诊断的有效方法。乳头溢液细胞学检查亦可明确诊断。凡发现乳头有血性溢液者,应先明确出血导管的部位和性质,再根据具体情况确定手术方案。术前准确定位是手术成功的关键。

(四)鉴别诊断

1. 乳腺导管内乳头状癌　本病与乳腺导管内乳头状癌均可见到自发的、无痛性乳头血性溢液,均可扪及乳晕部肿块,且按压该肿块时可自乳管开口处溢出血性液体。由于两者的临床表现及形态学特征都非常相似,故两者的鉴别诊断十分困难。一般认为,乳腺导管内乳头状瘤的溢液可为血性,亦可为浆液血性或浆液性;而乳头状癌的溢液则以血性者为多见,且多为单侧单孔。乳头状瘤的肿块多位于乳晕区,质地较软,肿块一般不大于 1cm,同侧腋窝淋巴结无肿大;而乳头状癌的肿块多位于乳晕区以外,质地硬,表面不光滑,活动度差,易与皮肤粘连,肿块一般大于 1cm,同侧腋窝可见肿大的淋巴结。乳腺导管造影显示导管突然中断,断端呈光滑杯口状,近侧导管显示明显扩张,有时为圆形或卵圆形充盈缺损,导管柔软、光整者,多为导管内乳头状瘤;若发现断端不整齐,近侧导管轻度扩张、扭曲、排列紊乱、充盈缺损或完全性阻塞、导管失去自然柔软度而变得僵硬等情况时,则多为导管内癌。溢液涂片细胞学检查乳头状癌可找到癌细胞。最终确立诊断则以病理诊断为准,而且应做石蜡切片,避免因冰冻切片的局限性造成假阴性或假阳性结果。

2. 乳腺导管扩张综合征　两者在溢液期均可以乳头溢液为主要症状,但导管扩张综合征常伴有先天性乳头凹陷,溢液多为双侧多孔,性状可呈水样、乳汁样、浆液样、脓血性或血性。乳头状瘤与导管扩张综合征在肿块期均可见到乳晕下肿块,但后者的肿块常较前者为大,且肿块形状不规则,质地硬韧,可与皮肤粘连,常发生红肿疼痛,后期可发生溃破和流脓。导管扩张综合征还可见患侧腋窝淋巴结肿大、压痛。乳腺导管造影显示导管突然中断,有规则的充盈缺损者,多为乳头状瘤。若较大导管呈明显扩张,导管粗细不均匀,失去正常规则的树枝状外形者,则多为导管扩张综合征。必要时可行肿块针吸细胞学检查或活组织病理检查。

(五)治疗

手术治疗:手术治疗是本病的首选治疗方法。通常认为乳管内乳头状瘤属良性,但6%～8%的病例可发生恶变,尤其对起源于小乳管的乳头状瘤应警惕其恶变的可能。故应在早期手术治疗。对单发的乳管内乳头状瘤应切除病变的乳管系统。术前需正确定位,可先循乳头溢血口插入细探针,尔后沿探针切开乳管,寻找肿瘤,予以切除;或可经探针注入少许亚甲蓝注射液,然后依染色所示的乳管分布范围和方向作腺体的楔形切除,切除部位包括病变乳管及其周围组织。年龄较大的患者,可考虑行患乳单纯切除。切除标本应送常规病理检查,如有恶变应施行乳腺癌根治术。对年龄较大、乳管上皮增生活跃或渐变者,可行单纯乳房切除术。

(六)预后

虽然导管内乳头状瘤是一种良性疾病,是否会发生恶变尚有争议,但临床确有发现,管内乳头状瘤无论发生于大、中、小导管内,都有一定的恶变几率。一般认为多发性导管乳头状瘤病理生物学特性倾向恶变,故称癌前病变,乳头状瘤癌变一般恶性度较低,生长缓慢,但因处理不当而致复发或转移,造成不良后果并不少见。因此,及早就诊、慎重采取治疗措施甚为重要。有少数患者,由于致病内环境存在,手术后仍可在其他导管内新生导管内乳头状瘤,应视为多发性而非原肿瘤复发。

三、乳腺其他良性肿瘤

(一)乳腺脂肪瘤

乳腺脂肪瘤同身体其他部位脂肪瘤一样,其肿块较软,边界清楚,生长缓慢无特殊不适,极少恶变。

1. 临床表现　本病可发生于任何年龄,多见于40～60岁妇女,好发于脂肪丰富的肥大乳房内。本病发病率低,多为圆形、椭圆形,质地柔软,有分叶,直径多在5cm以下,也有达10cm者。根据肿瘤在乳房内位置不同分为:①乳房皮下脂肪瘤。②乳房内脂肪瘤。③乳腺外脂肪瘤。

2. 病理改变

(1)大体所见:肿物质地软,有完整包膜,呈结节状或分叶状,形态不规则,多为圆形或椭圆形,瘤组织与正常乳腺内脂肪极为相似。其颜色较正常脂肪黄。脂肪瘤组织有包膜与乳房皮下脂肪组织及乳房脂肪小叶不同。

(2)镜下:瘤体由分化良好的成熟脂肪组织所构成。有时混有少许幼稚的脂肪细胞,细胞核小且位于细胞中央,细胞质内充有丰富的脂滴,瘤细胞间有少许纤维组织及小血管。根据肿瘤组织的所含成分,乳房脂肪瘤可分为:乳腺单纯性脂肪瘤、乳腺内血管型脂肪瘤、乳腺纤维型脂肪瘤、乳腺腺脂肪瘤。

3. X线表现　可行X光照片鉴别肿瘤的性质。恶性者,在肿块周围有毛刷状阴影出现,良性则无此现象。脂肪瘤的X射线表现为边界清楚、密度较低的肿块阴影,呈圆形或卵圆形,也有呈分叶状的。有时病变位居皮下,其密度与脂肪组织相似,因此往往不能在 X 片上显示。位居乳房内的脂肪瘤,可显示乳腺内占他性病变。边缘呈现薄层纤维脂肪包膜的透亮带,将邻近的乳腺条索状结缔组织推开,以此作为诊断参考。

4.治疗 乳房的脂肪瘤,与其他部位的脂肪瘤一样,为良性肿瘤,很少发生恶变,且生长缓慢,对机体的危害不大。若瘤体不大,无须处理。对于乳腺间脂肪瘤,因手术探查遇到本病可随即摘除。位于乳房后的脂肪瘤,如诊断清楚,瘤体又不大,不影响其乳房功能者,不必手术。而对瘤体较大,明显压迫周围组织,甚至影响乳腺功能者,或继发癌变者,以手术切除为原则。

(二)乳房血管瘤

乳房血管瘤发生在乳腺的很少,主要见于乳房皮肤或皮下,病变处皮肤呈青紫色,或皮肤正常少有隆起,以及皮肤的毛细血管样红色小结节。可单发也可多发,肿物大小、深浅不定,没有包膜,质地柔软有弹性可以压平。无明显症状。血管瘤大多数为先天性,生长缓慢,很少有恶变。病因与雌激素增高有关。发生在乳腺上的血管瘤,依其组织结构、形态特点可分为:毛细血管瘤和海绵状血管瘤。根据临床症状和体征诊断本病不难。

1.乳房毛细血管型血管瘤

(1)临床表现:毛细血管型血管瘤又称莓状痣。是一种良性自限性病变,可发展为海绵状血管瘤。呈鲜红色,高出皮表,也可为紫红色或青紫色,界限清楚,表面为细颗粒状或皱襞状,压迫退色,生长缓慢。有报道其发病率为乳房疾病的 1.2% 左右。

(2)病理改变:

①大体所见:血管瘤多发生在乳腺的真皮内,大小不定,表皮隆起,质地柔软无包膜,呈暗紫红色,切面暗红有血液渗出。

②镜下所见:镜下见大量排列方向不一的细胞,在血管之间有少量的疏松纤维组织增生。

(3)治疗:毛细血管瘤是一种自限性病变,一般不需治疗,但要密切观察。如病变小还是以手术切除为最好,但幼儿时不宜手术。也可用 X 射线或低电压 X 射线超短距离照射,一般一次 $2.58×10^{-2}$ C/kg,每周 2 次,$0.2～0.26$ C/kg 为一疗程。放射性 32P 贴敷,一疗程成人可 0.9C/kg,必要时间隔 3 个月后再贴敷 1 次,均可收到明显效果。

2.乳房海绵状血管瘤 本病除在体表及四肢多见外,肝脏也可见到,乳房内则少见,常与乳房毛细血管瘤混合存在。

(1)临床表现:乳房海绵状血管瘤位于皮下,瘤组织软,多为稍隆起的圆形,边界不太清楚,状如海绵有压缩性。病变处表皮正常,对于表浅的海绵状血管瘤,可以透过皮肤看到蓝色团块状瘤,亦可呈青紫色,常与毛细血管瘤并存,构成混合性血管瘤。穿刺有血抽出,最大者可达 6cm×8cm,X线偶尔见成人血管瘤内血管腔钙化。

(2)病理改变

①大体所见:海绵状血管瘤可见于乳腺皮下或深层组织。瘤组织大小不一,质地柔软。切面紫红色可见有大小不等的血管腔,管壁厚薄不均,内含较多的血液。

②镜下特点:瘤组织由大小不等、形态不规则的血管构成。管腔内有较多的血液,管壁仅

有一层内皮细胞,无平滑肌,血管间可见有不等量的纤维间隔。

(3)治疗

①治疗原则

a.因乳房血管瘤为良性肿瘤,可呈浸润性生长,但有的可停止生长或缩小,一些幼儿的血管瘤经过一段时间可以自行消退。故对婴幼儿,此病可以观察,不宜过早处理。

b.血管瘤对放疗也很敏感,有些可以完全治愈,但对婴幼儿身体及乳腺都有损害,甚至乳腺终生不发育,故应慎重应用或不过早使用。

c.海绵状血管瘤手术切除时,须小心谨慎,逐一结扎外围血管以防出血过多。

d.海绵状血管瘤须硬化治疗者,也宜在少年时为宜,但必须根据肿瘤生长状况而定。

e.对生长迅速的血管瘤以尽早处理为宜,以手术切除为主。

②具体方法

a.X射线放射治疗:海绵状血管瘤对X射线颇为敏感,一般常用浅层X射线治疗机,每周照射1~2次,每次$(1.29\sim2.58)\times10^{-2}$C/kg,总量可达$0.2\sim0.26$C/kg。有条件者可用镭盒接触治疗。

b.硬化剂:硬化剂注射,可用5%~10%高渗盐水或5%色肝油酸钠等,注入肿瘤下方及周围。切勿注入瘤内或上方,否则可引起破溃。剂量一般不超过0.5~1.0mL,每周1次,数次后可见效果。

c.手术切除:手术治疗时要注意止血,术后效果良好,但能在硬化后尽量少切乳房或部分切除乳房,也不作乳房全切以作整形基础。

(三)乳房皮脂腺囊肿

乳腺皮脂腺囊肿是由于某些原因造成皮脂腺管闭塞,使皮脂不能泌出而淤积在皮脂腺内,并使其扩张成囊。皮脂腺囊肿可单发也可多发。常见于成人头面部、肩颈部,偶尔见于乳腺乳晕部皮内。临床上将本病和表皮囊肿统称皮脂腺囊肿,或称粉瘤。

1.临床表现　在乳房的乳晕皮内可见1个或数个高出皮面约1cm左右、直径2cm大小的微隆起结节,一般呈圆形或椭圆形,与皮肤粘连甚紧,与皮下组织不粘连。肿物中等硬度,推之可动,边界清楚,有柔软感,无压痛,有时有感染症状。

2.病理改变

(1)大体所见:囊肿为灰白色圆形或椭圆形,表面光滑,包膜完整,切面为实性,内容物为油脂状,囊壁菲薄。

(2)镜下特点:囊肿壁由鳞状上皮细胞组成,没有细胞间桥,也没有角化,不分层。囊壁周围可见发育成熟的皮脂腺,囊内可见破碎的皮脂腺细胞。

3.治疗　包括囊壁在内的完整切除是其根治方法。如有感染,可在感染控制后再行切除,如囊壁残留还会复发。

(四)乳房表皮囊肿

乳房表皮囊肿常见,与乳房皮脂腺囊肿不易区分,无明显的临床症状和体征。

1.病因

(1)外伤时将表皮种植于真皮内。

（2）皮脂腺囊肿的鳞状上皮过度增生形成,及皮脂腺细胞萎缩后而形成。

（3）皮肤附件中较为原始的上皮细胞长出。

2.临床表现　在乳房皮肤表面可见隆起皮肤的肿物,多呈椭圆形,界限明显,不与深层组织粘连,一般情况下无明显临床症状。触诊时,可于皮下或皮内触及1个或数个较硬的、明显隆起的肿物,表皮无改变。如合并感染,局部皮肤红肿甚至化脓。

3.病理改变

（1）大体所见:囊肿为圆形或椭圆形肿物,灰白色,表面光滑,包膜完整。切面可见囊内充满灰色或灰白色豆腐渣样物,或银灰色鳞片状物,有时可见钙盐沉着。

（2）镜下所见:囊壁由鳞状上皮所组成,最外层为基底层,依次向内,最内层为角化细胞层。囊内角化物 HE 染色为一致性粉红色物,有时可伴有异物巨细胞和胆固醇结晶。

4.治疗和预后　治疗原则同皮脂腺囊肿。手术切除后可获痊愈。手术时未能将囊壁完整切除,术后有复发的可能。

（五）乳房平滑肌瘤

乳腺的平滑肌瘤来源于乳腺的平滑肌组织。可见于乳头、乳晕区内的平滑肌及腺内血管平滑肌组织。乳腺平滑肌瘤生长缓慢,可对瘤周围组织产生压迫,阻碍乳腺的正常功能。如果生长迅速者,应考虑平滑肌瘤恶变或是平滑肌肉瘤。发生于乳腺上的平滑肌瘤可分为乳头平滑肌瘤和乳腺平滑肌瘤。乳腺平滑肌瘤又可分为 3 型:即浅表型、血管型和腺型。浅表型平滑肌瘤来自乳腺区真皮内的平滑肌;血管型平滑肌瘤来源于乳腺本身血管壁上的平滑肌;腺型平滑肌瘤来自深层血管的平滑肌,也可能来源于管周平滑肌。

1.乳头平滑肌瘤　源自乳头的平滑肌细胞(乳头及乳晕处无皮下组织,而主要是平滑肌构成)。一般肿物不超过 1cm。发病年龄为 20～40 岁女性,多数单发,偶尔见多发者。

（1）临床表现:肿物位于乳头内,直径一般不大于 1cm。触之较硬,富于弹性,活动性差,时而疼痛,生长缓慢,可有局部压迫症状,如在哺乳期可影响哺乳,肿瘤压迫乳管使乳汁流出不畅。可继发乳腺炎,使乳腺出现红肿、疼痛等炎性表现。

（2）病理改变:

①大体所见:乳头内有平滑肌瘤生长,使其肿胀增粗,触之呈结节状,质地坚实,体积不大,直径一般均小于 1.0cm,切面隆起,呈灰红色。如果瘤内含纤维成分增多则呈乳白色,包膜可有可无。

②镜下所见:平滑肌瘤由分化比较成熟的平滑肌细胞所构成。瘤细胞呈长梭形、胞浆丰富,红染,边界清楚。细胞核呈杆状,两端钝圆,位于细胞中央,少见或不见核分裂。瘤细胞排列成束状或编织状,有时可见瘤细胞呈栅栏状排列,间质为少量的纤维组织。

2.乳腺内平滑肌瘤

（1）临床表现:乳腺内平滑肌瘤罕见,有些特点与乳头平滑肌瘤相似,不同的是它可以发生在乳头以外的乳腺任何部位,呈圆形或椭圆形,有时扁平,直径为 0.5～2.5cm,生长缓慢,无疼痛。由于生长部位及来源和结构不同,可分为三型:①浅表型平滑肌瘤:本瘤发生于乳晕区真皮内,与皮下组织无关,皮肤包膜隆起呈结节状,大量分化良好的平滑肌细胞呈编织状排列。②血管型平滑肌瘤:起源于乳腺血管平滑肌细胞,肿瘤边界清楚,有完整包膜,间质略软,大小不超过 2.5cm。③腺样型平滑肌瘤:此型肿瘤由平滑肌细胞和上皮细胞构成,肿瘤大小不定,一般直径在 3cm 以下。

(2)诊断:乳腺内平滑肌瘤少见,早期患者无症状,瘤组织生长缓慢,多见于乳头、乳晕区。1 个或数个 1~3cm 大小的圆形或椭圆形肿块,质地硬韧,有弹性,周界清楚。由于肿瘤呈膨胀性生长,压迫乳腺导管,使乳汁潴留可继发乳腺炎。少数患者主诉乳腺有阵痛。

①表浅型平滑肌瘤

a.肿瘤生长在乳头内,使乳头变粗变硬。

b.瘤细胞呈梭形,胞浆丰富而红染,核呈杆棒状,平直而两端钝圆,位于细胞中央。

②血管型平滑肌瘤

a.瘤组织由平滑肌和厚壁的血管构成。

b.血管大小不等。

③腺型平滑肌瘤

a.肿瘤较大,直径可达 3cm,在乳腺皮下较深处。

b.肿瘤由平滑肌和腺胞或腺上皮细胞所构成。

(3)X 射线摄片:可见有边界清楚、整齐、锐利、瘤体直径 1~3cm 的高密度阴影区。

(4)鉴别诊断

①平滑肌瘤与平滑肌肉瘤相鉴别:a.平滑肌肉瘤一般体积较大,无完整包膜,侵犯周围组织,切面呈鱼肉状。b.平滑肌肉瘤的瘤细胞间变明显,每高倍视野可见 1 个以上核分裂。平滑肌瘤几乎不见核分裂现象。c.平滑肌肉瘤可发生转移,术后易复发。

②平滑肌瘤与皮肤纤维瘤相鉴别:a.皮肤纤维瘤细胞界限不清,常见胶原成纤维细胞。b.皮肤纤维瘤细胞核两端尖锐呈枣核状。c.Masson 染色,胶原纤维染成绿色,平滑肌细胞呈红色。vangison 染色,纤维组织呈红色,而平滑肌细胞呈黄色。

(5)治疗:乳腺的平滑肌瘤是良性肿瘤,手术切除预后良好。如果瘤体较大,生长迅速,疼痛加剧,说明有恶变的可能,则应及早做乳腺单纯切除或区段切除。平滑肌瘤恶变最重要的指征是瘤细胞的核分裂数量,对决定其良、恶性有极为重要的意义。一般认为高倍视野(×400)能找到一个肯定的病理性核分裂,即可作出低度恶性的诊断:如果查到 5~25 个核分裂,可以认为是中度恶性平滑肌瘤:若 25 个以上核分裂,可定为高度恶性肿瘤。

(六)乳房神经纤维瘤

乳腺神经纤维瘤是周围神经发生的一种良性肿瘤,发生在乳腺组织不常见。发生在乳腺皮肤或皮下的神经纤维瘤,有一大部分是神经纤维瘤病。

1.临床表现　任何年龄均可发生,乳腺的神经纤维瘤常位于乳晕区附近的皮下组织中,呈圆形或椭圆形结节状。境界清楚,活动性好,一般仅 1~2cm。可有压痛,偶尔有放射样痛,很少恶变。常为多发,也可单发。

2.病理改变

(1)大体所见:①神经纤维瘤一般坚实,富有弹性。切面观:灰白色、细嫩、实性,肿瘤血管丰富。②神经鞘瘤呈球形或圆形,表面光滑,包膜完整,切面为灰黄色、黄白色或灰褐色、半透明、细嫩脆弱的质块。

（2）镜下特点：①神经纤维瘤的瘤细胞呈长棱形，细胞核细长或椭圆，胞浆呈丝状伸出，相互连接成疏松旋涡状或波浪状或细网状无核分裂象。②神经鞘瘤：瘤细胞呈长横形，细胞质浅染边缘不清，瘤细胞往往呈行排列，似波浪状、旋涡状、细胞核呈棱形或椭圆形，有些核在同一水平线上，排列呈栅栏状。

3. 诊断　乳腺神经纤维瘤多见于女性，生长缓慢，早期无自觉症状，肿瘤常位于乳晕区或附近的皮下组织中。触诊时可触及一个或数个直径不大于 3cm 质稍软的肿块。边界清楚，可有压痛或阵发性疼痛，偶尔也会有放射样疼痛。而神经纤维瘤病可在表皮出现大小不一的咖啡牛奶斑，也可出现神经纤维瘤结节隆起于皮肤，质较硬，直径 1～2cm，可单发也可多发，后期可有疼痛。

4. 鉴别诊断

（1）与神经纤维肉瘤相鉴别：如果切除后复发，肿瘤细胞丰富，有明显间变，核分裂多见，则是神经纤维肉瘤。

（2）与神经鞘瘤相鉴别：神经纤维瘤无包膜、神经鞘瘤可有完整的包膜。神经鞘瘤内血管扩张，管壁增厚，可放射透明变性，而神经纤维瘤内血管很少。

5. 治疗　对肿瘤体积较小者可作完整切除，一次治愈。如果肿瘤体积较大，与周围组织粘连，特别是神经纤维瘤无完整包膜，与周围组织的界限不清，连同肿物周围的部分乳腺组织一并切除是主要治疗原则，术后很少复发。

（七）乳腺错构瘤

乳腺错构瘤是一种由乳腺组织、脂肪组织、纤维组织混合在一起的乳房良性肿瘤。以乳房肿块为临床特点，多见于 35～45 岁的妇女，很少恶变。手术切除可达治疗目的。

1. 病因及病理改变　有学者认为本病的发生与妊娠和哺乳等激素变化有一定关系，且认为是发生本病的主要因素。从发病机制上看，是由于乳腺内的正常组织错乱组合，即由残留的乳腺管胚芽及纤维脂肪组织异常发育而构成瘤样畸形生长。

病理可分 3 个类型：①以乳腺的小叶为主者：腺性错构瘤。②以脂肪组织成分为主者：脂肪性结构瘤。③以纤维组织为主者：纤维性错构瘤。

（1）大体所见：首先乳腺错构瘤具有包膜，切面见脂肪和纤维成分混合存在的病灶，脂肪组织特别丰富，肉眼观察类似脂肪瘤。

（2）镜下所见：显微镜下根据见到发育良好的乳腺小叶或有异常增生的乳腺组织病灶，导管和小叶结构常有不同程度的改变，但仍清晰可见。另外，同时又有成熟的脂肪组织和纤维组织，3 种成分不同比例混合存在，即是确诊本病的组织学依据。如缺乏对该病的认识，未重视观察包膜或因取材不当，在切片上仅看到类似增生的乳腺小叶，可伴导管扩张，易误诊为小叶增生性腺病；仅看到脂肪组织时，易误诊为脂肪瘤；看到小叶增生紊乱伴固有纤维组织增生未注意其他成分时，易误诊为纤维腺瘤。乳腺错构瘤以脂肪组织为主时，要注意从切面呈星芒状灰白色区取材，找到少量腺体方可确诊。以腺纤维组织为主时，虽然乳腺小叶增生紊乱，与纤维瘤相似，但仔细观察其仍具有小叶结构并有少量脂肪成分时，即可确诊。该瘤中导管上皮可有增生，或伴导管扩张，长期带瘤者，腺导管上皮增生能否癌变有待进一步观察。

2.临床表现

(1)发病年龄:本病多发生在中青年妇女,目前未见有男性发病的报道。多发生在 25～35 岁之间,也有文献报道在 32～42 岁之间多发病,另有文献报道在绝经后妇女常见。

(2)临床特点:本病最突出表现为,乳房无任何不适的、圆形或椭圆形、质地柔软、边界清楚、活动度大的肿物。常在无意中发现,直径多在 2～8cm 之间。

3.辅助检查　X线检查:在X线片上可见肿物处乳腺组织密度增高,瘤体的结构和形态清晰,呈圆形或椭圆形,边缘光滑。界限清晰,肿物密度不均,外有紧密的包裹,乳腺组织失去指向乳头的 5 角形结构,瘤体将正常的乳腺组织推向一边。X线片呈现密度不均的低密度区是本病的特点。

4.临床诊断

(1)无明显症状:无明显症状的乳房肿块,圆形或椭圆形,软硬不均,活动度大,无粘连,同时也可触及表面凸凹不平、软硬不均的肿块,乳头无溢液,腋下无肿大的淋巴结。

(2)X射线特点:瘤体结构和形状清晰,呈圆形或椭圆形,边缘光滑,界限清楚,肿物密度不均是其特点。

5.治疗　本病是良性肿瘤,药物治疗及放疗无效。手术切除肿物是该病治疗的首选方法。切除肿物应严格止血,术后可不放引流条,均可一期缝合。所要提及的是,应根据肿瘤位置及患者年龄选择不同的既能方便切除肿块又能使乳房外形不破坏的切口。切口可为放射状或弧形状。

6.预后　乳腺错构瘤为良性肿瘤,手术后无复发也不影响乳房的功能。

(八)乳房汗腺肌上皮瘤

本病为皮内孤立性肿瘤,偶尔为多发。可发生在乳房任何部位的皮肤上,瘤体质坚硬,表面皮肤正常,或轻微发红,直径多为 0.5～2cm,往往易误诊为乳腺癌。该病的组织学检查,可见肿瘤为包膜完整的界限清楚的实体瘤,其肿瘤的大多数细胞为肌上皮细胞,排列成带状或团块状,多位于边缘部分,可呈现不规则增生,向周围基质突入。其次为分泌细胞,位居中央,排列成团,细胞团块中间出现小管腔,有时肿瘤呈小叶结构。小叶中间有管腔,腔壁为分泌细胞,其余多为肌上皮细胞,此瘤位于皮内,易与癌区别。该病行局部病变切除,即可达治疗目的。

(九)乳头的乳头状瘤

乳头的乳头状瘤很少见。是乳头表皮鳞状上皮细胞呈乳头样增生,多个增生的乳头状物聚积在一起,看起来似菜花状,与乳腺鳞状细胞癌相似。

1.临床表现　成年女性的乳头表面,可见凸凹不平的暗棕色状或菜花状肿物,单个或多个,呈丛状,长期存在,生长缓慢,无特殊不适。

2.病理改变

(1)大体所见:鳞状细胞增生成乳头状,构成本病的主体。

(2)镜下所见:由纤维和脉管所组成的中轴,外被鳞状上皮细胞,可发生过度角化,胞浆略呈碱性,细胞核深染。瘤体的基底部几乎在一个平面上,不向深层发展。

3.鉴别诊断　与乳头的鳞状细胞癌鉴别见表 2－1。

表 2-1　乳头状瘤与鳞状细胞癌的鉴别要点

鉴别点	乳头状瘤	鳞状细胞癌
上皮角化	无	不全角化
细胞间变	似正常鳞状上皮细胞	明显
上皮顶突	顶突平,不成杆状	成杆状,伸入生长密集不规则
核分裂	无或少	棘细胞层核分裂多
间质	无上皮细胞	鳞状癌细胞散入间质
脉管侵犯	无	有

4.治疗　本病的根治性措施是手术,非手术治疗不能彻底治愈,术后预后好,不复发。

(十)乳房淋巴管瘤

发生于乳房的淋巴管瘤甚为少见,大多数为先天性。胚胎时遗留下来的淋巴管组织,后天生长成良性肿瘤。初期淋巴管可以发生扩张,一段为1~3cm大小,念珠状小球囊内含淋巴液。生长在乳腺真皮内的淋巴管瘤与周围组织边界不清、大小不定、质地柔软、无包膜、生长缓慢或停止生长。

根据淋巴管瘤的特征可分为:单纯性淋巴管瘤(又称毛细淋巴管瘤)、海绵状淋巴管瘤、囊性淋巴管瘤、又称囊性水瘤;混合型淋巴管瘤。

1.病理改变

(1)大体所见:①单纯性淋巴管瘤发生在真皮表面,呈疣状小颗粒。②海绵状淋巴管瘤可隆出于皮肤表面形成畸形,切面见有许多小囊腔状似海绵。③囊状淋巴管瘤,由多房性的囊腔构成,体积较大,不能压缩。

(2)镜下所见:①淋巴管瘤组织由许多管腔大小不等、管壁薄厚不一的淋巴管构成,其腔内含有淋巴液。②毛细淋巴管瘤,腔隙小,肿瘤位于真皮的上部。③海绵状淋巴管瘤,由大而薄的淋巴管及丰富的纤维间质构成。④囊性淋巴管瘤,多位于真皮的深部,可有大的囊腔,囊壁较厚,含有胶原,有时还可见断续的平滑肌。

2.治疗　淋巴管瘤并非无害,可以生长很大,造成畸形。也可发生感染、破溃、肿胀等。单纯性淋巴管瘤,可用冷冻疗法(液氮)或用激光治疗。对X射线也比较敏感。其余2型对射线不敏感,应进行手术治疗。海绵状淋巴管瘤切除范围应大(包括一部分正常组织在内),否则易于复发。

(十一)乳房骨瘤

骨瘤是骨组织常发生的一种良性肿瘤,发生于乳腺内罕见。一般患者于无意中发现乳房内有坚硬的肿块,体积不大。可以活动,界限清楚,表面光滑,不痛,生长缓慢。X射线检查显示乳内肿块为不与骨连接的骨组织。

1.病理改变

(1)大体所见:瘤组织为椭圆形或结节状、包灰白、质坚硬、表面光滑如骨组织。

(2)镜下所见:骨外膜可分为2层,外层为致密的胶原纤维,内层纤维少,细胞多。在骨膜小梁周围可见少数成骨细胞和小血管。在骨松质内有数量不等、粗细不均、排列紊乱的成熟板状骨小梁，但无哈氏系统。

2.治疗及预后　乳腺骨瘤是良性肿瘤。由于生长缓慢或停止生长，对身体无明显危害。对体积小或对乳腺功能无影响者，可以不必治疗。

(十二)乳腺颗粒细胞瘤

乳腺颗粒细脑瘤又称作颗粒细胞肌母细胞瘤。好发全身各部位，尤其舌部居多，占全部病例的1/3，发生在乳房者占全部病例的5％。其他部位如皮下、软组织、子宫、胃肠道等多处都有不同程度的发生。有文献报道至今不足1000例。发病年龄年轻于乳腺癌，为20～50岁，女性多于男性。近年来经过组织培养、组织化学和电子显微镜观察研究证明，是来自神经鞘的施万细胞。乳腺的颗粒细胞瘤是源自乳腺区的软组织，而不是来自乳腺本身。

1.临床表现　临床症状不明显，多在无意中发现乳腺皮下肿物。多见于乳腺的内上象限。触诊时可触及到0.5～2.0cm质硬、圆形、较固定的无痛性结节。受累皮肤下陷，易与乳腺癌相混淆。

2.病理改变

(1)大体所见：乳腺部的颗粒细胞瘤，直径一般不超过2cm，无包膜或有假包膜，与周围组织界限不清。切面观为均质，呈浅黄色或灰白色，分叶状，中心有条索状结构，质地较硬，有时可见受累区皮肤凹陷，常误诊为癌。

(2)镜下特点：瘤细胞体积较大，呈多边形、椭圆形或圆形。通常边界清楚，胞浆丰富，并有均匀分布的嗜伊红颗粒。PAS染色颗粒呈阳性反应。细胞核较小呈圆形或椭圆形，较一致。着色或深或浅，可有1～2个核仁，核分裂象很少。常见瘤细胞与外围神经密切相关，常围绕神经鞘或在神经鞘内生长。排列紧密的瘤细胞，被结缔组织分割成大小不一的巢状、条索状。受累皮肤出现鳞状上皮假瘤样增生，并伴有角化过度及角珠形成。易诊为高分化鳞状细胞癌。尤其冰冻切片时要注意与浸润性乳癌鉴别，此两点应引起注意。

(3)电镜所见：肿瘤细胞内有丰富颗粒，表现为界膜状的自噬空泡，空泡内充满颗粒，同时可见髓质样物质及线粒体，粗面内质网及微丝，胞浆内颗粒PAS阳性。免疫组化：S—100阳性。

3.诊断与鉴别诊断　无任何症状的乳腺上出现的质地坚实，呈结节状或分叶状肿物。一般不超过2cm的肿块，界限不清，较为固定。大多为孤立性结节。组织学所见：瘤细胞较大，呈多边形或椭圆形，胞浆内均匀分布着PAS染色阳性颗粒。瘤细胞与外围神经密切相关。

本病应与恶性颗粒细胞瘤相鉴别。恶性颗粒细胞瘤，尤其临床表现为恶性，组织学所见似良性者，与本瘤很相似。只是细胞核略有增大，核分裂偶见。瘤体积较大，可超过5cm。鉴别诊断对本瘤来说更要密切结合临床，以免作出错误诊断。

4.治疗　乳腺颗粒细胞瘤为良性肿瘤，仅行肿块切除或乳房区段切除后不复发不转移，可一次性治愈。对临床上有转移、浸润生长怀疑恶性者，可根据具体情况按恶性肿瘤处理。

①乳腺颗粒细胞瘤，不是发生于乳腺本身，而是发生于乳腺邻近的软组织。②乳腺颗粒细胞瘤良、恶性有时不易鉴别。病理改变呈良性肿瘤特性，而临床上有侵犯、转移等恶性肿瘤的特征，应按恶性肿瘤处理。③良性乳腺颗粒细胞瘤，只做肿物切除或区段切除即达目的，术

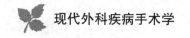

后不复发不转移。

第六节　乳腺癌的手术治疗

一、手术在乳腺癌治疗中的地位和作用

在乳腺癌的治疗方面,尽管有放化疗、内分泌治疗和生物治疗等许多治疗手段,但手术治疗仍然是乳腺癌主要的和基本的治疗手段。除手术外,目前其他的治疗方法几乎不能治愈乳腺癌,而大多数病理组织学上的早期乳腺癌和一部分临床早期乳腺癌仅通过手术即可治愈。虽然近年来乳腺癌的非手术治疗取得了很大的进展,但对可手术乳腺癌而言,当前的治疗理念仍然是以手术为主的综合治疗。

乳腺癌手术从作用上可分为诊断性手术、治疗性手术、预防性手术和康复整形手术等。诊断性手术是为明确病变的性质和类型以及确定病变的扩散范围而进行的手术操作,对乳腺癌的定性、定量和定位诊断均有重要作用,如乳腺病变的切除活检、区域淋巴结和前哨淋巴结切除活检等。治疗性手术又可分为根治性手术、姑息性手术和辅助治疗手术。乳腺癌根治性手术包括从局部扩大切除和象限切除的保乳手术到单纯乳房切除,从改良根治、经典根治到扩大和超扩大根治等,手术种类繁多,对乳腺癌的治愈具有决定性作用。姑息性手术包括为减轻体内肿瘤负荷而进行的减瘤手术(或称减量或减体积手术)以及为减轻症状和改善生活质量而施行的减症手术,前者如为提高治疗效果而进行的原发癌或转移灶的姑息性切除,后者如为减轻疼痛或控制溃烂出血而实施的解救手术。辅助治疗手术是为提高其他疗法的治疗效果而施行的手术,如为改善乳腺癌内分泌治疗疗效而做的卵巢或肾上腺切除。预防性手术是为防止恶变和病变扩散进行的手术。乳腺癌预防性手术常见的有对侧乳房的预防性切除、区域淋巴结的预防性清扫和为避免内分泌治疗的副作用导致子宫内膜癌变而进行的子宫切除等。乳腺癌术后可能出现一些手术并发症,有时候保守治疗效果不好,需要二次手术以促进患者康复或改善功能,如术后皮下积液、皮瓣坏死、上肢水肿和功能障碍等可能需要进行康复手术。乳房是女性美的重要组成部分,乳腺癌手术常常导致乳房缺失或形态改变,影响患者的形体美观和心理健康,为此需要进行整形美容手术,如乳房假体植入和自体重建、乳头乳晕再造等。

二、乳腺癌术前准备

术前准备是手术治疗的重要环节和成功保证,尤其是对病情较重、年老体弱或者有其他合并疾病的患者要更加重视。乳腺癌的术前准备包括术前诊断评估与术式选择、一般术前准备和特殊术前准备等。

1. 术前诊断评估与手术方式选择　术前诊断评估包括定性、定量、定位和分期,不仅要初步查明乳腺病变的性质和类型,还要确定乳腺病灶的数目和位置,是单侧还是双侧,是单个还是多灶性,病变范围多大,位于乳房的哪个象限,距离乳头乳晕有多远。除此之外,还要了解腋窝、锁骨上下和内乳等区域淋巴结转移状态、远处有无转移以及转移状况如何等,据此进行临床分期评估。

临床上一般可根据病史、临床表现和体检对乳腺癌作出初步诊断。辅助检查对乳腺癌的诊断有重要作用，尤其是乳腺彩超检查，简便无害，普及率高，经济高效，可重复进行。结合血流分析，对判断乳腺癌的定性、定量和定位诊断有很高的价值，灵敏性和特异性均较高，是目前乳腺检查中最常用的检查。

乳腺钼靶 X 线检查是乳腺的常用检查，对乳腺癌的诊断有较高的价值，尤其是对钙化性病变灵敏性和特异性高，但对非钙化病变阳性率和特异性不高。CT 对乳腺癌的诊断价值有限，主要用于了解乳腺癌有无胸部肌肉和胸壁的浸润及远处转移，一般较少用于乳房本身的检查。MRI 对乳腺癌的诊断、分期和疗效评估有较大的价值，发现病变的阳性率较高，但特异性不足。PET/CT 灵敏性和特异性均高，但对病变大小的评估不够精确，费用昂贵，主要用于检查区域淋巴结和远处有无转移。其他检查如乳管镜对乳头溢液的定性定位有一定的帮助，核素检查在乳腺癌主要用于骨转移的检测，化验检查目前尚缺乏特异性和灵敏性高的定性指标。

病理检查是乳腺癌的最终确诊方法，包括细胞学和组织学检查，细胞学检查假阳性和假阴性率稍高，最后诊断应以病理切片组织学检查为准，并结合免疫组化等特殊检查作出判断。

所有乳腺癌患者术前应常规行双乳钼靶、双乳和区域淋巴结（包括双侧腋窝、锁骨上下和内乳区）的彩超检查，以便准确评估病灶大小、部位和区域淋巴结转移状态，避免遗漏同侧和对侧病变，尤其是拟行保乳手术的乳腺癌患者，有条件或必要时行乳腺 MRI 检查。乳腺 MRI 检查可以减少隐匿性病灶的漏诊，但因有一定的假阳性，可能降低保乳几率，因此对 MRI 发现的乳腺阳性病变应综合判断，避免不必要的乳房切除。

乳腺癌的手术方式应以术前检查为依据，根据病变的大小、数目、位置、类型、距乳头乳晕的距离、浸润情况、乳房的大小、淋巴结转移和分期等因素进行综合考量，并结合患者的全身情况和意愿以及医疗条件进行选择。

2. 一般术前准备　乳腺癌的一般术前准备与普通手术相同，包括了解和改善患者全身情况、治疗和控制合并疾病、病情和围术期相关情况的告知和心理指导、手术区域皮肤的准备、饮食和术前用药等。

特别要注意的是乳腺癌患者手术前的心理准备。乳房是女性形体美的重要组成部分，爱美之心人皆有之。乳腺癌患者不仅要承担患癌的沉重打击，还要承受乳房丧失美观甚至失去乳房的巨大痛苦，手术可能给患者的工作、社会和家庭生活带来巨大的影响，因此患者往往有很重的心理负担，尤其是年轻、未婚女性和特别爱美者，并可能因此出现过激行为。医护人员应高度重视患者的心理变化，术前应与患者和家属进行深入的沟通和交流，针对性地进行心理疏导和解释，解除患者和家人的后顾之忧，使患者和家属愉快地接受和配合手术，以便患者顺利康复。

3. 特殊术前准备　乳腺癌手术相比其他手术也有其特殊性。乳腺癌患者如在哺乳期，应立即断奶并回奶，并禁用雌激素。乳腺癌如属局部晚期，应先行术前化疗等新辅助治疗，待适当时机再行手术。化疗后如有白细胞减少等化疗并发症，应治疗好转后再手术。有局部糜烂、破溃、出血、感染等情况时术前应予适当治疗和处理。拟在根治手术同时行一期乳房整形、重建或再造的患者应同时做好假体和供区的准备。

三、乳腺癌根治手术方式、适应证和方法

自 1894 年 Halsted 报道乳腺癌根治术以来,该术式一直作为乳腺癌外科治疗的标准术式,沿用半个多世纪。20 世纪 50 年代,有学者考虑到乳房内侧或中央部的肿瘤向内乳淋巴结转移,因而提出"扩大根治术"的必要性,后来随着对乳腺癌本身生物特性及转移规律的认识,自 20 世纪 70 年代又开展了保留胸肌的"乳腺癌改良根治术"。随着 Fisher 等提出保留乳房手术可以达到与根治术相似的效果以来,保留乳房手术在乳腺癌外科治疗中已占据重要地位,在欧美国家成为手术治疗的主流,但这并不意味传统切除乳房的乳腺癌根治手术失去意义。乳房切除术仍是乳腺癌患者的选择之一。再后来,Toth 和 Lappert 发展了一种保留皮肤的皮下乳房切除术,保留皮肤方便了乳房重建,在肿瘤安全性方面没有不利的影响。此外尚有保留乳头乳晕复合体的乳房切除术,后者美容效果更好。随着腔镜技术的成熟,国内外均已开展了腔镜辅助或全腔镜乳腺切除手术,微创优势更为突出,美容效果更佳。

1. 保留乳房和腋窝手术—局部扩大切除和前哨淋巴结活检 最早的乳腺癌保留乳房手术(breast—conserving surgery)见于 1954 年,Mus—takallio 首先报道了乳腺癌局部切除+放疗的治疗方法,在腋窝未触及肿大淋巴结的患者中取得了较好的效果。1960 年后 Poritt 和 Crile 相继发表了该手术的治疗经验。Hayward 通过对乳腺部分切除+放疗与经典乳腺癌根治术进行了比较研究,结果表明两组 10 年生存率在 I 期乳腺癌患者中无明显差别,但在 II 期乳腺癌中部分切除组预后不良。Veronesi 对 701 例 T_1N_0 期乳腺癌患者行乳房象限切除术+腋窝淋巴结清扫术+乳房放疗和行经典乳腺癌根治术者对比发现,在 10 年生存率、局部复发率方面,两组无差别,据此认为早期乳腺癌患者行保留乳房手术是安全的。Fisher 随后通过对 1843 例临床 I、II 期乳腺癌患者行肿瘤局部切除术+腋窝淋巴结清扫术+乳房放疗或不加放疗者与接受单纯乳房切除+腋窝淋巴结清扫术的患者进行对比研究发现,5 年生存率无差别,但非放疗组的乳房内复发率高达 27.8%,因此提出肿瘤局部切除+腋窝淋巴结清扫+乳房放疗的治疗方法。近年来,保留乳房手术已逐步成为乳腺癌外科治疗的一种主要术式。

适应证及禁忌证:保留乳房手术应严格掌握手术适应证,病例的选择是否合适将直接影响疗效和保留乳房形体美容效果。选择保留乳房手术首先应考虑肿瘤大小与乳房大小的比例关系。国内多家医院共同参与的"十五"国家攻关课题"早期乳腺癌规范化保留乳房综合治疗的临床研究"规定保留乳房手术适合原发肿瘤大小≤3cm,腋窝淋巴结未触及、无远处转移并具有强烈保留乳房意愿的乳腺癌患者。对于肿瘤大小与乳房大小比例不合适的浸润性乳腺癌患者,可通过术前化疗使肿瘤缩小,从而使患者适合保乳手术。选择保留乳房手术也应考虑肿瘤距离乳头的距离,肿瘤距离乳头 2cm 以上患者适合选择保乳手术。选择腋窝淋巴结阴性的患者可以降低术后腋窝局部复发的概率。

手术要点:选择行保留乳房手术的乳腺癌患者在术前需全面检查,仔细诊断,行乳腺钼靶或乳腺磁共振检查以排除多中心病灶或微小钙化灶。切口的设计原则以尽量保持乳房外形同时兼顾手术操作方便为准。若肿块位于内上象限者,可顺皮纹即郎格氏线(Langer's lines)取弧形切口,腋窝则另作切口,位于外上象限者可取弧形切口也可做放射状切口并向腋窝延

伸,这样可以使乳房上端在术后保持美容效果。若肿块位于外下或内下象限者取放射状切口,腋窝另作切口。此时沿郎格氏线所做的切口具有明显的美容缺陷,会导致乳头乳晕复合体向乳房下皱襞偏斜。至于肿块表面皮肤是否切除根据肿块距皮肤距离离及局部皮肤是否有轻度改变。

2. 单纯乳房切除术　单纯乳房切除术(simple total mastectomy)的适应证是:已确诊并行乳腺癌保留乳房手术,但最终病理显示切缘阳性的患者,保乳术后局部复发的患者,乳腺原位癌、乳腺癌早期浸润和早期乳腺 Paget's 病等早期乳腺癌且前哨淋巴结无转移者,乳腺叶状囊肉瘤,乳腺结核病已形成多处窦道且抗结核治疗无效者,乳腺囊性增生病变广泛,有较多沙砾样钙化、活检证实有Ⅱ级不典型增生者。也适用于有乳腺癌根治术指证但因其他原因不能耐受较大手术者和晚期乳腺癌的姑息性切除。预防性对侧乳房单纯切除的适应证如下:有双侧发病的高风险患者(小叶癌,局部晚期,炎性乳腺浸润性癌,多中心病灶且有家族史)或不能进行可靠筛查的患者(行乳房 X 线摄影或检查有困难者)。

手术要点:对于大多数患者,全身麻醉更为安全。也可单独或联合使用腰麻或硬膜外麻醉或局部阻滞麻醉。单纯乳房切除术的标准切口是一个包括肿瘤和乳头乳晕复合体的梭形切口,适用于任何方位的肿瘤。理论上,如果肿瘤位于 3 点钟方向,可作水平切口(Stewart 切口);如果在 12 点钟,作纵向切口(Hamington 切口)。实际情况下,大多数为水平切口或对角线切口。内侧缘离胸骨边缘 2 或 3cm,外侧缘点到胸大肌外侧缘或背阔肌边缘。如果考虑即刻重建乳房,则应采用"保留皮肤"的切口。如果要植入假体,可在乳头-乳晕复合体开个小的梭形切口,如果要用组织和皮肤进行组织重建,可在乳头乳晕复合体周围或乳晕上作环状切开。切除乳房需在上至锁骨,下至腹直肌前鞘,内至胸骨旁,外至背阔肌解剖边界内,沿着胸大肌筋膜完整切除乳腺组织及乳头乳晕复合体。皮瓣厚度应为切除所有乳腺实质组织后所留下的薄层皮下脂肪和表面血管,以减少皮瓣坏死风险。皮瓣厚度主要取决于外科医生喜好和技术以及患者体型等因素。然而,如果皮瓣厚度超过 5mm,就可能明显残留乳腺组织,目前尚无能够可靠评估皮瓣厚度的技术。外科医生通常依据个人喜好选择使用手术刀、剪刀或电刀分离皮瓣。当不需行乳房重建时,手术的目的仅为切除乳房,同时保留足够而不多余的皮肤覆盖胸壁,且利于后期放置假体。在切除乳房时,对于所有的浸润性乳腺癌患者均应切除胸大肌筋膜,而仅在较大肿瘤侵犯肌肉时才需切除部分肌肉组织。

切除乳房时,遇有自胸壁穿出的血管应切断结扎,避免血管断端回缩。彻底止血后于皮瓣下放置引流管经腋中线最低位另行戳孔引出并固定,缝合皮下组织和皮肤。对恶性肿瘤皮肤切除范围较大致缝合张力过大者可行游离皮移植并加压包扎。若需术中行即刻乳房重建时,则需选择保留皮肤的手术切口。若选择行保留乳头乳晕或保留全部皮肤的乳房切除术,选择的切口包括环乳晕并横向延伸的切口,越过乳晕的内侧或横向延伸切口及乳房下皱襞切口。对于距离乳头乳晕复合体 1cm 以内的乳晕后病变、由乳头乳晕复合体延伸出的钙化灶、肿瘤超过 3cm 或术中乳头乳晕复合体活检阳性的患者不宜选择保留乳头乳晕复合体的乳房切除术。对适合保留乳头乳晕复合体的患者手术时既要保证切缘足够薄又要避免乳头乳晕复合体坏死等问题。

3. 改良根治术　乳腺癌改良根治术(modified radical mastectomy)的适应证是:改良根治

术的手术范围包括全部乳腺组织,胸大、小肌间的淋巴脂肪组织,腋窝及锁骨下区的淋巴脂肪组织。保留胸大、小肌。适用于临床Ⅰ~Ⅲ期乳腺癌。该手术即可达到根治术的治疗效果,又可以保持患侧上肢良好的功能,减轻术后胸部毁坏程度,得到外科医生的广泛认可和推广,并且存在不同种类的进一步改良。目前主要应用于临床的乳腺癌改良根治术主要包括:乳腺癌改良根治术Ⅰ式(Auchincloss—Madden法),即手术切除全部乳腺组织,胸大、小肌间的淋巴脂肪组织,腋窝及锁骨下区的淋巴脂肪组织,保留胸大、小肌,主要用于非浸润性癌和Ⅰ期浸润性癌。Ⅱ期临床无明显腋窝肿大淋巴结者也可选用。乳腺癌改良根治术Ⅱ式(Patey法),即切除胸小肌,而保留胸大肌,淋巴结清扫范围与根治术相当,多应用于腋窝淋巴结转移较多的患者,需进行包括胸肌间Rotter淋巴结在内的腋窝淋巴结彻底清扫的进展期乳腺癌患者。

手术要点:按照根治术要点设计切口和分离皮瓣。自内、上方沿胸大肌筋膜深面向外、下方向游离乳房,连同胸大肌筋膜一并分离,切除乳房至胸大肌边缘。

解剖胸大肌外侧缘,分离胸大肌边缘并向内侧翻起,分离胸大、小肌,清除胸肌间淋巴结(Rotter淋巴结)及脂肪组织,注意保护胸肩峰动脉胸肌支和胸前神经外侧支及内侧支。对于腋窝淋巴结转移较广泛的患者可采用Patey法切断胸小肌的起止点进行更为彻底的淋巴结清扫。于胸小肌外缘切开喙突筋膜,显露腋静脉及锁骨下静脉,逐一结扎分支,清扫LevelⅡ区域淋巴结。于胸小肌下方胸壁处向内上方清扫,直至与腋静脉交叉的胸小肌内缘。必要时,将胸小肌向外下牵拉,以清扫LevelⅢ区域淋巴结。改良根治术Ⅰ式也可清扫胸小肌内侧的LevelⅢ区域淋巴结,但因该术式适应证为早期乳腺癌病例,转移至LevelⅢ区域的几率很小,此外行LevelⅢ区域淋巴结清扫后常导致上肢水肿,故不常规清扫LevelⅢ区域淋巴结。

继续清扫LevelⅠ区域淋巴结,注意保护胸长神经、胸背神经及胸背动静脉,选择性保留肋间臂神经。向下分离前锯肌筋膜和腋窝后壁的肩胛下肌、背阔肌表面筋膜,最后将乳房、胸肌间淋巴结、腋窝及锁骨下区域淋巴结整块切除。彻底止血并冲洗伤口,于胸壁及腋窝放流引流管后缝合皮下组织、皮肤并加压包扎。

4.经典根治术 经典的乳腺癌根治术(radical mastectomy)又称Halsted根治术,是标准的乳腺癌手术方式,该术式是切除全部乳房及其周围脂肪组织,切除胸大、小肌,清扫腋窝及锁骨下淋巴结核脂肪组织。切除的所有组织均应做到整块切除,以防止术中癌组织播散。作为乳腺癌的基本术式,在任何需要行腋窝淋巴结清扫术的术式中,若想确定进行淋巴结清扫,都需要掌握乳腺癌根治术的手术要领。

适应证:目前,乳腺癌根治术主要适用于临床ⅡB~Ⅲ期乳腺癌伴有胸大肌侵犯,胸大、小肌之间有淋巴结转移且与肌肉粘连者,或腋窝和锁骨下转移淋巴结融合并与静脉粘连或包裹静脉,或淋巴结转移癌侵犯出淋巴结与周围肌肉粘连者。

手术要点:患者取仰卧位,患侧上肢外展90度,肩胛部垫高,向外侧牵引患肢。根据肿瘤部位及大小选择不同的梭形切口(同单纯乳房切除术),切口边缘需距离肿瘤3cm以上。分离皮瓣时勿过深,以刚露出真皮下脂肪组织为宜。切开皮肤后,可以组织钳提起外侧皮缘,使其成一平而,切开皮肤后距离皮肤约5mm在皮肤与浅筋膜间锐性分离或使用电刀分离皮瓣。远离切缘5cm以上时皮瓣可逐渐增厚,以保证皮瓣血供。接近终点时保留全层脂肪。注意腋窝处皮瓣不保留脂肪,因腋窝皮肤松弛且与皮下组织连接紧密,可将皮肤绷紧后进行分离,避免剥破皮肤。皮瓣分离的范围为上至锁骨,下至肋弓、腹直肌前鞘,内至胸骨中线,外达背阔肌前缘。分离皮瓣顺序:①横切口:上→下→内侧→外侧、腋窝。②纵切口:外侧、腋窝→内侧。

分离完皮瓣后,在腋窝前方分离胸大肌外缘,于锁骨下方、胸大肌和三角肌间沟分开胸大肌至肱骨大结节。在近肱骨胸大肌肌腱处切断胸大肌并向内侧翻起,肱骨处胸大肌断端应妥善结扎。在锁骨下保留 1~2cm 的胸大肌以保护行走于其中的头静脉和后方的锁骨下静脉。切断结扎胸小肌前方的胸肩峰血管,分离胸小肌,于喙突处切断胸小肌肌腱。

将胸小肌翻向内下方,沿血管走行切离胸锁筋膜,显露腋静脉和锁骨下静脉。注意切断结扎腋静脉、锁骨下静脉的分支,清扫锁骨下区和腋窝的全部淋巴脂肪组织,直至显露腋窝后壁的肩胛下肌和背阔肌,期间注意分离保护胸长神经和胸背神经。将胸大、小肌在肋骨和胸骨附着处一一钳夹、切断。同时结扎肋间和内乳血管的穿支血管。将乳房、胸大、小肌、锁骨下及腋窝淋巴脂肪组织整块切除。

术毕以灭菌蒸馏水冲洗术腔,于胸骨旁及腋中线皮瓣底部背阔肌前缘处放置引流管并另行戳孔穿出、固定。缝合皮下组织及皮肤并加压包扎。

5.扩大根治术　乳腺癌扩大根治术(extensive radical mastectomy)的适应证:从整块切除乳腺及局部转移淋巴结的意义上考虑,Halsted 的经典乳腺癌根治术遗漏了同样可以作为乳腺淋巴引流第一站的内乳淋巴结的切除。由此探索开展的乳腺癌扩大根治术正是在根治术的基础上加行胸骨旁(内乳区)淋巴链清扫。该术式适用于肿瘤位于乳房内侧和中央区的乳腺癌患者,也适合行乳腺癌根治术但可疑有临床或影像学胸骨旁淋巴结转移者。近年来随着放疗技术的进步,可用术后放疗替代内乳淋巴链清扫。因此,目前已较少应用乳腺癌扩大根治术。但在医疗条件较差,不具备内乳区放疗条件而患者具有乳腺癌扩大根治术指证者仍可考虑采用该术式。常用的内乳淋巴结清扫术方法有两种。即 1949 年由 Margottini 和 Auchincloss 首先提出的胸膜外清除内乳淋巴结的手术方法(简称为"胸膜外法")和 1952 年由 Urban 等提出的胸膜内清除内乳淋巴结的手术方法(简称为"胸膜内法")。

手术要点:"胸膜外法"扩大根治术的手术要点是在完成乳腺癌根治术后,于胸骨旁横行切开同侧第 1 肋间肌肉组织,显露胸廓内动静脉,胸廓内淋巴链则围绕在该血管周围。分离、结扎、切断胸廓内动静脉;在第 4 肋间切开肋间肌,经第 4 肋间向上分离推开胸横肌及胸膜;在第 4 肋上缘处结扎切断胸廓内动静脉下端;切除第 2 至第 4 肋软骨,在胸膜外将第 1~4 肋间的胸廓内动静脉连同其周围的淋巴及脂肪组织一并切除。"胸膜内法"扩大根治术的手术要点是完成乳腺癌根治术后,同胸膜外法,于胸骨旁分别切断第 1、4 肋间肌、分离、结扎、切断胸廓内动静脉;横向切开第 1 肋间胸膜和第 4 肋间胸横肌及胸膜;先于肋骨和肋软骨交界处切断肋软骨、肋间组织,纵向切开胸膜,再经胸骨旁逐一切断上述组织,使之连同胸廓内淋巴链整块切除;用阔筋膜修补胸膜缺损,根据情况行胸腔引流。

6.乳腺癌腔镜手术　乳腺腔镜手术的发展相对较晚,是在腹腔镜外科发展成熟的基础上探索发展而来。乳腺腔镜手术最早报告应用于乳房整形美容。1992 年 Kompatscher 首先报道用腔镜技术将隆乳术后乳房内挛缩假体取出,成为乳腺腔镜手术的开端。此后腔镜辅助下的义乳植入式隆乳术发展迅速,并发展成为整形美容外科的一个常规手术。此后,腔镜手术广泛应用于乳房整形外科的各个方面,如乳房巨乳缩小术、乳房固定术和乳房重建、男性乳房发育症腺体切除术等。

法国的 Suzanme 等于 1993 年首次报道了 72 例乳腺癌患者腔镜腋窝淋巴结清扫术。研究发现采用吸脂术加腔镜手术可完成腔镜腋窝淋巴结切除,且并发症少,安全性高。此后,多个中心采用相同方法对该技术的可行性和安全性进行了验证评价。1995 年 Friedlander 提出腔镜技术可用于需要作整个乳房切除的较大的导管原位癌和小叶原位癌。同年 Friedlander 报道了一例采用腔镜结合牵引的方法行乳房切除和即期自体皮瓣移植乳房重建手术,既减少了创伤又明显提高了美容效果。1997 年,Yamagata 和 Iwai 等经过乳晕入路,在腔镜辅助下采用外部牵拉法建立操作空间,为 1 例乳腺癌患者成功地进行了乳房部分切除术。1998 年 Tamaki 等采用充气法经腋窝入路,在腔镜辅助下为 1 例肿块较小的乳腺癌患者进行了乳房部分切除术。1998 年 Kitamura 等首次报道了在腔镜辅助下经腋窝入路的乳房良性肿瘤切除术,手术在腋中线插入 3 个 Trocar,建立皮下操作空间,并用充气法维持进行操作,着重强调了其美容效果。2000 年 Ogawa 等首次报告了 21 例乳腺癌的腔镜内乳淋巴结清扫术,并认为这种手术方式创伤小,清扫彻底,是评价内乳淋巴结转移与否的有效方法。2002 年日本 Tajima 对各种乳腺腔镜手术进行回顾,认为腔镜部分乳房切除或乳房全切、腋窝清扫、乳房重建等手术具有美容效果好、术后并发症少以及术后恢复快等优点,应该加以推广。2006 年 Yamashita 报告了 100 例乳腺疾病的腔镜手术的短期随访结果,发现不管是乳腺良性疾病还是恶性疾病,采用腔镜手术与常规手术相比,除了腔镜手术的优势以外,由于技术水平和熟练度的提高,手术时间已经和常规手术没有差别,确定了乳腺腔镜手术在乳腺疾病治疗中的地位。国内乳房腔镜手术开展较晚。最早关于乳腺腔镜手术的文献报道是 1997 年,上海瑞金医院郑民华教授在国内首次报道了 5 例腔镜腋窝淋巴结清扫术。2003 年北京复兴医院骆成玉教授等报告了腔镜乳腺肿瘤切除术和腔镜腋窝淋巴结清扫术,取得了较好的近期临床效果。自 2003 年起第三军医大学西南医院开始进行乳腺腔镜手术的探索与研究,至今已经开展一系列乳腺腔镜手术,包括乳腺癌腔镜皮下乳腺切除、腔镜腋窝前哨淋巴结活检和淋巴结清扫、腔镜内乳淋巴结活检和清扫、腔镜乳腺癌局部扩大切除、腔镜辅助乳房假体植入、背扩肌瓣和大网膜分离乳房填充成形等。目前,国内已有 100 余家医院开展各类乳腺腔镜手术。

7.乳腺癌复发、转移的手术治疗　原则上,仅有乳房、胸壁、腋窝或锁骨上等局部或区域复发转移而无远处转移的乳腺癌,如果在术前辅助治疗后能达到局部病变的全部或相对彻底的切除,应争取行局部根治性手术,同时进行综合治疗。对某些有同侧锁骨上转移或内乳区转移的局部晚期的乳腺癌,也适用上述原则,力争完全切除锁骨上和内乳区转移病灶。这样不仅可以改善患者的无病生存期和生存质量,减少其他治疗的费用和副反应,也可能延长患者总的生存时间。对远处转移病灶的外科处理则存在较多的争议。有人主张,对乳腺癌术后发生的单一的远处转移灶,如果病灶可完全切除,患者全身情况和条件允许,也可以积极进行手术以改善患者的生存。

乳腺癌的手术治疗还包括乳房整形、重建或再造等手术,这些内容将在后面章节中叙述。

第三章 胸心外科疾病

第一节 胸部损伤

一、胸壁软组织损伤

胸壁软组织损伤在胸部损伤中非常多见,包括皮肤肌肉挫伤、皮肤裂伤、肌肉撕裂伤、皮肤皮下肌肉穿通伤等。

(一)诊断标准

1.临床表现及体征

(1)有较明确的外伤史。

(2)局部疼痛:与暴力的强度、性质、持续时间及受伤部位的神经分布有关,疼痛程度可以随呼吸幅度或咳嗽、打喷嚏而改变。

(3)肿胀:由局部软组织内炎性反应渗出、瘀血或皮肤损伤所致。

(4)创面:不同的创伤性质和强度可以造成皮肤表面伤痕、破损等。

(5)功能障碍:严重损伤患者可因疼痛限制咳嗽而引起排痰障碍,导致肺不张等合并症。

(6)心率、血压、呼吸多正常。

(7)严重、大面积软组织损伤可以有心率加快、血压升高或降低、呼吸幅度变浅、呼吸频率加快。疼痛剧烈时面色苍白、出冷汗。

2.检查 拍摄后前位 X 线胸片应该正常,可以排除肋骨骨折和其他并发症。

(二)治疗原则

1.对症止痛 依据伤情严重程度给予活血、化瘀、止痛的中、西药物。

2.局部理疗 受伤早期(6h 内)局部冷敷,无继续出血迹象后热敷或选用其他理疗方法。

3.清创缝合 有皮肤破损的患者,必须给予彻底清创,清除异物及坏死组织,充分止血,一期修复神经、血管、缝合伤口。污染严重的伤口,妥善止血后,开始换药。

4.其他 酌情应用抗生素及破伤风抗毒血清。

二、肋骨骨折

肋骨骨折是最常见的胸部损伤,骨折多发生于第 4～7 肋,第 9～12 肋骨骨折可能伴有潜在的腹内脏器损伤。肋骨骨折分为单根单处肋骨骨折、多根单处肋骨骨折、多根多处肋骨骨折和单根多处肋骨骨折四种。多根多处肋骨骨折(一般4根以上)是最严重的肋骨骨折,可形成胸壁软化,引起反常呼吸运动,严重影响呼吸功能。间接暴力引起的肋骨骨折,骨折端常常向外折断,而引起开放性骨折,直接暴力引起的肋骨骨折,骨折端向胸腔内折断,常导致血胸、气胸和肺损伤等并发症。老年人骨质疏松更易发生骨折。

(一)诊断标准

1.临床表现及体征

(1)有车祸、坠落产生的胸部撞击、挤压伤史。

(2)胸部疼痛明显,深呼吸、咳嗽、打喷嚏、变动体位时疼痛加剧。

(3)局部肿胀、压痛或伴有瘀血斑,胸廓挤压试验(间接压痛试验)阳性,有时可触及骨擦感或骨折断端。

(4)多根多处肋骨骨折常伴发胸壁软化,胸壁反常运动,引起低氧血症、发绀。

(5)疼痛限制咳嗽动作幅度,影响气道分泌物排出,加重肺水肿及肺不张,胸壁反常运动会在伤后数小时逐渐明显起来,呼吸音减低,也可闻及啰音。

(6)伴有血胸、气胸的患者,呼吸音可以消失,叩诊可以发现浊音区和鼓音区。

2.检查

(1)X线片较易确定肋骨连续性中断或错位的部位,并可以了解是否有血胸、气胸,纵隔或皮下气肿、肺损伤或肺不张等合并症的存在。

(2)肋软骨骨折或肋软骨与硬骨连接处骨折不能在胸片上显示,X线需在3～6周后发现骨痂形成时才能确诊,必须根据病史、体征来明确诊断。

(二)治疗原则

1.闭合性肋骨骨折

(1)镇静止痛:可口服或注射止痛药,必要时可以采用骨折部位和肋间神经封闭术及"止疼泵"硬膜外或静脉持续给药止痛。有效控制疼痛有助于改善呼吸障碍。

(2)帮助患者咳嗽,雾化吸入,更换体位,排除分泌物,必要时经鼻导管或纤维支气管镜吸痰,预防肺不张及肺炎的发生。

(3)多头胸带固定胸部,有助于止痛和控制反常呼吸。

(4)抢救过程中要注意避免过多输入晶体液,一般不应超过1 000mL,如果伤情严重,应该适当使用胶体液或血液制品,避免进一步加重肺水肿。

(5)多根多处肋骨骨折,造成胸壁反常呼吸运动范围较小者,通常不做特殊处理,也可用棉垫加压包扎。当反常呼吸运动范围较大,胸壁严重塌陷时,如果患者条件允许,可以考虑手术固定肋骨,减少呼吸功能不全的时间。严重的胸壁软化及合并头部损伤或严重呼吸功能障碍时,可以行气管插管,呼吸机辅助呼吸,待胸壁相对稳定,反常呼吸消失后,停止辅助呼吸,拔除气管插管。

(6)合理选择使用抗生素,预防感染。

(7)有气胸、血胸等合并症时要同时处理。

2.开放性肋骨骨折

(1)常规清创、彻底清除异物、碎骨及坏死组织,缝合伤口。

(2)开放时间过长,或污染严重的伤口,清创后引流换药。

(3)根据伤口污染程度及细菌培养结果选用敏感抗生素。

三、胸骨骨折

胸骨骨折多见于发生车祸的机动车司机,骨折部位多在胸骨上部。在胸部损伤中少见,但是容易合并不同程度的心脏损害,有较大的潜在危险性。

(一)诊断标准

1.临床表现及体征

(1)有胸部撞击伤或车祸、减速伤史。

(2)局部明显疼痛,呼吸或活动时加重。

(3)局部可扪及骨折摩擦或断端重叠畸形。

(4)常伴多根肋软骨骨折。

(5)有反常呼吸可发绀。

2.检查

(1)X线片较易确定骨折部位。

(2)要除外心脏、大血管或支气管损伤。

(二)治疗原则

1.无移位或仅有轻度移位的胸骨骨折,对胸廓活动无明显影响,可以仅给镇静止痛,对症治疗。

2.重症,有呼吸困难、反常呼吸的患者,行气管插管,呼吸机辅助呼吸,待呼吸功能稳定后,停止辅助呼吸,拔除气管插管。

3.开放性胸骨骨折移位明显或伴有连枷胸,应该在全身麻醉下钢丝或钢板固定,纠正严重畸形,胸骨骨折处后放置纵隔引流管,保持引流管通畅。

4.合理选择抗生素,预防感染。

四、创伤性气胸

气胸在胸外伤的患者中常见。气胸可以由各种锐器造成胸壁穿透伤,外界气体进入胸膜腔而形成,也可以由各种锐器伤、爆震伤、挤压伤、肋骨骨折损伤肺、支气管,因而气体进入胸膜腔而形成,还可因食管破裂而形成。可分为闭合性气胸、张力性气胸和开放性气胸三种。

(一)诊断标准

1.临床表现及体征

(1)有挤压伤、肋骨骨折或锐器伤、爆震伤等外伤史。

(2)少量气胸症状轻微,胸闷、憋气症状不明显。

(3)大量气胸可以引起呼吸困难,甚至发绀。患侧呼吸音减弱或消失,叩诊为鼓音。

(4)张力性气胸时呼吸急促、极度困难,精神紧张,大汗淋漓,四肢湿冷,甚至发绀。

(5)患侧呼吸音消失,肋间增宽,皮下气肿,纵隔气管向健侧移位,血压下降,心率增快,处于休克状态。

(6)开放性气胸可以听到随患者呼吸有气体进出伤口的声音,同时有四肢湿冷,血压下降等休克症状。

2.检查

(1)X线胸片可确定气胸的程度及是否有肋骨骨折、肺不张、纵隔移位,皮下气肿、血胸等合并症。

(2)张力性气胸时肺完全萎陷,纵隔移向健侧,皮下气肿(紧急情况下先行闭式引流或粗针头第二肋间排气处理后再拍片)。

(二)治疗原则

一般处理原则包括吸氧、镇静、止痛,化痰,排出分泌物,输血、补液,纠正休克,合理选择抗生素预防感染。

1.闭合性气胸

(1)少量气胸(肺压缩<30%),症状多不明显,可密切观察,不做特殊处理。

(2)中等以上气胸(肺压缩>50%),应行胸腔穿刺抽气或胸腔闭式引流,酌情给予止痛和抗生素治疗。

2.张力性气胸

(1)紧急情况下粗针头锁骨中线第二肋间刺入胸腔排气。

(2)条件允许时行胸腔闭式引流,管腔内径要粗。

(3)持续大量漏气,闭式引流不能缓慢解症状时,说明有较大的气管、支气管损伤或有大面积肺撕裂伤,应该及时手术探查,必要时行肺切除术。

3.开放性气胸

(1)无菌敷料覆盖、暂时闭合伤口,变开放性气胸为闭合性气胸,再行胸腔闭式引流。

(2)情况危急的患者需要气管插管,呼吸机辅助呼吸。

(3)彻底清创、切除毁损组织、仔细止血、修复伤口。胸壁伤口缺损面积较大时,应及时手术,用带蒂肌皮瓣或人工代用品修补。

(三)临床操作标准

1.胸腔穿刺术 患者取坐位或半坐位,在预定的穿刺点局部消毒,麻醉后沿肋骨上缘刺入胸腔穿刺针,反复抽吸直至肺基本复张。

2.胸腔闭式引流术 患者取半坐位,根据X线胸片定位,多取锁骨中线第二肋间,局部消毒,麻醉,切开皮肤,将引流管置入胸腔约5～8cm,皮肤缝线固定引流管,连接水封瓶。在X线证实无残留液体、气体时,拔除胸腔闭式引流管。

五、创伤性血胸

各种原因造成的胸腔内积血称为血胸。出血通常来源于肺裂伤、肋间血管或胸廓内动脉损伤,甚至大血管、心脏破裂出血均可引起血胸。轻度肺裂伤,出血常可自行停止。体循环的动脉出血常不易停止。血胸可以单独存在,也可以与其他胸部损伤同时存在。缓慢、少量出血多不凝固,大量迅速出血时就可以出现胸内血凝块,形成凝固性血胸,可不同程度影响呼吸、循环功能。受到污染的血胸如果治疗不彻底有转变为脓胸的危险。

（一）诊断标准

1.临床表现及体征

（1）外伤后依出血量的多少，可以有不同程度的呼吸困难，出血量大而迅速时，血压下降、心率加快，出血超过1 000mL时，可以有四肢湿冷、烦躁等休克表现，如果抢救治疗不及时会出现呼吸、循环衰竭而死亡。

（2）患侧呼吸音减低，叩诊浊，合并气胸时叩诊可以发现鼓、浊音界面。

2.检查

（1）立位或坐位X线胸片：少量血胸仅见肋膈角变钝或消失，中等量血胸液面可从膈顶到肺门水平不等，大量血胸液面可达肺门水平以上。平卧位X线胸片患侧胸腔透过度减低，并可估计血胸的严重程度。

（2）胸腔穿刺抽出血性液体即可确定诊断。

（二）治疗原则

1.密切观察血压、心率，输血、补液，预防失血性休克，合理选择使用抗生素，预防血胸感染。

2.少量血胸动态观察或胸腔穿刺，中等量需做胸腔闭式引流术，大量血胸应及时行闭式引流，必要时开胸或电视胸腔镜（VATS）急诊手术探查，凝固性血胸在病情稳定后尽早（2周左右）开胸或VATS手术，清除血凝块和肺表面的纤维膜。

3.进行性血胸的判定

（1）脉搏逐渐增快，血压持续下降。

（2）经输血补液后，血压不回升或升高后又迅速下降。

（3）重复测定血红蛋白、红细胞计数和血细胞比容等，持续降低。

（4）胸膜腔穿刺因血液凝固抽不出血液，但连续多次X线检查显示胸膜腔阴影继续增大。

（5）闭式胸腔引流后，引流血量连续3h超过200mL，或一次引流量超过1 000mL。

如果有上述五项之一，就应该及时开胸探查，彻底止血。

4.手术探查要点

（1）根据伤情选择开胸手术或VATS。

（2）仔细探查可能的出血部位，确切止血。

（3）修补肺撕裂伤，如果裂口过大过深，无法缝合止血，可以行肺段或肺叶切除。

六、胸导管损伤

外伤导致胸导管损伤、破裂可引起低蛋白血症及水电解质紊乱。大量乳糜液积存在胸腔，压迫肺组织引起呼吸困难，时间长久以后形成纤维板，严重限制呼吸。

（一）诊断标准

1.临床表现及体征

（1）有颈、胸部外伤史或手术损伤史。

（2）外伤后数日或数周出现闷气短、呼吸困难。

（3）患侧呼吸音减弱，叩诊浊音。

（4）胸腔积液反复出现，或者手术后胸腔引流管内持续有较多量的引流液。

（5）可伴有电解质紊乱，营养不良。

2.检查

（1）X线显示大量胸腔积液。

（2）胸穿抽出积液，典型表现为乳白色液体。

（3）胸水乙醚、苏丹Ⅲ检查，乳糜试验阳性。

（二）治疗原则

1.非手术治疗

（1）禁食。

（2）加强营养支持，维持水、电解质、酸碱平衡。

（3）酌情合理选择抗生素预防感染。

（4）胸腔闭式引流，观察引流量及性状，保持肺的良好膨胀。

2.手术治疗

（1）保守治疗无效，多行胸导管结扎术。

（2）术前纠正水电解质紊乱，给予静脉营养。

（3）术前2h口服炼乳或芝麻油，有利于在术中观察溢出乳白色乳糜液的破损处，行局部缝扎。

（4）术中不能发现破损乳糜管时可以于膈肌上方低位结扎胸导管。

（5）术后保持引流管通畅，待引流液逐渐减少时拔除引流管。

七、肺挫伤

肺挫伤常与胸壁损伤同时存在，常见于严重创伤。可导致严重的肺内分流和低氧血症，也是导致急性呼吸窘迫综合征（ARDS）的一种高危因素，如果不能及时纠正，会造成多器官衰竭而死亡。应提高对肺挫伤的认识，及时诊断和早期综合治疗，以提高抢救成功率。

（一）诊断标准

1.临床表现及体征

（1）严重的外伤史或有受强大冲击波损伤史。

（2）皮肤损伤、皮下瘀血或皮下气肿。

（3）胸痛、咳嗽、咯血、咳血性泡沫痰，呼吸困难。

（4）患侧可闻及啰音、水泡音、管性呼吸音。

（5）可伴有液气胸或气栓而出现神经症状。

（6）发生ARDS时严重缺氧、发绀，甚至烦躁不安、有出血倾向，尿少，昏迷，直至死亡。

2.检查

（1）X线胸片：单纯肺挫伤可表现为局限性斑片影或边缘模糊的浸润阴影。严重肺挫伤表现为单肺或双肺大片浸润阴影或团块状影。

（2）CT能更敏感地显示肺实质的损伤类型和程度，复查CT可以起到随诊作用。

(3)PaO_2 低于 60mmHg，$PaCO_2$ 高于 50mmHg，血压下降。

(4)凝血机制改变，血小板降低，可出现出血倾向，也可出现高凝状态。

（二）治疗原则

1.肺挫伤、肺裂伤

(1)吸氧、控制输液速度、减少晶体液量。

(2)酌情使用抗生素预防感染。

(3)如合并血气胸，行胸腔闭式引流术。

(4)持续大量漏气或持续严重出血时需开胸探查，必要时切除受损肺组织。

2.急性呼吸窘迫综合征（ARDS）

(1)监测血气情况及电解质，及时纠正。

(2)吸氧并保持呼吸道通畅，维持呼吸功能，吸氧无改善或二氧化碳升高、pH 降低时，应该尽快气管插管，正压通气辅助呼吸，并加用呼气末正压。

(3)条件允许可置漂浮导管监测心功能。

(4)抗生素治疗，预防肺部感染。

(5)激素治疗。

(6)治疗不对称的两侧肺损伤，有条件的话可以同时插入双腔气管插管，分侧通气。用两台呼吸机分别给两侧肺通气，呼吸频率、气道压力、吸入氧浓度、PEEP 均可以不同。

(7)保肝护肾，成分输血，必要时补充血小板。

八、创伤性窒息

创伤性窒息属胸部闭合性损伤，又称胸部挤压综合征，常常是胸部瞬间挤压伤使患者声门突然紧闭，胸腔内压力突然升高，致使头颈部毛细静脉血管破裂出血、淤斑，从而导致脑、眼、鼻、耳、口腔等毛细血管破裂。

（一）诊断标准

1.临床表现及体征

(1)有胸部挤压伤史。

(2)轻者胸闷、气短、呼吸困难。

(3)重者头颈部皮肤紫红斑，肩部、上胸部淤斑和出血点。

(4)眼结膜和口腔黏膜出血点，视网膜出血，视力减退，甚至失明。

(5)鼻、耳出血，耳鸣或耳聋，脑组织出血造成神经错乱，甚至昏迷，窒息死亡。

(6)肺内出血点、淤斑可引起呼吸困难，听诊可以闻及啰音。

2.检查 X 线胸片　可见肺间质斑点状模糊阴影。

（二）治疗原则

1.轻者吸氧、休息、对症治疗。

2.重者镇静、止痛、吸氧、抗休克、强心利尿。

3.紧急情况下心肺复苏，气管插管辅助呼吸。

4.脑水肿时脱水治疗。

九、外伤性气管损伤

气管损伤是指由直接暴力或间接暴力引起的气管损伤,也包括医源性损伤,气管切开不当,长期气管插管引起的狭窄、气管食管瘘等。气管穿透伤一般在颈部。钝器伤引起的气管损伤可以造成严重后果。医源性气管损伤包括经口气管插管造成的声门下狭窄,气管切开或环甲膜切开造成的狭窄、插管气囊造成的压迫性气管壁坏死及气管软化。

(一)诊断标准

1.临床表现及体征

(1)有外伤史或气管插管、气管切开史,要注意钝性创伤可以损伤气管支气管。

(2)受伤初期症状可以不明显,逐渐出现呼吸困难、颈部皮下气肿,有握雪感、捻发感,可以蔓延至面部及腹股沟,轻微咯血,也可伴有气胸或血气胸。

(3)随着纵隔气肿的加重,可以出现心悸、气短、烦躁不安,也可以因咳痰困难引起缺氧或肺部感染。

2.检查

(1)X线纵隔气肿和下颈部气肿是气管断裂的重要而且最敏感的征象。

(2)纤维支气管镜检查最可靠,可以见到血性分泌物及气道损伤。在呼吸衰竭时可引导气管插管正确定位,避免盲插引起的并发症,如加重气道损伤等。

(二)治疗原则

1.吸氧、气管插管,保持呼吸道通畅。维持水电解质平衡。适当选用抗生素。预防感染。

2.早期气管损伤,无明显污染时可以清创一期缝合重建气道,但是要特别注意喉返神经和声带的功能。当喉返神经有临时性或永久性损伤时,需要在吻合口远端做气管切开。

3.复杂、严重的气管破碎损伤,可以从断裂的远端插入气管插管,避免组织水肿引起气管梗塞,待炎症反应消退后再延期重建气管。气管和喉部交界处断裂较难处理,需请耳鼻喉科医师会诊协助。

十、支气管损伤

80％的创伤性支气管断裂发生在距隆突远端 2.5cm 处,首先破裂点在主支气管软骨和膜状部联合处,通常有纵隔气肿和血气胸。右主支气管损伤较左侧多见,左主支气管纵隔内部分较长,损伤造成的纵隔气肿发生率较高。

(一)诊断标准

1.临床表现及体征

(1)有胸部外伤史。

(2)呼吸困难、发绀、纵隔皮下气肿、咯血,可以伴有气胸或张力性气胸、血胸。

(3)肺不张时,呼吸音消失,纵隔移位,叩诊浊音。

2.检查

(1)纵隔气肿、皮下气肿、肺下垂征是支气管断裂的典型 X 线征象。

(2)纤维支气管镜检查可以明确诊断。

（3）支气管碘油造影可见盲袋状支气管,证实晚期支气管断裂。

（4）X线可以有液气胸表现。

（二）治疗原则

1.吸氧、保持呼吸道通畅,预防感染。

2.置胸腔闭式引流,积极处理血气胸。

3.纤维支气管镜确定支气管损伤较大时,或闭式引流严重漏气时,需要积极手术探查。

4.未及时处理的闭塞性支气管断裂可以行择期手术,支气管对端吻合,尽可能保留肺组织。如果肺组织已经纤维化或感染化脓,则只好行肺叶切除或全切除。

十一、食管损伤

食管损伤是指由锐器或异物造成的食管穿孔、破裂,如果处理不及时,将毫无例外地转变为急性纵隔炎、食管胸膜瘘,死亡率极高。食管穿孔常发生在食管的三个解剖狭窄段。

（一）诊断标准

1.临床表现及体征

（1）患者有外伤或吞咽异物史。

（2）90％以上的患者有颈部或胸骨后剧烈疼痛,吞咽时加重,并伴有呕吐,甚至呕血。

（3）部分患者可以有呼吸困难。

（4）多数患者有纵隔或下颈部皮下气肿,甚至发展为纵隔脓肿或脓气胸。

2.检查

（1）发热,白细胞计数增高。

（2）早期X线可以见到纵隔增宽,损伤部位周围气腔或液气面,稍后可以发展为液气胸或膈下游离气体。部分患者有异物影。

（3）CT可以见到食管周围软组织内气体或脓腔紧靠食管或食管与脓腔相通。

（4）碘油食管造影明确食管穿孔部位、大小。

（5）纤维食管镜检查可以直接观察食管损伤情况。

（6）纤维支气管镜可以除外合并气管损伤。

（7）胸腔积液的pH低于6,淀粉酶高有助于诊断,引流液中见到口服的亚甲蓝可明确诊断。

（二）治疗原则

1.早期确诊者可考虑手术修补。

2.禁食水,尽可能减少吞咽动作。胃肠减压,减少胃液潴留。

3.应用广谱抗生素。

4.胃肠外维持营养或空肠造瘘保证有效肠道营养。

5.保持水电解质平衡。

6.胸腔闭式引流后,口服庆大霉素盐水行食管灌洗。

7.保守治疗无效则可开胸探查,修补裂口、并用胸膜、网膜和膈肌瓣等加固,特别要彻底引流。

8. 手术时要同期解决并存的食管疾病。

十二、膈破裂

下胸部的钝性暴力(撞击、碾压、坠落等)或锐器损伤(枪弹伤、刀刺伤等)均可造成创伤性膈肌破裂。

(一)诊断标准

1. 临床表现及体征

(1)下胸部、腹部或季肋部外伤史,常有合并损伤。

(2)胸痛、腹痛、呼吸困难,偶有恶心、呕吐。

2. 检查

(1)合并肋骨骨折时可触及骨摩擦音,胸廓挤压试验阳性。

(2)有时胸部闻及肠鸣音,合并肠梗阻时肠鸣音亢进。

(3)腹部压痛、腹肌紧张、反跳痛。

(4)腹穿可能抽到血性液体,应考虑内脏出血,或抽出伴有臭味的混浊液体,应考虑有空腔脏器破裂。

(5)X线见胸腔积液或液气胸,膈下游离气体,偶见腹腔脏器进入胸腔。

(二)治疗原则

1. 开腹损伤较小,根据伤情决定先开胸探查还是开腹探查,也可以胸腹联合切口。

2. 手术修补膈肌,还纳腹腔脏器。

3. 同时治疗合并损伤。

4. 若考虑有膈疝,则慎做胸穿和胸腔闭式引流。

十三、胸部异物

胸部异物包括子弹、弹片、金属碎片、山石、衣物布条等,这些异物可以存留在胸膜腔内、肺内,也可以存留在心脏大血管。气管内异物常由误吸造成,如:塑料笔帽、花生米、豆类等。医源性异物包括折损的造影导管等。

(一)诊断标准

1. 临床表现及体征

(1)胸腔内异物:如为高速运动的弹头,温度高,常常不引起感染,也不引起临床症状,可以长期存留,无须特殊处理。碎石、外伤带入的破布条则常常引起感染,形成脓肿,而导致胸痛、发热等症状。

(2)肺内异物:存留在肺内的异物常常引起咳嗽、咯血。

(3)气管内异物:常有剧烈呛咳,较大的异物可以立即呼吸困难,缺氧、发绀,患者有三凹征,听诊哮鸣音。

(4)心脏大血管内异物:可以随血液流动而移位,通常无明显症状,如果异物进入右心室可以引起期前收缩,体动脉内异物随血流移动可以栓塞在小的动脉分支内,引起相应梗死症状。

(5)纵隔异物:容易造成纵隔内大血管出血,引起纵隔血肿。

2.检查　X线有助于发现异物的大小和性状及位置,及是否有合并症。但是某些异物在X线检查时不能显影,应特别注意。

(二)治疗原则

1.对于有症状胸腔内异物应积极手术治疗。

2.支气管内异物应该争取用支气管镜取出,不能取出的应该手术探查。

3.心脏大血管内异物,应该尽早手术取出,避免引起血栓或感染,手术时必须准备体外循环机。

4.肺内异物应及时开胸摘除异物,若深在肺实质内可行局部肺切除或肺叶切除。

十四、支气管异物

多数支气管异物发生在儿童,常见的有笔帽、植物种子如花生米等,成人支气管异物常因吞咽过快、进食时谈笑注意力不集中,而使异物进入支气管。异物进入支气管后常停留在右侧支气管内,应该急诊处理,一般可以经支气管镜将异物取出,异物未能及时取出、滞留时间过长、刺激、已经引起炎症或有尖锐结构嵌顿无法取出时行开胸手术,局部切开支气管取出异物或行肺叶切险。

(一)诊断标准

1.临床表现及体征

(1)有误吸异物史。

(2)刺激性咳嗽,气促,呼吸困难。

(3)个别患者可以有发绀。

(4)听诊患侧呼吸音减低。

2.检查

(1)X线可以显示不透射线的异物,但是不能显示其他异物。

(2)纤维支气管镜检查可以发现异物阻塞部分支气管开口。

(二)治疗原则

1.局部麻醉或基础麻醉后,先行纤维支气管镜检查,确定异物位置,如果能用活检钳取出,较为简便。

2.体积较大、且光滑的异物,可以使用硬支气管镜、金属抓钳取出。

3.开胸手术需要全身麻醉,双腔支气管插管,有利于术中控制呼吸,有异物阻塞支气管开口的肺组织萎陷较慢,据此可以协助验证、判断异物的位置。

4.在异物所在部位切开支气管,取出异物,清除肉芽组织,缝合支气管。

5.如果阻塞远端肺组织已经反复感染化脓或已经纤维化,可以行局部或肺叶切除。术后应用敏感抗生素,预防感染、肺不张、吻合瘘等合并症。

第二节　纵隔感染

纵隔感染是由于不同因素导致的急性和慢性炎症性病变过程,急性纵隔感染往往由于细菌感染引起,而慢性纵隔感染则常常由于真菌、组织浆细胞细菌病、结核等病因所致,造成肉芽肿和纤维组织增生。

一、急性细菌性纵隔炎

常见的致病菌是葡萄球菌,其他是革兰阴性肠杆菌;常见的原因是纵隔内脏器破裂和经胸骨路径的切口感染,以食管穿孔以及吻合口瘘最为常见;其次是颈部感染经气管前间隙、咽周间隙、椎前间隙向下蔓延造成的急性下行性坏死性纵隔炎;胸内感染性病变偶尔也可以直接播散达纵隔内。

1. 诊断标准

(1)有纵隔内脏器破裂或颈部等部位的感染史。

(2)高热、寒战、胸痛、呼吸急促或呼吸困难、部分患者可出现休克。

(3)颈部皮下气肿及皮下捻发音,皮下气肿迅速向全身弥散。

(4)白细胞有不同程度增高。

(5)X线检查可见纵隔增宽、纵隔及皮下气肿,有食管破裂者造影时可见造影剂外溢。

(6)CT检查可见纵隔积液、积气。

2. 治疗原则

(1)积极对症治疗,保持呼吸道通畅,必要时气管切开。

(2)早期食管破裂可积极行食管破裂修补。

(3)及时放置引流,保证引流充分、通畅。

(4)选用敏感抗生素治疗。

二、肉芽肿型纵隔炎

是指各种类型的纵隔慢性淋巴结肉芽肿,大多由组织胞浆细菌病和结核引起。

1. 诊断标准

(1)可有胸痛、咳嗽、低热、乏力、体重下降等症状。

(2)X线检查可见纵隔增宽,最常见的为右侧气管旁肿块,可有钙化。

(3)CT可见纵隔内肿块。

2. 治疗原则

(1)治疗原发病,积极寻找发病原因,结核杆菌引起者应积极行抗结核治疗。

(2)有严重压迫症状者可行手术治疗解除压迫。

(3)病灶累及纵隔内脏器时,可手术治疗,缓解其引起的器质性合并症,如出血、胸膜瘘等。

三、纤维化性纵隔炎

由纵隔慢性炎症过程导致致密纤维组织在纵隔内大量沉积造成,纵隔内结构被压迫、包绕;多由真菌引起,常见的为组织胞浆细菌病,也可为肉芽肿型纵隔炎的晚期表现。

1. 诊断标准

(1)纵隔内脏器受压表现,如上腔静脉综合征,气管受压可出现呼吸困难等。

（2）X线可见纵隔弥漫性增宽，曲度消失，可有钙化。

（3）CT可显示脏器受压、变形情况。

（4）部分患者组织胞浆细菌病补体结合试验阳性。

2.治疗原则

（1）组织胞浆细菌病补体结合试验阳性者，可用抗真菌治疗。

（2）必要时手术解除压迫症状。

第三节　纵隔肿瘤

一、胸内甲状腺肿

位于纵隔内的甲状腺肿、甲状腺瘤和囊肿通称为胸内甲状腺肿。绝大多数为颈部甲状腺增大延续至纵隔，称作胸内甲状腺肿。胸内异位甲状腺或迷走甲状腺较少见。

正常甲状腺周围没有坚硬的结构，甲状腺肿物由于重力的作用易向纵隔生长，或者是胚胎时期在纵隔内遗留的甲状腺组织发展而来。

1.诊断标准

（1）主要为肿瘤的压迫症状和肿瘤特有症状。压迫气管可出现胸闷、喘鸣、刺激性咳嗽、呼吸困难、胸背疼痛或胸骨后疼痛；压迫食管可有吞咽不畅；压迫无名静脉或上腔静脉引起颈静脉怒张、颜面肿胀等表现。如果合并甲状腺功能亢进，可出现心悸、出汗、兴奋、易激动等。

（2）透视下可见肿物随吞咽上下移动。

（3）X线平片可见前上纵隔椭圆形肿块影，位于锁骨上下，多向一侧突出。气管受压可发生移位。

（4）胸部CT可见胸骨后、气管前间隙内圆形或类圆形软组织块影，与颈部甲状腺相延续，极少数可位于气管后方。其内多见钙化影。异位甲状腺则与颈部甲状腺不连续。

（5）核素显像（^{131}I、^{99m}Tc）可用来鉴别肿物是否为甲状腺组织。磁共振（MRI）可帮助了解肿物与大血管的关系。

2.治疗原则

（1）一经确诊应行手术治疗。

（2）有甲亢症状者，术前应给予药物治疗。

（3）手术禁忌证：气管受压严重狭窄，无法行气管内插管；全身情况差，不能耐受全麻。

（4）手术要点：多采用颈部领形切口，其创伤小，恢复快。因胸内甲状腺的血管多来源于颈部，所以多数胸内甲状腺都可以通过颈部切口切除。如遇下列情况：①坠入性胸内甲状腺中部分血供来自胸内。②巨大胸内甲状腺肿无法从胸廓入口提出。③复发后再次手术因手术瘢痕操作困难。④怀疑胸内甲状腺癌。⑤伴有上腔静脉综合征或显著气管压迫、喘鸣等，需加作纵向劈开胸骨上部切口。

（5）术后处理：常规备气管切开包；注意伤口引流情况，必要时敞开切口；术后注意有无手足搐搦、甲状旁腺功能不足的表现，以及甲状腺素水平是否低下。

二、胸腺肿瘤

最常见的胸腺肿瘤为胸腺瘤,约占胸腺肿瘤的 95%,其他较少见的胸腺肿瘤有胸腺癌和胸腺囊肿等。

1.诊断标准

(1)多无症状,查体发现为多。

(2)当肿瘤长到一定体积时,对周围器官的压迫可出现胸痛、胸闷、咳嗽及上腔静脉梗阻综合征等。

(3)剧烈胸疼、短期内症状迅速加重、严重刺激性咳嗽、胸腔积液所致呼吸困难、心包积液引起心慌气短,周身关节骨骼疼痛,均提示恶性胸腺瘤或胸腺癌的可能。

(4)约 40%左右的胸腺瘤患者可有各种伴随症状,最常见的是重症肌无力,其次是单纯红细胞再生障碍、免疫球蛋白缺乏、系统性红斑狼疮或伴发其他器官的肿瘤。

(5)诊断主要依靠影像学检查,其中 X 线检查可见一侧纵隔增宽或突向一侧胸腔的前纵隔肿物影。CT 尤其是增强 CT,可了解肿物的大小、形状、部位,和周围组织、器官、血管的关系。

2.治疗原则

(1)胸腺瘤首选手术切除。

(2)胸腺瘤和重症肌无力的发病有相关性,切除胸腺瘤后肌无力症状可以减轻。伴有重症肌无力的胸腺瘤,术前需使用抗胆碱酯酶药物。

(3)手术禁忌证:临床证实肿瘤无法切除或出现远处转移;全身情况差,不能耐受全麻;重症肌无力症状控制不满意,手术风险巨大者。

(4)突向双侧胸腔、瘤体较大者多采用胸骨正中切口摘除肿瘤。根据瘤体部位和性质以及有无合并症等,也可采取前外侧剖胸切口或胸腔镜下切除胸腺肿瘤。

(5)恶性胸腺瘤术后放疗可缓解症状延长寿命。

(6)术后处理:术前合并重症肌无力的患者,术后继续药物治疗,谨防"肌无力危象"和"胆碱能危象"。

三、重症肌无力

重症肌无力是一种自身免疫性疾病,中青年发病较多见,患者体内存在抗乙酰胆碱受体的抗体,引起神经肌肉递质的传导障碍,从而引起骨骼肌无力。任何横纹肌均可累及,并且常累及多个肌群。

在疾病发展过程中,颅神经支配的肌肉首先受累,如上睑下垂、复视、面部缺乏表情、构音障碍、咀嚼无力等。四肢无力严重时妨碍梳头或上楼。呼吸肌无力是最严重和最危险的症状,严重者可导致呼吸衰竭。临床分为三型:眼肌型、躯干型、延髓型。

重症肌无力患者中,少数患者合并胸腺瘤,但多数为胸腺增生。据统计胸腺瘤合并重症肌无力者约为 10%~50%,而重症肌无力合并胸腺瘤者约占 8%~15%。

1.诊断标准

(1)重症肌无力患者,重复活动后可加重,休息后缓解,常表现为晨轻暮重的特点。

(2)90％的患者发病始于成年期,常在 35 岁前。

(3)抗胆碱酯酶药物(新斯的明)试验阳性。

(4)电生理肌电图检查:重复电刺激反应减退。

(5)90％以上的患者乙酰胆碱受体抗体和调节抗体水平升高。

(6)X 线和 CT 检查,以确定是否存在胸腺肿瘤或胸腺增生。

2.治疗原则

(1)小儿或单纯眼肌型患者,以药物治疗为主,主要是应用抗胆碱酯酶药物。

(2)手术适应证:①合并胸腺瘤。②年轻、病程短、肌无力严重、药物治疗不易控制。③对药物耐受,药物剂量逐渐增加而症状无改善。

(3)手术禁忌证:①药物治疗效果好,病情稳定。②存在肌无力危象。③全身情况差,不能耐受手术。

(4)手术方式:可选择颈部横切口和(或)胸骨正中切口;近年来,可采用 VATS 进行小的胸腺瘤和胸腺切除,或单纯胸腺切除。手术范围:胸腺组织(瘤体)以及上至颈部、下至心膈角、两侧膈神经之间的前纵隔内所有脂肪组织的广泛切除。

(5)术后处理:术后床旁常规备气管插管包,必要时呼吸机辅助呼吸。术后继续使用术前相同剂量的抗胆碱酯酶药物。

四、畸胎类肿瘤

纵隔畸胎瘤是胚胎时期部分鳃裂组织随着膈肌下降进入纵隔,随着身体发育增殖发展而成。畸胎类肿瘤包括畸胎瘤(含三种胚层成分)和畸胎囊肿(一种或两种胚层成分)。大多为良性,少数实性畸胎瘤可发生恶变。

1.诊断标准

(1)畸胎瘤常见于 20～40 岁的成人,多数位于前纵隔,少数位于后纵隔。

(2)多数无自觉症状,无症状的畸胎瘤可达 34％～62％。体检阳性体征很少。

(3)临床症状主要是肿瘤压迫邻近脏器所致,可引起咳嗽、胸痛、呼吸困难等症状。典型和特征性的表现是咳出毛发和油脂样物,提示畸胎瘤已破入支气管。破入胸腔可引起剧烈疼痛。若破入心包,可引起心脏压塞。

(4)X 线表现为前纵隔团块影,密度多不均匀,典型的可见到油脂、钙化、骨化和(或)牙齿。CT 可准确地显示病变的范围,并能根据不同的密度分辨出肿瘤内的脂肪、肌肉及其他类型组织。

2.治疗原则

(1)一经确诊应尽早手术切除,避免合并症的发生。

(2)畸胎瘤合并感染应进行一段时期的抗感染治疗,但不宜拖延过久,不必等体温完全恢复正常。

(3)手术方式:可采用开胸术,合适情况下可考虑胸腔镜下切除肿瘤。

(4)巨大畸胎瘤切除时,在切除受损组织的同时,应避免损伤大血管,并尽可能保留肺组织。

五、心包囊肿

心包囊肿系胚胎发育过程中,部分腔隙未能完全融合而产生心包囊肿。囊肿的外面结构为纤维性囊壁,其内含清亮的液体。常位于前心膈角处,表现为圆形或椭圆形肿物,右侧多见,可有蒂与心包相连。

1. 诊断标准

(1)大多数心包囊肿患者无临床症状,多在查体时发现。

(2)多出现于青春期和成年人。

(3)部分患者可有呼吸道症状,巨大囊肿产生压迫时,可出现胸闷、气短的表现。

(4)X线片表现为边缘光滑的椭圆形或圆形肿块,形状可随体位而变化。CT表现为心膈角、心缘旁、主动脉与心脏交界处的圆形、椭圆形囊性肿物,边缘清楚,密度均匀,CT值0～10Hu,囊壁薄呈均匀细线影,偶有钙化。

2. 治疗原则

(1)心包囊肿一经确诊,应手术治疗,切除囊肿。

(2)手术方式:可采用开胸手术,或胸腔镜切除术。

(3)手术要点:术中尽量完整切除囊肿。

六、神经源性肿瘤

神经源性肿瘤是最常见的纵隔肿瘤之一,是产生于胸腔内周围神经、交感神经和副神经的神经成分来源的肿瘤,每个纵隔神经源性肿瘤都有一种与其神经嵴有关的胚胎来源,组织学上根据肿瘤结构中主要成分所占的比例,将纵隔神经源性肿瘤分成神经鞘肿瘤、交感神经肿瘤和副神经节细胞肿瘤三个亚型。

位于后纵隔的神经源性肿瘤多数为良性肿瘤,而发生在前纵隔的多数为恶性肿瘤。

1. 诊断标准

(1)大多数患者无临床症状,多在查体时发现。

(2)大的肿瘤可出现呼吸道症状或食管受压症状,少数患者可有神经系统症状,如脊髓受压、声音嘶哑、霍纳征、肋间神经痛或臂丛神经痛。需强调的是有神经系统症状并不意味着肿瘤是恶性。

(3)恶性肿瘤发展速度快、预后差,临床症状多无特异性。

(4)X线胸片可发现位于后纵隔的圆形或椭圆形肿物影,其密度均匀,边缘清晰,部分肿瘤影内可以发现局灶性钙化或囊性变。受累的骨质可显示骨受破坏征象。

(5)CT能显示肿瘤大小、部位以及与周围组织的关系。

(6)MRI能从三维方向显示肿瘤与周围脏器的关系,对通过肋间隙或椎间孔呈哑铃形神经鞘瘤的诊断有特殊的价值。

2. 治疗原则

(1)一经诊断,首选手术切除。

(2)切除肿瘤力求彻底,应注意切除椎间孔内的肿瘤组织。

(3)良性肿瘤完整切除后预后较好。

(4)恶性肿瘤切除不彻底者,应注意术后加做放疗。

七、纵隔支气管囊肿

支气管囊肿是一种少见的纵隔病变,是胚胎时期气管、支气管树异常分化形成的。常见于气管旁、隆突下、食管旁。

1. 诊断标准

(1)临床症状可轻可重,无症状患者多为意外发现。较大的囊肿可出现呼吸道或消化道压迫症状,也可引起上腔静脉梗阻、肺动脉狭窄等症状。

(2)X线检查:较小的支气管囊肿因被纵隔结构掩盖不易发现,较大的囊肿在后前位胸片上表现为自纵隔突出的半圆形或椭圆形阴影,密度均匀一致,界限清晰,偶有液平。

(3)CT显示为球形阴影,密度视囊内容物而变化,本身无强化,但是囊壁可有增强或钙化,与支气管相交通时囊肿内可出现气液平面。

2. 治疗原则

(1)一经诊断均应手术治疗,合并感染时术前应予抗感染治疗。

(2)争取完整切除囊肿。若囊肿不能完整摘除,残余囊壁用碘酊涂抹以破坏上皮的分泌功能。

(3)术中仔细分离粘连,防止损伤周围组织。

(4)合适的囊肿可在胸腔镜下切除。

八、食管囊肿

正常情况下胚胎前肠壁空泡最终闭合形成食管的管腔,若某单一空泡与食管壁分离并持续存在,即为食管囊肿。常为单房、圆形或椭圆形,表面有肌纤维,内覆食管黏膜上皮,囊内有清亮的棕色或绿色黏液。

1. 诊断标准

(1)临床表现与囊肿的大小和部位有关,症状多无特异性。囊肿较大时可引起呼吸道受压症状和(或)吞咽障碍。

(2)X线或CT表现与支气管囊肿几乎完全一样,唯一不同的是它囊壁很少出现钙化。

(3)上消化道造影可见食管壁有光滑的圆形或弧形充盈缺损,一侧黏膜纹理消失,对侧黏膜形态正常,可见钡剂分流征。

(4)超声胃镜检查提示壁外肿物。

2. 治疗原则

(1)一经诊断应手术切除,如囊肿与气管、支气管、食管或主动脉紧密相连,完整切除有困难时,可手术剥除囊壁内衬的黏膜上皮而保留囊壁外层,同样可达到治疗目的。

(2)术前最好放置胃管,巨大囊肿或有合并症时,术中应注意避免损伤食管。

九、纵隔淋巴源性肿瘤

纵隔淋巴源性肿瘤常常是全身系统的淋巴瘤累及纵隔所致,也就是继发性淋巴瘤,仅5%

～10％纵隔淋巴瘤为原发性的。原发性纵隔淋巴源性肿瘤是以纵隔肿块为原发表现而无全身淋巴结肿大的病变。

1.诊断标准

（1）纵隔淋巴瘤主要出现在成年人，男性多于女性。前纵隔多见。

（2）临床表现　局部症状如胸痛、胸闷、咳嗽，全身症状如乏力、低热、盗汗等。肿块压迫上腔静脉可致上腔静脉梗阻的表现。有的患者可无症状。

（3）X线平片上一般可发现位于前上纵隔的肿物影，可以呈圆形、椭圆形或分叶状，肿块向两侧胸膜腔突出。

（4）CT能清楚地显示肿块的大小、部位、范围以及周围邻近脏器受侵的程度。同时还可显示有无胸腔积液和心包积液。

（5）MRI能更好地显示肿物与血管的关系。

（6）纵隔淋巴源性肿瘤的确诊主要依靠活检。经皮针吸穿刺活检，由于获取的组织较少，往往较难获得明确的诊断。必要时可采用纵隔镜或胸腔镜淋巴结活检。

2.治疗原则

（1）纵隔淋巴瘤对于化疗和放疗很敏感，故化疗和放疗是基本的治疗方法。

（2）由于淋巴瘤常侵犯周围重要脏器，且大多数情况下完整切除纵隔淋巴瘤较困难，所以纵隔淋巴瘤不适宜积极的外科处理。

（3）对孤立的单发淋巴瘤可考虑手术切除，完整切除肿瘤后加放疗、化疗可有效地提高存活率。

十、纵隔淋巴管肿瘤

淋巴管瘤是一种少见的淋巴管源性良性病变，它不是真正意义上的肿瘤，一般认为它是先天性发育异常，是以淋巴管增生为主要特征。囊状水瘤是最常见的淋巴管瘤。

1.诊断标准

（1）纵隔淋巴管肿瘤临床上常无症状，查体时也多无阳性发现，当肿瘤较大压迫周围组织脏器时，可引起前胸不适、胸闷、咳嗽等症状。

（2）X线表现为纵隔内圆形或椭圆形有分叶阴影，可突向一侧也可向左右两侧膨出，其界限清楚，密度均匀，很少有钙化。

（3）CT扫描显示淋巴管瘤表现为单房或多房性、密度均一的囊性占位病变，边界清楚、锐利，壁薄。典型的纵隔淋巴管瘤为水样密度。

（4）大多数纵隔淋巴管肿瘤位于前上纵隔，有时可由颈部向下延伸到纵隔，位于后纵隔较少见。

2.治疗原则

（1）一经诊断首选手术治疗。

（2）囊内注射硬化剂效果不理想；放射治疗不仅不能使肿物缩小，还有促发恶变的可能。

（3）术中若不能完整切除肿瘤，应尽可能多地切除肿瘤囊壁，并缝扎囊壁创面以免复发。

十一、纵隔血管瘤

良性血管瘤是一种血管系统肿瘤，起源于血管内皮细胞，普遍认为它是先天性发育畸形所致。纵隔血管瘤少见,多数位于前纵隔。大部分纵隔内血管瘤是良性血管瘤,主要为海绵状血管瘤或是毛细血管型血管瘤。30％纵隔血管瘤为恶性,包括血管内皮瘤和血管肉瘤。

1.诊断标准

(1)75％的患者年龄在35岁以下,发病高峰在10岁以内。

(2)多无症状,大部分为查体时发现纵隔阴影。出现症状多为肿瘤压迫或侵犯周围脏器或组织所致。

(3)X线胸片显示肿瘤为圆形或分叶状肿块,多位于前上纵隔。发现病灶内存在静脉石具有诊断价值,这一特征性表现出现在约10％的纵隔血管瘤患者。

(4)CT可以清楚地显示肿瘤与周围脏器的关系,能更清晰地显示静脉石的存在。增强CT还可看出肿瘤与周围血管有相同的强化。

(5)恶性血管瘤界限不清,可呈现出向周边侵蚀性生长的特点。

2.治疗原则

(1)一经诊断应手术切除。

(2)对于肿瘤呈侵袭性生长,包绕重要血管或脏器,活检病理检查无恶性发现,且患者无临床症状,则不必强行手术切除。

(3)对于不能完整切除的血管瘤,也应尽可能多地切除肿瘤,电灼和严密缝合残余囊壁,以防日后复发。

(4)对于血管瘤,不推荐放疗。

第四节　膈肌疾病

一、膈疝

先天性膈疝是指腹腔脏器由发育不全膈肌缺损的部分突入胸腔,最常见的先天性缺损是位于膈肌后外侧部分的胸腹裂孔疝。

(一)诊断标准

1.先天性膈疝多数病例在出生前通过超声可获得诊断。新生儿出现呼吸窘迫,伴有肠道梗阻症状,体检发现患侧呼吸音减弱或消失,有时可听到肠蠕动音。

2.典型病例胸腹部联合摄片可获诊断:

(1)胸腔内可见胃及肠袢。

(2)纵隔向对侧移位。

(3)腹腔充气肠袢缺少或消失。

3.不典型病例可以放置胃管进行造影检查,胸腔内可见胃或肠道显影。

(二)治疗原则

1.确诊后应积极准备手术治疗

(1)胎内诊断后,应将产妇转至有新生儿外科的医院分娩。

(2)对于症状较轻的患儿,可以在充分术前准备后,尽快手术治疗;对于呼吸窘迫严重的患儿,除了少数有疝内容物绞窄需要急诊手术外,多数情况下需要积极地对症和支持治疗,改善症状后再行手术。

2.手术要点　一般情况下可采用腹部切口,将疝入胸腔的腹腔脏器还纳入腹腔,缝合膈肌缺损,多数情况下需用肌瓣或人工材料修补膈肌缺损,以防止张力大,膈肌过于低平对患儿以后的不良影响。

二、膈膨升

膈膨升是指膈肌的连续性和与周围组织的附着是完整的,但其部分或全部异常升高凸向胸腔;膈膨升可分为先天性或非麻痹性以及获得性或麻痹性。先天性膈膨升是由于膈肌发育异常导致膈肌肌纤维显著减少而形成的,左侧多见。获得性膈膨升是指各种因素导致膈神经损伤而产生膈肌麻痹所形成的,如外伤、感染、肿瘤及医源性损伤等。两者发病基础虽然不同,但在一些影像学表现和导致的病理生理学改变是相似的。

1.诊断标准

(1)由于膈肌活动受限,临床症状以呼吸困难为主要表现,可伴有呕吐等症状,新生儿症状往往较重;成年人可有咳嗽、乏力以及一些恶心、反酸等消化道症状。

(2)体格检查可见胡佛氏征,即吸气时患侧肋骨下缘向中线移位,患侧呼吸音减弱或消失,气管向健侧移位,患侧胸部有时可听见肠鸣音。

(3)X线摄影可见膈肌升高,纵隔移向健侧,腹部脏器移向胸腔。

(4)X线透视可发现膈肌矛盾运动和纵隔摆动。

2.治疗原则

(1)新生儿膈膨升伴有严重呼吸困难,应积极改善缺氧症状,胃肠减压,必要时气管插管,待症状改善后尽早手术治疗。

(2)对于有症状的儿童及青年,可择期手术治疗;对于成年人症状轻微者,可暂不行手术治疗,症状严重者,可择期手术治疗。

(3)常用的手术方法是膈肌折叠术,使膈肌恢复到正常位置,可通过开胸或胸腔镜实施。

三、膈肌肿瘤

膈肌的原发肿瘤临床少见,膈肌的原发肿瘤主要来源于间叶组织,但也可来源于神经组织。膈肌的良性肿瘤主要包括脂肪瘤、囊肿、纤维瘤、畸胎瘤等,恶性肿瘤主要包括纤维肉瘤、平滑肌肉瘤等。继发性膈肌肿瘤常来源于其周围器官如肺、肝、胆囊、食管、结肠等的肿瘤转移或直接浸润。

1.诊断标准

(1)膈肌肿瘤的临床表现无特异性。良性肿瘤常无症状,由常规胸片发现。恶性肿瘤可有呼吸时疼痛,或有膈附近胁肋部的饱胀感,甚至有气短、咳嗽等。

(2)X线和CT可见膈肌表面局部膨出的肿块影,B超有助于鉴别膈附近实质脏器如肝脏等。

2.治疗原则　原发性膈肌肿瘤应采取手术治疗。良性肿瘤及边界清楚的局部恶性肿瘤手术时需把肿瘤及附近的正常膈肌一并切除,如肿瘤位于膈肌边缘,需切除邻近的部分胸壁,缺损的膈肌可对端缝合,若缺损过大,可采用人工材料修补。

第五节　房间隔缺损

一、历史回顾

1953 年,Gibbon 在体外循环下成功为一例患者进行了心脏房间隔缺损修补术,使得房间隔缺损成为第一种在体外循环技术支持下进行心内矫治的心脏疾病,这次手术对心脏外科学界具有划时代的意义,标志着心血管外科步入了一个崭新的体外循环时代。而在此之前,由于缺乏人工辅助循环的支持,心内直视手术只能依赖低温降低全身代谢及流入道的阻断(避免气体栓塞)抑或人体间并行循环来完成,而该类方法创伤大,手术窗口短,有极高的死亡率。

二、房间隔缺损分类及病理生理

房间隔缺损是胚胎发育期原始心房分隔成左、右心房过程中,因某种影响因素,第一房间隔或第二房间隔发育障碍,导致的间隔遗留缺损,左、右心房存在血液分流的先天性畸形。依据房间隔缺损位置的不同,其通常被分为三种不同类型,继发孔型房缺、原发孔型房缺及静脉窦型房缺(图 3-1)。继发孔型房缺是最常见的房间隔缺损,其位于靠近卵圆窝的房间隔中部,静脉窦型房间隔缺损通常位于房间隔与上腔静脉开口处,也可位于下静脉开口及冠状静脉窦开口处(导致无顶冠状静脉),此类房缺经常伴有肺静脉异位引流。房间隔缺损是一种常见的先天性心脏病,其中继发孔型房缺以女性患者为主,约占 $65\%\sim75\%$,其他类型的房间隔缺损男女比例类似。

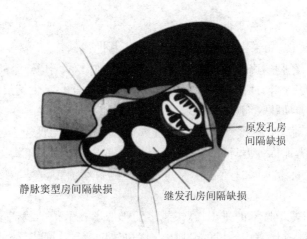

静脉窦型房间隔缺损　　继发孔房间隔缺损　　原发孔房间隔缺损

图 3-1　房间隔缺损外科解剖示意图

依据不同的解剖位置其可以分为继发孔,原发孔及静脉窦型房间隔缺损常见的位置。原发孔型房间隔缺损位于房室瓣上方,与其紧邻;继发孔型房缺位于靠近卵圆窝的房间隔中部;静脉窦型房间隔缺损通常位于房间隔与上腔静脉开口处(但也可位于下静脉开口及冠状静脉窦开口处),此类房缺经常伴有肺静脉异位引流

心内的分流决定了房缺病理生理的改变,而房缺分流量的大小取决于缺损的大小及左右心室顺应性,肺血管发育情况等因素。一些因素诸如左心室肥厚(纤维化)所导致的左心顺应性降低,二尖瓣狭窄等因素均会导致左向右分流增加,相反导致右心室顺应性下降的因素(诸如肺动脉高压或肺动脉瓣狭窄)及三尖瓣狭窄也能够导致左向右分流减少甚至产生右向左分流。通常情况下显著的左向右分流定义为其肺循环血流量/体循环血流量(Qp/Qs)比值大于1.5或者出现右心明显扩张,而此种程度的分流往往可导致远期不良预后,需要及早干预。

三、临床表现、诊断及评估

房缺患者在早期可无任何临床症状,仅在体格检查时发现心脏杂音而得以确诊,但随着年龄增长绝大部分会出现症状,出现症状的时间具有很大的个体差异,其与房间隔缺损大小有一定的联系。心房水平的大量分流量,可以导致肺充血明显,而易患支气管肺炎,同时因体循环血量不足而影响生长发育。当剧哭、屏气、肺炎或心力衰竭时,右心房压力可超过左心房,出现暂时性右向左分流而呈现出青紫。随着患者年龄增大,房间隔缺损患者可表现出生长发育落后、活动耐力降低、反复呼吸道感染及不明原因的栓塞等表现,并且出现心脏增大、肺循环压力及阻力增高、心力衰竭以及房性心律失常等。

目前,对于房间隔缺损的诊断方式主要依赖临床影像学手段,但传统的体格检查,胸片及心电图仍是有效的早期筛查及评估方式。

1. 体格检查　对于部分出现心脏增大的患者,心脏检查可见心前区隆起,心界扩大,扣诊可有搏动增强;在肺动脉瓣区可听到由于肺动脉瓣相对狭窄产生的 Ⅱ～Ⅲ 级收缩期杂音,肺动脉第二音增强及固定分裂。左向右分流量大时,可在胸骨左缘下方听到三尖瓣相对狭窄所产生的舒张期隆隆样杂音。肺动脉扩张明显或伴有肺动脉高压者,可在肺动脉瓣区听到收缩早期喀喇音。

2. 心电图　典型表现有右心前导联 QRS 波呈 rSr 或 rSR,或 R 波伴 T 波倒置。电轴右偏,有时可有 P－R 延长,如果出现房颤,心电图可以帮助诊断。

3. 超声心动图　经胸超声心动图能够评价房缺的种类,大小,分流的方向以及肺静脉的解剖回流情况,也能够评价心脏房室大小及功能情况,如果合并三尖瓣反流,通过多普勒测定反流速度,也能估算肺动脉收缩压指标。

4. 心导管检查　随着越来越多无创的检查方式的问世,心导管检查已经不再作为单纯的诊断手段,但其仍作为评价肺循环体循环血流比(Qp/QS)、肺血管阻力以及各心腔内压力及血流动力学参数的金标准。同时经心导管介入房间隔封堵治疗也是治疗部分类型房间隔缺损的经典方法。

近些年来随着影像学技术的进步,越来越多的影像学技术帮助我们不仅能够准确全面的评估房间隔缺损,更能直接发现继发的心脏结构功能的改变,从而指导外科治疗方案的选择。其中以三维食道超声心动图(TEE)及磁共振显像(MRI)尤为突出,不同于传统影像学检查,MRI 能够提供较超声更为清晰的房间隔缺损图像,及其周边解剖结构的详细信息,同时还能够对双心室(尤其是右心室)功能及形态提供准确的评价(图 3－2)。同样,三维 TEE 的独特之处在于能够全面地显示房间隔缺损及周边结构(提供外科视角级的图像),精确地测量房间隔大小,测定分流的方向及程度,并能够实时地引导介入治疗。

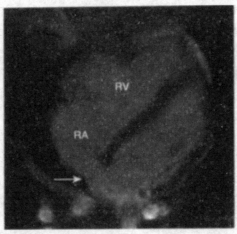

图3-2 MRI图像显示的继发孔房间隔缺损(箭头),图中清晰地显示了房间隔缺损的位置(箭头),左心室的大小以及明显增大的右心房(RA)及右心室(RV)

四、房间隔缺损的治疗手段及评价

一般而言,只要房间隔缺损有明显分流($Qp/Qs>1.5$或者出现右心室扩张),都应给予及时的干预,表3-1中详细地列举了房间隔缺损干预指征。但是如果出现以下情况,则不需要或者不能够关闭房间隔缺损:①房间隔缺损较小$<10mm$,且分流量也较小的患者,需要定期进行监测及评估。②明确的晚期肺动脉高压,肺血管阻力$>8U/m^2$,合并右向左分流。③妊娠患者诊断房缺应于分娩后6个月进行手术治疗。④出现严重的左心功能降低,也不适合立即行手术。

表3-1 房间隔缺揭 ASD临床干预指征

ASD的干预指征
MHI,超声或CT提示右心室/房扩张并含有以下情况之一
1)ASD最大径$>10mm$
2)2)$Qp:Qs>1.5$(超声心动图,MRI或者心经导管测量)。应排除确诊肺动脉高压的患者

目前,治疗房间隔缺损的方式有内科介入治疗及外科治疗。

(一)内科介入治疗

通过股静脉通路,通过特殊的输送装置,将房间隔封堵器放置于房间隔上,从而达到消除分流的作用。但经导管内科封堵治疗仅适合于部分原发孔型缺损且直径较小并且有很好边界的缺损,而对于静脉窦型,原发孔型房间隔缺损,以及一些较大的且边界不良的继发孔型缺损,或合并其他心内畸形的患者,外科治疗仍是唯一有效的治疗方式。同样,也有研究证实,接受介入治疗的患者远期可能发生封堵器脱落、移位,对心内组织结构的磨损等严重并发症,长期的随访至关重要。

随着外科治疗水平的日新月异,外科治疗的方法也变得更为丰富,除了传统的经正中胸骨体外循环下心内直视手术,一些新的技术如体外循环微创外科手术(腔镜辅助经侧胸小切口房缺修补或机器人手术等)也开始作为常规的治疗手段。同样,我国一些心血管中心采用不停搏经胸外科微创房间隔封堵术的方法,通过右胸肋间隙切口,暴露左心房,在三维食道超声引导下,通过输送系统,将封堵器放置于房间隔上从而关闭封堵,也取得了不错的效果。与内科介入封堵相比,其优点主要在于易于准确调整封堵器位置,无需 X 线引导,适合于一些较大边界较差的原发孔房间隔缺损的患者。

(二)外科治疗

1.外科解剖 尽管在形态学上右心房构成了单一的腔室,但它是由 2 个部分组成的:静脉窦部和心房体部。静脉窦部略呈水平,其实为上下腔静脉的延续,窦房结位于上腔静脉入口处静脉窦部和心房体部的交界区域,其容易受到在右心房上外科操作的损伤。与内壁光滑的静脉窦部形成对比的是,心耳侧侧壁有诸如梳状的肌肉结构。静脉窦部上方的内侧壁中央为卵圆窝,而在前内侧心房壁后方为主动脉根部,此区域无冠窦和右冠窦与心房毗邻。三尖瓣位于右心房内的前下方,三尖瓣环跨过膜性室间隔将其分为心室间部位及心房间部。传导束就位于该区域心室部附近的区域。

2.手术方式,并发症预防及预后 所有类型的房间隔缺损均可以使用胸骨正中切口(或低位正中切口及乳房下右胸切口),对于不同类型的房间隔缺损,体外循环的静脉插管策略也有所不同,对于静脉窦性房缺选择上腔静脉直角插管能够更大程度的帮助暴露缺损。如果对于小切口及机器人微创手术,通常采用股动静脉插管(或是股动脉+切口内上下腔静脉插管)的插管方式,但由于是右心手术,在主动脉阻断时必须对上下腔静脉进行阻断,其操作难度较传统的开胸手术高。建立体外循环后,应仔细探查房间隔缺损位置、大小、肺静脉引流情况以及三尖瓣功能。应避免损伤窦房结,主动脉根部结构,并防止肺静脉狭窄。对于较小的房间隔缺损可采取直接缝合的方式,应缝合房间隔两侧较厚的心内膜组织;对于较大的房间隔缺损,应采用补片修补的方式以分担潜在张力。对于静脉窦型房缺合并右上肺静脉异位引流,依据其肺静脉的粗细,开口的位置选择不同的手术方式:①对于肺静脉异位开口于右心房上部并距离缺损较近的患者,可以采用补片在关闭缺损时,直接将肺静脉隔入左心室。②如果肺静脉异位开口于上腔静脉内且距离缺损位置较远,且肺静脉较细,流量较低,可不行处理。但如肺静脉粗大,流量大,则应采用针对肺静脉异位引流的特殊手术方式完成外科修复(详见肺静脉异位引流章节)。目前,房间隔缺损外科治疗已经成为一种极为安全的手术,其远期预后也较为良好。

五、启示与展望

心脏房间隔缺损的外科治疗是第一种运用人工辅助循环技术治疗的心脏疾病,其演变过程从某种程度上反映了整个心脏外科领域技术的转变。近些年来,依托科技在计算机技术及材料学领域的巨大突破,一些先进的临床诊断设备、人工材料以及外科微创手术设备的问世,使得我们对这一古老疾病诊断及治疗方式再一次发生了巨大的变化,安全、微创的内外科综合治疗理念已经成为治疗房间隔缺损新的方向。

第六节　室间隔缺损

一、概述

室间隔缺损是最为常见的先天性心脏病,约占先天性心脏病总量的50%,其中20%是单纯的室间隔缺损。近些年来,随着影像学诊断水平的提高,室间隔缺损的诊出率已经有了很大的提升(新生儿约(1.56~53.2)/1000)。室间隔的解剖结构较为复杂,其发育于胚胎期第4~5周,各部分如果发育不全或互相融合不良,则导致相应部位的室间隔缺损。近些年来,随着外科技术围术期管理,体外循环技术的不断进步,以及内科经导管微创介入治疗的发展,室间隔缺损治疗的成功率,并发症,以及其远期预后均得到了显著提升。

二、室间隔缺损解剖命名及病理生理

目前常用的Soto标准将室间隔分为膜部及肌部两个大类。膜部室间隔(由非肌性纤维组织构成)是一个相对较小的区域,其位于肌部室间隔流入及流出道上缘及三尖瓣及主动脉瓣之间的膜性区域,三尖瓣半环将这一区域分为房间隔部及室间隔部。肌部室间隔范围较广(除了膜部间隔以外的其他区域),其实是个非平面结构,可分为流入道部,肌小梁部以及漏斗部室间隔。室间隔缺损的分类对于其治疗方式至关重要,其取决于其所处的室间隔解剖位置,一般而言学者们习惯于将室间隔分为膜周部缺损,肌小梁部(肌部)缺损,流入道室间隔缺损(合并于心内膜垫缺损,又名房室间隔缺损),以及漏斗部室间隔缺损(可进一步分为脊内型及脊上型,或称之为双动脉干下缺损)。

室间隔缺损病理生理基础是其所产生左向右分流,分流量取决于缺损的大小,左、右心室压力阶差及肺血管阻力。婴幼儿出生早期由于左右心室压力近乎相同,室间隔缺损分流量较小,所以早期可以无任何症状,但随着双心室压力差的变化,患儿将逐渐出现症状。如不合并右心室流出道梗阻,或肺动脉高压,室间隔缺损将导致左向右分流,继而导致肺动脉、左心房及左心室容量负荷增加。随着室缺病程进展,肺小动脉管壁内膜增厚、管腔变小、阻力增大,引起器质性肺动脉高压,最后导致不可逆的右向左分流,出现艾森门格综合征。部分较小的室间隔缺损如肌部,膜周部缺损在成长过程中可以自行愈合,但较大的缺损,及一些特殊类型缺损如主动脉瓣下缺损,其发生自行愈合的概率极低。由于分流所导致的流体力学作用,主动脉瓣下缺损可以导致进行性的主动脉瓣膜脱垂,部分膜周部缺损分流对三尖瓣的冲刷也可以直接导致三尖瓣关闭不全,对于这些类型室间隔缺损,应该采取更为积极的外科治疗策略。

三、临床表现、诊断及评估

缺损直径较小、分流量较少者,一般无明显症状,多在体检时发现心脏杂音(全收缩期杂音),或超声检查发现室间隔缺损。缺损大、分流量多者,症状出现较早,表现为活动后心累气

急,活动受限,生长发育迟缓。直径较大的室间隔缺损,肺淤血和心力衰竭发展较快,并可反复发生肺部感染,重者在婴幼儿期,甚至新生儿期可死于肺炎或心力衰竭。一旦发生肺动脉高压及右向左分流,便可出现发绀,此时已至病变晚期。目前,对于室间隔缺损的诊断方式主要依赖临床影像学手段,但传统的体格检查,胸片及心电图仍是有效的早期筛查及评估方式。

1. 体格检查　分流量小,除胸骨左缘第3～4肋间闻及Ⅱ～Ⅲ级或Ⅲ级以上粗糙的全收缩期杂音外,无其他明显体征。缺损大、分流量大者,左前胸明显隆起,杂音最响部位可触及收缩期震颤。肺动脉高压者,心前区杂音变得柔和、短促,而肺动脉瓣区第二音明显。

2. 心电图　在一定程度上,心电图改变可以反映心内分流的程度。分流较小的室间隔缺损常心电图正常,中至大量分流的室间隔缺损心电图常有左心室高电压和左心室肥厚。合并中等肺动脉高压的患者,心电图可表现为双侧心室肥厚。严重肺动脉高压,则有时肥大或伴劳损。

3. 超声心动图　经胸及食道超声心动图均能够评价室间隔缺损的种类、大小、分流的方向,以及心脏房室大小及功能情况,同时还能明确显示主动脉瓣膜及三尖瓣病变反流,并通过多普勒测定三尖瓣反流速度,也能估算肺动脉收缩压指标。

对于室间隔缺损而言,诊断及评估肺部血管发育、阻力、双心室功能(尤其是右心室功能)尤为重要,完成这些评估需要更为复杂的一些手段,包括:

4. 心导管造影(图3-3)虽然随着越来越多无创的检查方式的问世,心导管检查已经不再作为单纯的诊断手段,但对已怀疑出现肺动脉高压的患儿,其仍作为评价肺循环/体循环血流比(Qp/Qs)、肺血管阻力以及各心腔内压力及血流动力学参数的金标准。同样,内科经导管介入治疗也很大程度地依赖经心导管造影。

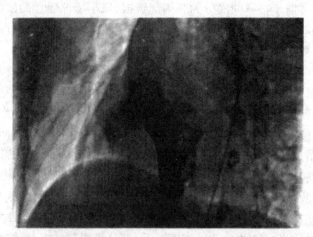

图3-3　心导管造影显示的膜周部室间隔缺损可以清晰地观察到膜部瘤形成及其破口

5. 磁共振 MRI　磁共振是一种较新的影像学手段,其主要的优势就是提供清晰而全面的心脏图像,清晰的显示室间隔缺损的位置,尤其是肌部室间隔缺损的位置,并全面的评估其他合并心脏畸形及各心室功能(尤其是右心室功能)的改变。

四、室间隔缺损的治疗

一般来说,婴幼儿时期对于有症状的室间隔缺损应当进行积极治疗,一些分流量较小(QP/Qs<1.5)且没有临床症状的室间隔缺损可以不进行积极干预,但需保持定期随访观察,而对于出现并发症,诸如瓣膜反流、心功能不全,合并感染性心内膜炎等情况,应该采取积极的内外科治疗方式。对于不同类型的室间隔缺损其治疗方案也有所不同。近年来,随着内外科技术的飞速发展以及围术期管理理念的进步,对不同类型的缺损采用更为个体化的治疗方案已经成为未来治疗该类疾病的一种趋势。

（一）室间隔缺损介入治疗

内科经导管介入封堵是一种微创的治疗室间隔缺损的方式,其可以避免体外循环。外科切口的损伤,已被运用于治疗部分膜周部以及肌部室间隔缺损,由于采用封堵器对室间隔进行封闭,所以需要室缺具有较小的直径,良好的边界,以及较好的解剖位置从而便于导管通路的建立(并不适合较大及某些特殊类型的室缺,如干下型及心尖肌部缺损的治疗)。但内科介入封堵也伴随着其特有的并发症,除了残余分流,封堵器移位脱落,导致瓣膜反流等并发症之外,大规模研究已经证实对于膜周部缺损封堵,远期严重的三度传导阻滞的发生率高达3%～5%。

（二）室间隔缺损外科治疗,并发症及预后

如前所述室间隔解剖相对复杂,对于不同类型的室间隔缺损其手术方案的制订也会不尽相同。目前外科仍是治疗室间隔缺损的主要方式,传统的外科手术方式包括,胸骨正中切口体外循环下行室间隔缺损修补。近年来,经右胸切口胸腔镜辅助微创手术、机器人辅助室间隔修补手术及经胸微创室间隔封堵术,已经在国内的一些心血管中心开展,这些技术提供了新的微创治疗方法,取得了较好的效果,其适应范围、近期并发症及远期疗效有待进一步临床研究。

行膜周部室间隔缺损外科手术时,由于此类缺损靠近传导通路,准确的了解此区域的外科解剖有助于在手术中避免损伤传导组织。房室结通常位于 Koch 三角的顶端(图 3—4),Koch 三角的边界为三尖瓣隔瓣瓣环、Todaro 腱膜以及作为基底部的冠状静脉窦。几乎所有的膜周部位缺损都适合采用经心房入路,心脏停搏后于心房做一纵行或斜行切口,牵开切口边缘,从而暴露三尖瓣及 Koch 三角。外科暴露膜周部室间隔缺损的方式有两种:①采用5—0缝线牵拉三尖瓣瓣下腱索。②游离三尖瓣隔瓣改善暴露。较小的缺损可采用直接缝合的方式,对于较大的缺损应使用补片进行修补,可使用5—0双头半圆针,沿室间隔缺损肌肉肌缘12点钟位置开始缝合,并按照顺时针或逆时针方向完成缝合,缝合过程中应当注意避免损伤主动脉瓣膜(室间隔缺损 9～11 点钟方向)及传导束(室间隔缺损 3～6 点钟方向),连续缝合至传导束区域后应浅缝靠近缺损边缘发白的心内膜组织,或者在离开缺损下缘3～5mm 外放置缝线,损暴露不佳,则需要采用单针加垫的多个间断缝合如果室间隔缺损的肌肉缘非常脆弱,抑或室间隔缺来代替连续缝合的技术。

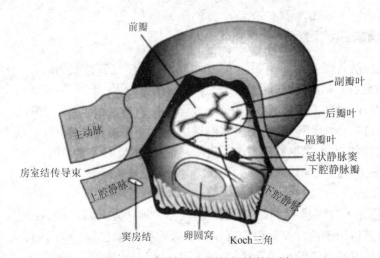

图 3－4　膜周部室间隔缺损外科解剖

膜周部室间隔缺损最重要的结构即是 Koch 三角,房室结位于 Koch 三角顶端,在行膜周部室间隔缺损修补术时,应尽量避免损伤该区域,从而避免传导阻滞

对于漏斗部室间隔缺损的外科修补,由于其位置较高,通常采用经肺动脉及右心室切口作为外科入路,如果存在严重的主动脉瓣膜关闭不全,在闭合室间隔缺损之前应于主动脉做一切口,进行主动脉瓣成形手术,从而保证心肌停搏液灌注。在关闭缺损时,应尽量避免损伤主动脉及肺动脉瓣膜。对于此类缺损,我国的学者创新性的使用经胸封堵技术,在超声引导下置入特殊设计的偏心封堵器,在封堵缺损的同时最大可能地避免了干扰主动脉瓣膜的功能,一些前期的研究也得到了令人鼓舞的结果。

外科治疗肌部位置室间隔缺损,尤其是对于心尖部及多发肌部缺损极具挑战性。肌性室间隔缺损具有完全的肌肉边缘,可发生在肌肉室间隔的任何位置。因为右心室内有较多排列错综复杂的网状肌小梁结构,外科探查及暴露往往比较困难,术后残余分流的发生较多。为了帮助外科显露,根据其所处的位置,可经右心室切口进行修补。对于靠近心尖部的室间隔缺损,更可采用左心室心尖部切口进行修补,但是由于行经心室切口出现术后心功能不全的概率较高,此种手术路径并不作为常规术式使用。有学者提出,运用内科微创介入封堵联合外科修补的杂交治疗技术,可以避免为改善暴露切开右心室,有效缩短体外循环辅助时间,提高手术成功率并降低围术期风险。同样,近些年来,国内一些学者采用术中直视下封堵;也有在经食道超声引导下经胸封堵技术。在不停搏的情况下,通过右心室表面的穿刺点,将封堵器释放在室间隔缺损处。早期经验显示,外科封堵技术对婴幼儿无血管通路限制,操作成功率更高,伞盘释放位置更为准确。使用该方法,不仅可以对外科暴露困难的单纯肌部缺损进行有效治疗,更可以结合外科手术对多发肌部缺损进行一站式的外科杂交治疗(外科修补容易显露的缺损/对于心尖部难以显露进行经胸封堵治疗)。

室间隔缺损外科治疗围术期并发症主要取决于患者的年龄、肺血管阻力、缺损的种类,以及是否出现残余分流等。数据显示,目前对于单发的室间隔缺损(不合并肺动脉高压),外科修补术的围术期死亡率仅约 1‰(大于 1 岁);对于小于 1 岁的患者,围术期风险则较高(报道的死亡率约 2.5％甚至更高）。对于多发肌部室间隔缺损，单纯的外科手术风险同样较高（约7％左右），其主要是由于大量分流导致的右心室重构，肺动脉压力升高，为改善暴露行心室切开所导致的心功能不全，以及较高的残余分流发生率等因素所致。近些年来，由于杂交技术的广泛应用，联合不停搏封堵技术及传统外科手术（如上所述），能够显著地降低该类患者的围术期风险，提高手术成功率。室间隔缺损外科修补术具有较好的远期效果，其远期可能的并发症包括三度房室传导阻滞（＜1％），残余分流，以及持续性肺动脉压力升高等，但发生概率均较低。

五、启示与展望

作为一种复杂多变的先天性心脏病，室间隔缺损的诊疗发展体现了多学科协作发展的学科理念进步，从诊断、评估、治疗以及评价等多个领域中不同学科知识，观念及技术的穿插融合，构成了目前治疗不同类型室间隔缺损的观念的主线。充分运用杂交技术的观念，结合心内科介入，传统外科开胸及微创外科治疗技术，依据不同患者的实际情况制定出个性化的诊疗方案，力求安全、微创的内外科综合治疗理念已经成为治疗该类疾病全新的方向。

第四章　腹壁和腹腔手术

第一节　腹部切口

一、腹部切口种类

腹腔内各种手术都须经由腹前壁切口进入腹腔,常用的腹部切口有五种:即垂直切口、横切口、斜切口、胸腹联合切口和腹膜后/外切口(图4—1)。

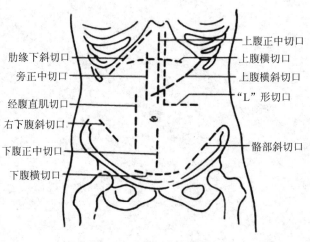

图4—1　常用的腹部切口

肋缘下斜切口
旁正中切口
经腹直肌切口
右下腹斜切口
下腹正中切口
下腹横切口
上腹正中切口
上腹横切口
上腹横斜切口
"L"形切口
髂部斜切口

(一)垂直切口(纵切口)

这种直切口可位于正中、旁正中或侧旁正中;可位于脐上或脐下;可向任意方向延伸,特别在腹部外伤时,或大型腹部手术时,正中垂直切口可上延伸至剑突,下延伸至耻骨联合。

1.正中切口　正中切口一般通过腹白线,进入腹腔快,缝合也便利,显露好,可检查半个腹腔,但血供差,相对易于裂开。

(1)皮肤切口:自剑突下方1cm至脐上方垂直纵形切开,必要时可从脐右方绕过而扩大延长切口。开始时,术者和助手在切口两侧反方向按压牵拉皮肤,或术者用左手拇指和示指在切口两侧上端按压,当皮肤绷紧后,右手持刀,一次切开皮肤,再切开皮下组织,止血后用小敷巾保护皮肤切口(图4-2)。

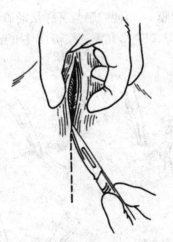

图4-2　上腹正中切口切开皮肤

(2)切开白线:先在白线中部切一小切口,用组织剪分别向上、下剪开白线。剪开时注意勿损伤白线下方的富含血管的腹膜外脂肪组织,在上方靠近剑突时,常有腹壁上动脉的小分支分布,更需留意止血。有时可用左手示指和中指伸入,向两侧分开,仔细剪开白线上端(图4-3)。尤其当急性肠梗阻,膨胀的肠管常伸展于切口下方,更应防止损伤。

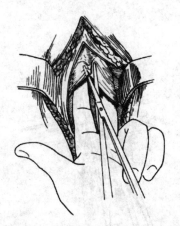

图4-3　手指保护下切开白线上端

(3)牵开腹膜外脂肪:用手指轻轻推开腹膜外脂肪组织,在圆韧带两侧切开腹膜(胆道、十二指肠和胰头部手术在右侧,胃、脾手术在左侧)。

(4)切开腹膜:用齿镊夹住一小块腹膜,提起,助手用止血钳在对侧腹膜夹住提起,随后术者放松一下齿镊,再重新夹住腹膜提起,再用右手拇示指在两镊钳之间触摸有无内脏被夹住,证实没有时即切开一小口,剖入腹腔(图4—4)。之后术者用一弯止血钳夹住对侧腹膜,助手再用另把弯止血钳夹住术者对侧腹膜提起,术者用长镊夹一块盐水纱布塞入切口上方的腹腔内,将腹膜与下方脏器隔开,在长镊或手指保护下切开腹膜(图4—5)。切口下方的腹膜,则可用刀切开,此时用左手示指和中指塞垫于腹膜下,也使腹膜与其深层的脏器隔开,以防误伤(图4—6)。切开腹膜的长短,应与皮肤切口相等,以充分显露。在切开时如遇小血管应结扎之。

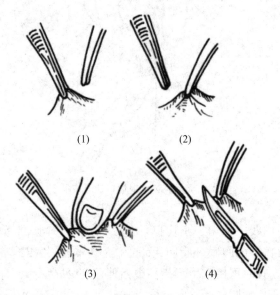

(1)　　　　　　　(2)

(3)　　　　　　　(4)

图4—4　提起腹膜,切一小口

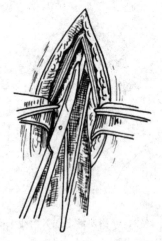

图4—5　塞入纱布,向上剪开腹膜

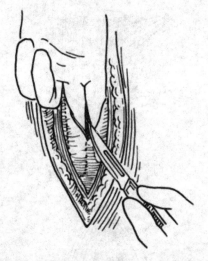

图 4-6　手指垫于腹膜下,向下切开腹膜

(5)缝合切口:先清点纱布器械。仔细清洗吸尽积液和渗血,放置引流。缝合腹膜时,先用弯止血钳夹住腹膜两侧游离缘,每 3~4cm 一把,上、下两角各夹一把。提起腹膜,用纱布覆盖好肠管和大网膜,有时需用压肠板轻轻压住,向中间拉拢腹膜,自上角开始用一长的可吸收线连续全层缝合腹膜(图 4-7)。如遇腹腔较胀,或有切口污染,则可改用间断线缝合腹膜,1-4 号丝线,自上角开始,每 0.5cm 缝合一针,各线结最后一并剪去(图 4-8)。白线 4 号丝线间断缝合,间断 0.8~1cm(图 4-9)。再用纱布覆盖切口,以酒精棉球重新消毒皮肤,再用 1号丝线间断缝合皮下组织和皮肤。皮下组织应缝合 Scarpa 筋膜,间距 2cm,皮肤缝线间距 1~1.5cm,有污染时置皮片引流皮下。

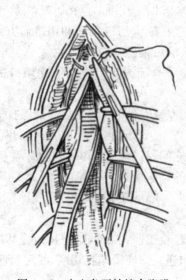

图 4-7　自上角开始缝合腹膜

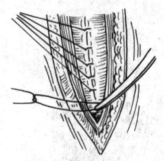

图4-8　间断缝合腹膜

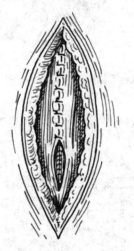

图4-9　缝合白线

如行下腹部正中切口时,基本与上腹部相同,但在切口和缝合时,须注意保护膀胱和脐侧韧带。

2.旁正中切口　旁正中切口在减少切口裂开和切口疝方面与正中切口相比并不占多少优势,缘于此切口易经过腹直肌前后鞘,在闭合切口时要修复前后鞘缺损,易造成局部炎症和粘连瘢痕,在前瞻性随机试验中显示,正中切口与旁正中切口相比,在防止切口感染和切口疝方面无甚差异。

这一切口可在上、下腹部的左或右侧施行,在急症剖腹探查时较为常用,可便于向上、下延伸扩大。切口位于正中线旁2.5～3cm处。这种切口仅切断腹直肌前后鞘的腱膜。切口缝合后腹直肌介于前后鞘切线之间,具有保护作用,且能耐受腹腔内压力,愈合也较好。但操作时须注意避免损伤靠近腹壁的供应血管。

(1)切开皮肤:在腹中线旁2～3cm切开皮肤及皮下组织,上腹切口的上端可斜向内侧(朝向剑突)。

(2)切开腹直肌前鞘:切开腹直肌前鞘后(图4-10),将其深层的腹直肌从前鞘内侧分离,腱划附着较紧处可锐性分离,如遇血管应予结扎切断,然后将腹直肌向外侧牵开,显出腹直肌后鞘(图4-11)。

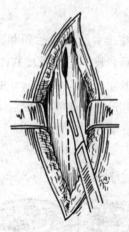

图 4-10　旁下正中切口,切开腹直肌前鞘

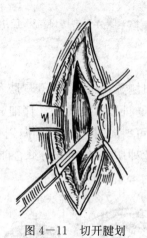

图 4-11　切开腱划

(3)切开腹膜:将腹直肌后鞘与腹膜用齿镊和止血钳一并提起,证实未夹住内脏后切开。
旁正中切口的模式图如图 4-12 所示。

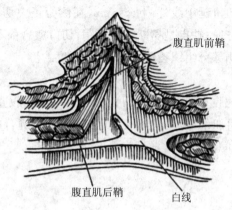

图 4-12　旁正中切口模式图

腹直肌前鞘

腹直肌后鞘　　　白线

(4)缝合切口：用可吸收长线一并缝合腹直肌后鞘和腹膜，再用 4-0 丝线间断缝合腹直肌前鞘。重新消毒皮肤后用细丝线缝合皮下组织及皮肤。

3.侧旁正中切口　位于传统的旁正中切口侧方 3cm 处，是 1980 年 Guillon 从旁正中切口改良而来的(图 4-13)。经循证医学随机前瞻数据证实，它比旁正中切口和正中切口的切口疝发生率均减少，分别为 0%、14.9% 和 6.9%，显然有统计学意义。

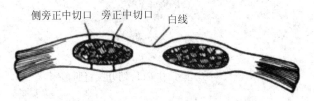

图 4-13　侧旁正中切口与旁正中切口

手术步骤：

侧旁正中切口选在旁正中切口侧方 3cm 处，切开皮肤和皮下组织后，在腹直肌前鞘外侧切开，此处正好在腹直肌前鞘中点与外 1/3 交界处。仔细分开腹直肌与前鞘与后鞘，分别做切口于前鞘和后鞘上，注意上下端可斜向内侧，上端朝向剑突，下端朝向耻骨联合。此种切口与旁正中切口的位置不同。闭合此种切口时，可充分缝合前鞘而后鞘可不缝合(图 4-14)。

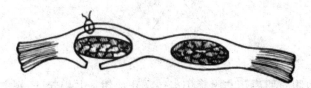

图 4-14　侧旁正中切口缝合时,可不缝合后鞘

4.经腹直肌切口　此切口延中线外侧 4～5cm,在侧旁正中切口外侧,优点是操作方便,易于向上、下延长,缝合也方便;缺点是切断腹直肌鞘,切口愈合前不能耐受腹内压力,也会损伤神经和血管致腹直肌内侧部分组织萎缩,影响腹壁强度。

手术步骤：

沿皮肤切口切开下方的腹直肌前鞘,用刀背钝性纵行分离腹直肌,同样注意腱划处止血结扎。向左右两侧分开腹直肌纤维后,切开腹膜(图 4-15)。缝合此切口时,将腹膜和腹直肌后鞘一并缝合,然后用丝线间断缝合腹直肌前鞘,逐层至皮肤。

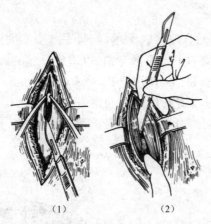

(1)　　　　　　(2)

图 4-15　经腹直肌切口

（二）横切口

横切口在腹部手术中更符合解剖学和外科手术的原则,从解剖学上讲,腹前壁筋膜的走行是横向的。在缝合切口时,横切口的张力缝线是头尾上下向放置,这种垂直于肌肉纤维走行的旋转更为安全,又不易切断筋膜。从大量回顾性临床研究中显示,横切口优于垂直切口,从长短期效果分析,包括手术后疼痛、肺部并发症、切口疝和切口裂开的发生率,横切口和正中垂直切口的发生率分别为 0％和 0.69％;发生切口疝的几率则分别为 0.85％和 3.85％。

总之,横切口有以下诸优点:①和腹部肌筋膜平行走行,损伤少。②不易切断神经而影响功能,发生切口裂开和切口疝的机会少。③横切口边缘易于缝合,肠管不易外突至切口。④术后切口张力小,可抵抗咳嗽,肺部并发症也少。但横切口也有其缺点:①操作费时。②手术病变不肯定时,横切口不易提供良好的显露术野及便于探查。上腹部横切口适用于胃、胰及肝的手术;下腹部横切口常于妇科和盆腔手术。上下腹部横切口还可向下向上呈弧形弯曲,适应边缘和盆腔的解剖开关,以扩大显露。

上腹部横切口常用于胰腺和胃部手术,在切断腹直肌时,应注意在切断同时仔细止血,防止用大块钳夹肌肉造成肌肉缺血坏死。还须注意上腹部横切口需结扎切断圆韧带,方可进入腹腔内(图 4-16)。

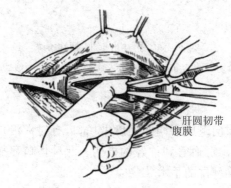

肝圆韧带
腹膜

图 4-16　上腹部横切口

下腹部横切口常用于前列腺或膀胱手术,妇科手术也常使用,可提供后骨盆腔的入路。较低的下腹部横切口可向下或向上呈弧形弯曲,以适应骨盆的解剖开关,以扩大显露妇科手术或男性耻骨后前列腺切除术等。常使用 Pfannenstiel 切口,此切口也是一种下腹部横切口,但弧形向下切口两端斜向上方,皮肤切口中间距耻骨联合上 5cm 左右,约 12cm 长(图 4-17)。腹直肌是由中间向两侧分离,在中线切开腹膜进入腹腔。此切口须注意将膀胱向下推开,以防损伤(图 4-18)。

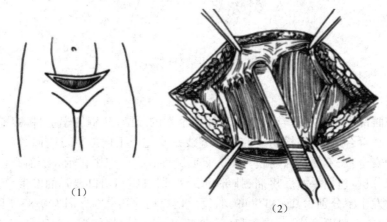

图 4-17 下腹部 Pfannenstiel 切口
(1)切口;(2)横向分离腹直肌前鞘

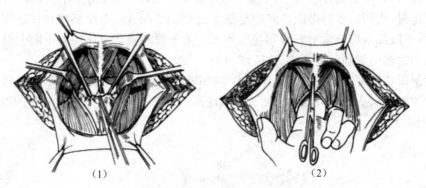

图 4-18 切开腹直肌,切开腹膜
(1)切开腹直肌,在中线进入腹腔;(2)切开中线腹膜

(三)斜切口

斜切口可由横向向上或向下成不同的角度做切口,有时常沿皮肤纹线切口缝合,以获取更好的美容效果,同时可减少对血管和神经的损伤。此种切口显露较差,尽量施用于病理变化在上腹或下腹部且已明确部位的手术。

1. Kocher 右肋缘下斜切口　常用于开放性胆囊或胆道系统的各种手术,尤其适用于较肥胖、肌肉强壮或肋弓角度较阔的患者。

（1）切口：中间始于中线剑突下 2.5～5cm 处，向外侧下方斜向于肋缘下 2.5cm 处，长约 10～12cm。对于肥胖患者的肝脏手术，切口还可延至更下方一些（图 4-19）。

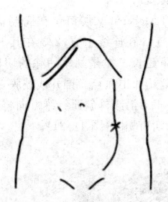

图 4-19　右肋缘下斜切口

（2）切开腹壁：腹直肌前鞘的切口走行如同皮肤切口，从内侧向外侧切断腹直肌，使用电刀仔细止血，较大血管应结扎之，以控制来自腹壁上动脉分支的出血。切口外侧的腹部扁平肌层则可根据手术显露需要加以延长。此时注意第 8 肋间神经的保护，然后切开腹膜剖入腹腔（图 4-20）。

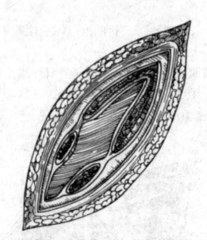

图 4-20　右肋缘下切口的肌肉切开

（3）缝合切口：在闭合切口时，须分别缝合腹直肌前鞘和后鞘，腹直肌肌纤维也须对拢缝合。

2. 左肋缘下斜切口　适用于脾切除术，施行方法与右侧相同。

3. 双肋缘下斜切口　左右两个肋缘下斜切口，跨过中线，形如"箭头"（朝上）或水桶上的三角形提柄，有时可在中间向上行垂直形延伸，成为"人"字形，这种切口对上腹部的显露较佳,特别适合于肝切除、肝移植手术,全胃切除术或双肾上腺切除术等。

4. 右下腹斜切口　即 McBurney 切口,这种阑尾切除术常用的切口,是 1894 年 Charles McBurney 首先提出的,而当前许多外科医生更选用由 McBurney 切口改良的 Rockey 切口,即较为横向的,顺皮肤纹向右下腹斜切口。

(1)切口和切开皮肤:典型的 McBurney 切口是在脐与髂前上棘连线的外、中 1/3 交界处,作与之垂直的斜切口,切口上 1/3 在连线上方,2/3 在其下方。成人一般 5~6cm,如术中需扩大显露,可将切口向上或向下延长。但是阑尾切除的切口,需视压痛点位置及患者腹壁厚度来决定。切开皮肤和浅筋膜,结扎出血点。推开浅筋膜,显出深层的腹外斜肌腱膜。

(2)切开腹外斜肌腱膜:用手术刀沿腹外斜肌纤维方向将腱膜切开一小口,然后再用组织剪向上、下方向剪开,长度与皮肤切口相同(图 4-21)。

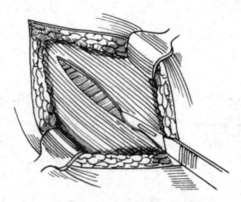

图 4-21　切开腹外斜肌腱膜

(3)牵开腹内斜肌与膜横肌:腹部各扁平肌都应沿肌纤维走向分离,用手术刀在腹内斜肌切一小口,用止血钳插入肌纤维中,相互交叉分开(图 4-22),再用小直角拉钩或双手示指向腹内斜肌纤维垂直方向牵开腹横肌(图 4-23),直至腹膜。

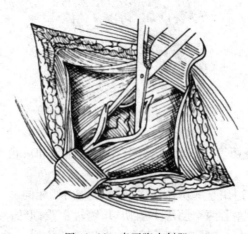

图 4-22　牵开腹内斜肌

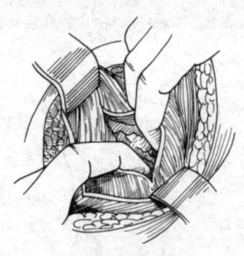

图 4－23　牵开腹横肌

（4）切开腹膜：术者和助手使用齿镊和止血钳交替提起腹膜，再以手指触诊并无内脏被夹后，用小尖刀将提起之腹膜切一小口，分别以止血钳提起两侧的腹膜切缘，用大镊置入纱布保护切口下方的内脏，再剪开腹膜，切口略小于皮肤切口即可，进入腹腔（图 4－24）。

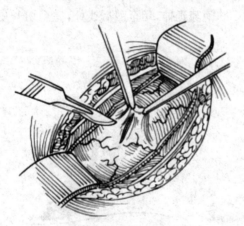

图 4－24　切开腹膜

（5）缝合切口：用 1 号可吸收线连续缝合腹膜，再用 1－0 丝线间断缝合腹横肌和腹内斜肌各 3、4 针，用 4 号丝线间断缝合腹外斜肌腱膜，最后用细丝线缝合皮下组织和皮肤。

（四）胸腹联合切口

如上腹部手术用上腹部切口不够满意，或施行胸腔和腹腔相连的脏器手术时，可作胸腹联合切口，使腹腔与胸腔融为一体，充分显露，便于手术操作。右侧胸腹联合切口适用于右膈、食管中上段、肝、下腔静脉、右肾和右肾上腺、胰头部手术；左侧胸腹联合切口则适用于贲门胃底部、胃、胰尾、脾、左肾和左肾上腺、主动脉手术等。

1. 体位 患者采取"螺旋形"体位,手术侧肩部和臀部垫高 45 度,借助砂袋使患者腹部水平倾斜 45 度,完全显露胸部侧面,手术侧的肘部屈曲固定于床头架上(图 4－25)。

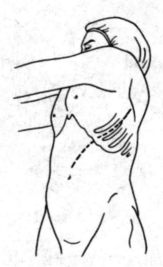

图 4－25 胸腹联合切口的体位

2. 切口 一般先行开腹手术切口,当探查后决定可否手术后,再确定是否需要开胸,切口由垂直正中切口经第 7 或 8 肋间隙延伸,切至腋后线处,完全切开皮肤,显出下层的胸腹部肌肉(图 4－26)。

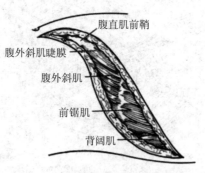

图 4－26 切开皮肤,显出下层肌肉

3. 切开肌层,进入胸腹腔 沿皮肤切口向深层切断分开前锯肌和腹外斜肌,再切断部分背阔肌和腹内斜肌,切开腹直肌前鞘。切断腹直肌的部分或全部,切开腹膜进入腹腔,向上切断肋间肌,将胸膜切一小口,待肺萎缩之后,扩大胸膜切口,进入胸腔(图 4－27)。如果仅行脾或肾手术时,可不必切开胸膜进入胸腔,仅将胸膜推开即可。

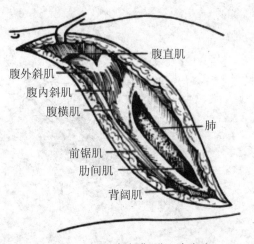

图4-27 切开胸腹膜,进入胸腹腔

4.切断肋弓 使用肋骨剪切断同一肋间的肋软骨并切除约1cm一段长的肋弓软骨,以便在关胸缝合时能严密缝合肋间肌(图4-28)。

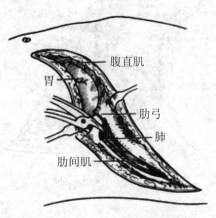

图4-28 切断肋弓软骨

5.切开膈肌 切口周围垫好纱布垫后,放置胸腔自动拉钩,扩张后,充足显露手术术野(图4-29)。沿切开的长度视手术需要来决定,对于贲门和食管下端的手术还需切开食管裂孔;其他手术仅需部分切开膈肌即可;肾或肾上腺手术则可将切口向外斜行。缝扎止血后,保存长线头以作牵引显露术野(图4-30)。最后将胸腔自动拉钩全部扩开,向上推开肺脏,进行胸内操作(图4-31)。

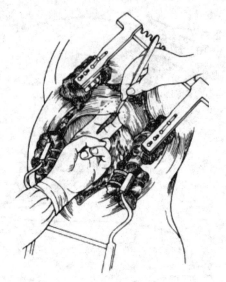

图 4-29　放置胸腔自动拉钩

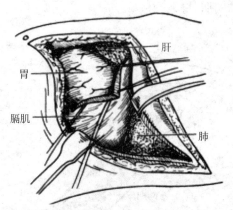

图 4-30　切开脂肌

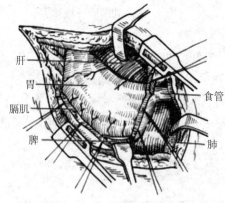

图 4-31　推开肺脏,显露术野

6.闭合　间断丝线缝合膈肌,如已切开裂孔则需再造大小适当的裂孔,如太大可引起裂孔疝,太小又易致狭窄引起吞咽障碍,并与食管下端固定。

7.引流　清洗检查胸腹腔后,在肋间低位置入胸腔引流管。以粗丝线缝合切断的肋弓软骨,对拢之,再分别间断丝线缝合胸膜、腹膜以及各层肌肉,皮下至皮肤(图4-32)。有时需减张缝合,防止切口裂开(图4-33)。须注意的是切开膈肌时,勿损伤肝左叶;在切断肋弓和其后面的膈肌时,应注意结扎切断的肋间血管。缝合时,注意在缝合膈肌时,闭合肋膈角,以防遗漏空隙,造成膈疝。

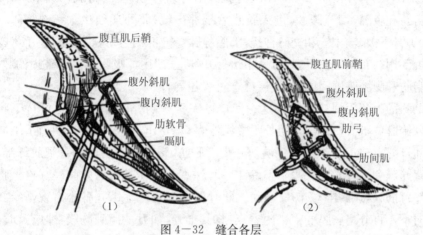

图4-32　缝合各层

(1)缝合膈肌和腹壁肌肉;(2)置引流管,缝合肋弓和胸、腹壁肌肉

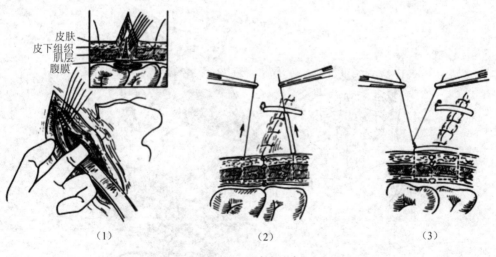

图4-33　减张缝合

(1)褥式缝合腹膜后,用粗线或钢丝行全层减张缝合;(2)在拉紧减张缝线的同时缝合腹直肌前鞘、皮下组织及皮肤;(3)拧紧减张的钢丝或将缝线结扎

（五）腹膜后和腹膜外切口

腹膜后和腹膜外切口比起腹膜内切口有许多优点：如：①不易牵拉和误伤腹内脏器。②降低术后肠粘连和肠梗阻。③术中如遇出血，易于塞压止血。④如发生感染、漏液时易于局限化。⑤更易引流。这类切口适用于腹膜后间隙内的肾、肾上腺、输尿管、膀胱等脏器的手术，也适用于脾动、静脉、下腔静脉、腹主动脉、腹股沟疝、腰交感神经、以及髂部的手术。

1.腰部区域的腹膜后切口　这一手术常用于肾切除术、腰交感神经切除术，输尿管取石术和主动脉等手术。患者采侧膝髋屈曲并升高 30～45 度的体位。切口始于平脐水平的腹直肌前鞘，沿第 12 肋切开皮肤 12～14cm，沿肌肉走行切开腹外、内斜肌和腹横肌纤维，钝性分离腹膜外脂肪和腹膜，切开腹膜，进入腹膜后腰部区域，此处还须注意解剖腰肌。在腰部区域，较易分辨肾下极、输尿管和交感神经，下腔静脉走行于腹主动脉右侧。在手术操作中尽量将腹膜返折部用纱布推开垫好，如万一不慎打开，应立即用可吸收线缝合破损的腹膜。术毕，将腹膜后脂肪和腹腔脏置回原位，逐层缝合腹壁各层。

2.肾上腺的腹膜后切口　借助这一切口可完全解剖分离肾上腺，也可行下腔静脉的手术。体位采俯卧位，切口自第 10 肋骨距中线外侧 5～6cm 行垂直切口，切口下端向外侧弯曲少许呈"J"形（图 4－34）。继续向深层切开皮下脂肪，腰背筋膜后层和背阔肌纤维，向中间牵拉显露腰背筋膜和 12 肋，在骨膜下切除 12 肋，注意勿损伤其深层的胸膜。再沿腰方肌侧缘纵行切开腰背筋膜，显露出 Gerota 筋膜。此时即可在直视下结扎各小血管，轻柔将 12 肋间神经牵拉向下。再分离胸膜的横膈附着点，将其推开，如万一撕破胸膜，即应及时处理，在胸膜内置一引流管从伤口引出，将肺过度通气排出胸腔内的残气，快速拔出引流管，闭合胸膜。

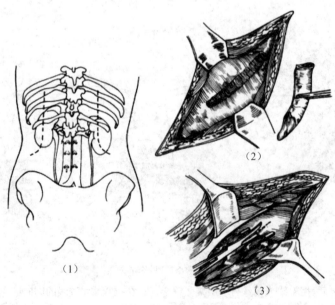

图 4－34　肾上腺的腹膜后切口

（1）切口位置；（2）切除第 12 肋骨；（3）显出 Gerota 筋膜腔

3.髂窝的腹膜后切口 此切口主要施行远端输尿管、膀胱、髂总和髂内血管以及髂窝部的手术,也常用于髂窝的肾移植术。切口自髂前上棘上 2cm 处到耻骨联合处,如手术需要可向头侧延伸到肋缘。下层分离腹部各扁平肌进入腹膜外区域,钝性分离腹膜外脂肪和腹膜,将其推开,注意勿损伤撕破,然后进行髂窝部的手术操作(图 4—35)。

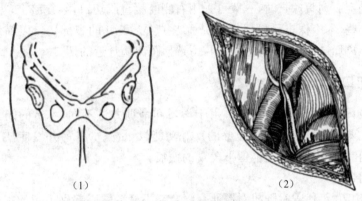

图 4—35 髂窝的腹膜后切口
(1)切口位置;(2)进入腹膜后间隙

二、腹部切口选择

影响腹部切口的选择有许多因素,包括:可能病变的脏器位置、患者肥胖情况、手术的紧急程度、过去腹部手术切口位置和外科医生的习惯等。大多数外科医生更倾向于选择正中或旁正中切口进行腹部脏器手术。在急诊手术时,正中切口无疑会简捷快速些,如手术需要还可向上向下延长,达到充分显露目的;此外,如果原切口已软弱甚至形成切口疝,还可通过正中切口对原切口加以探查和修补切口疝。但注意前后两切口距离勿小于 5cm,以免造成中间组织缺血而影响愈合。切口的选择也要考虑进一步施肠造口术的预留造口切口位置。最后还须考虑,如万一原发疾病复发,再次手术的切口选择位置。

可将一些腹部切口选择的原则归纳如下:

1.位置适宜 距离手术探查和切除的脏器距离近,便于显露术野。

2.长度合宜 手术切口长度要充分,才能顺利操作,不应片面强求小切口而增加手术操作困难,但也不能无原则的扩大切口。

3.易于延长 如纵形切口就可在手术需要时,不因解剖关系限制切口的延长。

4.避免损伤 切口应尽量减少腹壁各层肌肉、筋膜、血管和神经的损伤。

5.便于缝合 切口的选择也要便于能牢固地缝合,还要注意切口的美容效果。

6.并发症少 尽量考虑到能减少切口疼痛、切口裂开、切口疝等并发症的发生。

具体在考虑选择正中切口抑或横切口时,须注意以下几点:对胸肋角狭窄患者,横切口或斜切口更适用些。但在肥胖、胸肋角宽的患者,肋下斜切口的显露会更为满意。特别是进行胆道、脾、胰腺手术时。有些外科医生认为,横切口有更好的解剖学基础,应该肯定。从解剖学观点分析,前壁肌肉的筋膜纤维是横向走行的,易被垂直纵行的切口离断。经过精心设计的循证医学显示,横切口优于垂直切口,无论是短期长期效果看,术后切口疼痛、肺部并发症、切口裂开和切口疝等横切口均优于垂直切口。

在垂直的三种切口选择中,侧旁正中切口比正中和旁正中切口更为可取,它可显著减少切口疝的发生率,正中、旁正中与侧旁正中切口的切口疝发生率分别为 14.9%、6.9% 和 0%。

如诊断未确定而剖腹探查时,一般可采用右侧经腹直肌切口,半在脐上,半在脐下。手术开始时切口可小些,术中探查后再根据情况适当扩大。婴儿的腹部切口以横切口更为合宜。术中发现切口距离灶过远可闭合探查切口,另选择距离病灶近的切口。

三、腹部切口闭合

腹部切口的闭合是常见手术操作,由于学习和培训方法不同,术者的闭合方法也各异。但刀口闭合的主要目的是术后维持腹壁的良好功能,尽量减少各种并发症甚至切口裂开、切口疝、切口感染和窦道形成等,还能留下美观的疤痕。

(一)腹膜闭合

尽管 20 世纪 70 年代曾有随机对照研究缝合与不缝合腹膜差别不大的报告,但是缝合腹膜会减少术后疼痛,减少肠粘连的发生率。缝线用 PDS 单线连续缝合。

(二)肌筋膜闭合

有分层缝合、一并缝合两种方式。分层缝合是将腹股鞘前鞘单独缝合,后鞘常与腹膜同时缝合;另一种办法是将各层肌筋膜一并缝合。两者发生感染和腹壁疝的差别不大。关于缝合技术方法,有连续和间断之分,连续缝合较间断缝合安全,分散缝线的张力,减少组织受压缺血。另一种争论是使用哪种缝线,可吸收肠线的术后切口疼痛率低,发生瘘的机会少;但它的张力不足,增加裂开和切口疝的形成。近年来使用的合成可吸收线,弥补了可吸收肠线的缺点。合成的可吸收线有多种,常用的有乳酸羟基乙酸(Vicryl)型、聚二 χ 烷酮(PDS)聚乙醇酸(Dexon)和聚葡萄糖酸酯(Maxon)型等,以聚丙烯更为可取。至于缝线是单纤维线抑或多纤维线,由于多纤维线可为细菌提供更多更好的生长繁殖环境,会增加切口感染率。

总之,对肌筋膜的闭合方式,更为可取的是使用合成的单纤维可吸收线,如 PDS 或 Vicryl,施行大块组织(连同前后鞘)连续缝合方法,这样耗时少,能降低切口感染、切口疝或窦道的发生率。

(三)皮下组织

对于肥胖患者,皮下组织的缝合成为一难题,皮下组织血供差,如遗留下一个潜在空间,再加上脂肪组织液化形成积液时,极易发生感染。所以多数人主张缝合皮下组织,可减少切口的渗出和切口的死腔。一组随机剖腹手术对照组,研究结果显示缝合皮下的切口感染率为 14.5%,而不缝合达 26.6%。为了减少皮下组织死腔的积液,可用封闭性皮下引流,以减少感染风险。此外尚须注意缝合皮下组织的缝线,以 Vicryl 缝线间断缝合为宜。

(四)皮肤缝合

除了严重污染的切口(包括Ⅳ类和严重Ⅲ类)应敞开行二期缝合外,Ⅰ、Ⅱ类或轻的Ⅲ类切口均应缝合皮肤。缝合皮肤的方法有多种,如间断缝合、皮下缝合、钉皮器和粘合剂等。但其目的相同,即保持皮肤组织完整,减少感染,美观,减少疼痛等。一些随机对照试验研究显示,使用顺滑的单纤维可吸收线行皮下缝合更为可取。而氰基丙烯酸盐粘合剂在修复皮肤瘢痕方面更为适合。

四、腹壁切口裂开缝合术

腹部手术后腹壁切口可发生多种并发症,常见的有手术部感染、坏死性筋膜炎、血肿、缝线脓肿等,但最为严重的是腹壁切口裂开。腹壁切口裂开可发生在筋膜层,皮肤仍保持完整;也可以全层裂开,甚至有内脏组织脱出。切口裂开的发生率曾高达10%左右,近年来由于缝线的改进和闭合切口新的技术应用,发生率已降至1%左右。但一旦发生严重并发症,死亡率高达9%～43%,最近的报道平均10%左右。

腹壁切口裂开多发生在手术后7～10d,患者切口处可突然流出淡红色液体,挤压切口两侧更为明显;如果同时有腹膜炎症或切口感染,则可能有脓液流出。如全层裂开,会有内脏组织脱出,裂开如仅发生在切口下腹膜外,裂开是逐渐缓慢的,渗液也会引流干净;如全层裂开,则渗液会继续不断流出。

(一)病因和评估

造成腹壁切口裂开的因素很多:①患者状况不佳:营养不良,晚期肿瘤患者,血浆蛋白下降,年迈,同存其他重要器官疾病,如心脑血管病和糖尿病等,黄疸,贫血,腹水等。②手术切口存在缺陷:如缝线选择不当,结扎不牢,麻醉不佳而腹肌松弛不够致腹壁撕裂。③其他因素:如手术时间长,非清洁切口,长期吸烟史,出现咳嗽、呃逆、呕吐、喷嚏、便秘等影响腹壁切口裂开。根据一组570例腹壁切口裂开的结果制定的腹壁切口裂开危险因素评分系统表4-1、表4-2所示。

表4-1　腹壁切口裂开危险指数因素评分系统

危险因素	评分
脑血管病变	4
COPD	4
患肺炎	4
急诊手术	4
手术时间长>2.5h	6
手术医师经验不足,<4年	2
清洁伤口	一3
切口浅表感染	5
切口深层感染	17
未戒烟	6
出现其他手术并发症	7

表 4-2　腹壁裂开危险分级

危险分级	总分	切口裂开率
低危	<3	1.47%
中危	4～10	2.70%
高危	11～14	4.53%
极高危	>14	10.90%

（二）手术适应证

适应证须根据腹壁裂开具体情况来考虑，腹壁切口裂开可分为全层完全裂开和部分裂开两类。部分裂开又可分为浅层部分裂开和深层部分裂开两种。

1.完全裂开　指从皮肤到腹膜的腹壁各层均裂开，有时伴有内脏脱出，这种裂开应急行腹壁切口缝合术，再根据探查结果，附加其他必要的治疗措施。

2.浅层部分裂开　仅皮肤和皮下组织裂开，肌腱膜以深的组织完好，仅皮下引流，再使用宽胶布拉拢固定切口，大多都可愈合。

3.深层部分裂开　肌腱膜以深的组织裂开，而皮肤和皮下组织尚未裂开或已裂开，可先用宽胶布拉拢固定切口，再扎以腹带加固，这样可使部分患者待切口愈合形成切口疝并发症以后，再择期行腹壁切口疝修复术。如病情继续加重也应行紧急缝合手术。

（三）手术步骤

1.术前准备　应将全层裂开的切口创面用无菌敷料覆盖，特别注意包扎保护好膨出的肠管和大网膜，免于污染；安定患者情绪，可使用镇静剂；禁食、胃肠减压，以减轻腹胀；补充水和电解质，注意营养支持；如患者有肺部并发症，并咳嗽较重时，可适量使用镇咳和镇静剂。

2.体位　采卧位。

3.消毒皮肤　在消毒皮肤时，如遇肠管、大网膜从裂开切口处脱出，可用消毒纱布在裂口周围轻覆盖，防止冲洗液体流入腹腔内，用冲洗生理盐水冲洗膨出的脏器，再用消毒纱布覆盖肠管。用碘酊、酒精消毒皮肤，裂口周围则用稀释的洗必泰液消毒。

4.内脏复位　使用局麻剂浸润麻醉裂口的皮肤和皮下组织，并向腹腔和肠管表面喷洒，待 5min 后再开始剪除切口缝线，用组织钳将腹壁切口裂开处边缘夹住上提，再将腹膜浸润麻醉。最后探查腹腔，如肠管未破损，则用双手交替、分段逆返腹腔内，并用纱布垫覆盖好，防止再次膨出到腹腔外。

5.缝合腹壁　裂开切口腹壁如炎症变化不重，可逐层缝合，如炎症重、消肿明显，组织脆弱时，可先褥式缝合腹膜，暂不打结，再用粗合成缝线行腹膜外全层腹壁减张缝合。随后在拉紧全层减张缝线的情况下，再将腹膜缝线拉紧打结。接着再用合成可吸收线褥式缝合肌层、腱膜，最后缝一端套上一细胶皮管，再拉紧粗线固定切口。

如果腹壁分层缝合不易进行，还可行腹壁全层大块缝合（腹膜除外），以大的弯角针穿引 7号粗线在距切口边缘 2～2.5cm 处穿入，穿过皮肤、皮下、肌层、在腹膜外穿至切口对侧，同样经肌层、皮下穿出皮肤。一般情况下，一个切口可缝合 3～4 针，每针间距 2.5～3cm，不宜太密以免影响切口血运。

遇有腹腔脏器并未膨出,仅有粘连,且不影响缝合时,可不分离粘连。如影响缝合时,则需将腹膜边缘加以分离后再缝合。

(四)术中注意事项

1.术中腹腔内脏继续膨出,影响缝合,此种情况可以是因对胃肠道牵拉刺激,引起胃肠道反应,腹内压增加,以致内脏继续膨出,应先应用1‰～2‰普鲁卡因喷洒在腹腔及肠管上,5～10min后再行缝合;也可以是患者精神紧张,恐惧不安所致,应作好解释,取得合作,令患者深呼吸,以缓解紧张,不得已时可改用全麻;若遇儿童患者,难以取得合作,应给予基础麻醉或镇静药物,或改用全麻。

2.切口感染　组织水肿,减张缝线可割破皮肤,对此种患者,缝合时宜选用金属丝,以减少组织反应,随时调整缝线松紧程度。

3.大网膜或肠管夹于缝线之间　拉紧缝线时,要看清楚,拉紧后要用手指伸入腹腔检查,证实未夹有组织后才可打结。

4.缝合时损伤肠管　若损伤肠管,可形成肠瘘,造成病情复杂化。一旦缝合时突破肠管,应立即作浆肌层间断缝合或间断褥式内翻缝合修补。

(五)术后处理

1.胃肠减压　腹壁切口裂开常有腹胀、肠麻痹,故应以鼻胃管行减压,以减轻腹胀和胃肠道反应。如无明显腹胀,又非胃肠道疾病时,也可不行胃肠减压,相应补充液体。

2.饮食　待胃肠道功能恢复时,可予流质食,渐改为半流食,食物应富含高蛋白、维生素C等。

3.抗感染　切口裂开有腹内感染和其他并发症,应同时积极处理。

4.拆线　一般要延长拆线时间8～10d为宜,减张缝线可在2周拆除,如伤口愈合欠佳时,可再延长3～5d。腹膜外引流条,在24～48h后拔除。

(六)腹壁裂开预防

针对各种原因加以预防。

1.全身营养状态　失血、脱水、营养不良,都可影响切口愈合。血浆蛋白低可造成组织水肿,缺乏维生素C则影响细胞间质纤维组织的形成。除急症手术外,对择期手术,术前纠正贫血、脱水及维生素缺乏,改善营养状态,提高对手术的耐受性及切口愈合能力,是有裨益的。

2.生物因素　腹内残余感染和腹壁感染是造成腹壁裂开的一个重要因素。术中应注意无菌技术,操作轻巧,以免造成过多的组织损伤;对腹腔有污染或渗出液较多者,应充分吸引,并于腹腔内旋转香烟引流,于侧腹壁另戳小口引出。腹膜外或皮下置胶皮片引流。这对预防切口及腹内的感染,减少腹壁裂开的发生,均有明显的效果。

3.机械因素

(1)肺部并发症的发生和腹壁裂开有密切关系。因此,术前要注意口腔卫生,如有慢性感染灶、上呼吸道感染,应先予治疗。术中应避免着凉、呕吐,预防吸入性肺炎。术后胃肠减压管不宜久放,保持口腔清洁,鼓励早期翻身活动,在保护好腹壁切口的情况下鼓励咳嗽。

(2)应在良好麻醉情况下关闭腹壁切口,使腹肌松弛,以保证腹壁各层的顺利缝合。因为在患者挣扎中缝合腹膜时,穿针处可有部分裂开,如术后突然呕吐、咳嗽,也易造成切口裂开。

(3)在连续缝合腹膜时,中间应加针缝合,缝线间距不宜过稀也不宜过密。一般情况下缝合太稀比较少见,而太密是常犯毛病。缝合过密,腹膜所承受的张力虽是最低,但在腹膜上所穿过的缝线孔道太多,稍一用力就容易撕裂。腹膜缝合的间距以 1cm 为宜。

(4)术后腹胀是促使腹壁裂开的重要因素,应予预防和及时解除。如术后 2~3d 内胃肠功能尚未恢复而发生腹胀,应行胃肠减压,定期有效扩肛,对预防腹胀和腹壁裂开有积极效果。如系腹腔内残余感染造成腹胀者,应积极处理腹内残余感染。

第二节　剖腹探查术

急腹症和平时或战时的腹部外伤,都会威胁患者的生命安全,需及时做诊断并合理处理。而各种常见的腹腔内疾病,包括先天性畸形、感染、肿瘤等疾病,有的也需手术治疗,也应在手术前做出诊断和治疗计划。在过去,对于其中一些诊断未明的病例常需剖腹探查术,在术中了解确实病情,再据此手术治疗;但近年来各种诊断技术进展迅速,绝大多数患者可在术前通过特殊检查做出诊断,而不必通过施行剖腹探查来做出诊断。当前只有严重的腹部外伤和特殊疑难病例,还需剖腹探查术。本章仅重点介绍腹部外伤的剖腹探查术。

一、适应证

1.有腹腔内出血征象或已呈出血性休克,腹腔试验性穿刺抽出不凝血时。

2.腹部非穿透性外伤,呈现腹膜炎体征,腹腔试验性穿刺抽出肠道内容物。

3.X 线检查有气腹征。

4.腹部穿透性外伤,经非手术治疗病情不好转,有呕血、便血或尿血。

5.腹部穿透性外伤,检查腹部伤口与腹腔相通;伤口有气体或胃、肠、胆道内容溢出;弹道伤的方向可能涉及腹腔时。

二、手术前准备

1.抢救治疗低血容量休克　腹部外伤或腹膜炎患者大多有创伤和失血性休克,此时需尽快建立输液输血通道(以上肢为好),及时快速输入晶体液及胶体液,尽可能快速输血,做到液体复苏,如经输血 1 000mL 后休克仍不好转时,应在抢救休克的同时,立即剖腹探查。

2.胃肠减压　一方面可减轻腹胀有利手术进行;另一方面可改善呼吸机能,有利氧气交换。

3.留置导尿　排空膀胱有利手术进行,及时记录尿量,指导抢救休克和纠正水、电解质失衡。

4.预防和治疗性抗生素　手术前半小时静脉推注二代或三代头孢菌素。

三、手术步骤

1.体位　仰卧位。

2.切口选择　剖腹探查的切口,一般选择与病变最近的部位,然后再考虑不同的病情选择不同的手术切口。

对于非穿透性腹部外伤,常采用腹部正中切口或旁正中切口,或经腹直肌切口,可在术中发现病变的便于向下延长扩大切口。如同时合并胸部外伤,亦可行胸腹联合切口。切口的选择,应避免用创伤伤口为切口,以减少术后感染和切口裂开并发症。

对于腹腔内感染的切口,一般选用右中腹直肌切口,切口上 1/3 应在脐上方,切口长短以能容手进入腹腔探查为宜,这种切口还可根据术中需要向上下方延长。

对于腹部肿块的切口,应根据肿块所在部位来选择,常使用正中或正中旁切口。如临床诊断肝脏肿瘤时,有时术中需备特殊拉钩行胸腹联合切口。

急性肠梗阻的剖腹探查切口宜采用正中或旁正中切口。

3.剖入腹腔时的观察和处理 术中剖开腹腔时,可透过半透明的腹膜观察到腹腔内有无出血情况,如有蓝色液体即为出血;也可观察可能存在有腹膜炎的征象,如腹膜充血和水肿;还可观察到胃肠穿孔时积存的气体。剖入腹腔后,要注意有无气体溢出,辨别其气味;同时观察溢出的液体量、色、味等。不同病变有不同的表现:如有多量不凝鲜血流出,可能为实质空腔脏器穿孔;如有粪臭样物溢出,可能为结直肠或阑尾穿孔;如有胆汁样液则表示可能为胆道系统、十二指肠或胃穿孔。同时需留部分液体行细菌培养和涂片镜检。

4.抽吸腹腔内出血 为便于探查,须先用吸引器吸出出血溢液,抽吸时先用手持纱布垫压住出血处,以减少在抽吸时的继续出血等。

5.探查 当出血和积液清除后,即可探查,此时应考虑具体病情和拟定探查的部位,次序和重点。一般先从可能的正常区开始,后探查病变区。还要特别留意胃后壁、贲门区、十二指肠、结直肠和腹膜后间隙,探查手法应轻柔,探查范围要全面。

一般的探查次序是先从肝脏开始,先右叶、后左叶,至贲门再向左侧探查脾脏,再沿胃前弯从左向右至幽门、十二指肠球部和降部,探查胆道系统和胰腺后,再探查小肠,从 Treitz 韧带直至回盲部,最后探查阑尾、结肠、直肠和膀胱;如系女性还需探查子宫及附件(图 4-36)。

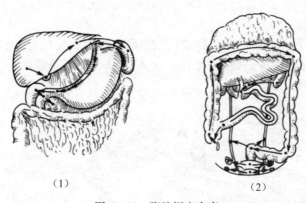

(1)　　　　　　　　(2)

图 4-36 腹腔探查次序

各部探查注意点:

(1)肝脏:先膈面,后脏面,用手掌在肝表面滑动触摸,探查有无损伤、肿瘤、硬化、囊肿或炎症(图 4-37)。

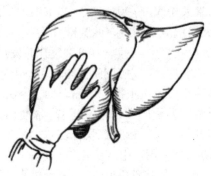

图 4—37　探查肝脏

（2）贲门和食管裂孔：裂孔疝患者可呈现上腹腹痛症状，此时先将肝左叶牵拉向上后方，用手将贲门推向下左方即可显示食管下段，再检查此处有无穿孔、肿瘤和裂孔疝，同时注意肝左叶病变情况（图 4—38）。

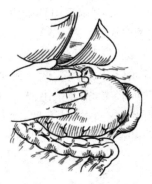

图 4—38　探查食管裂孔部

（3）脾脏：脾脏是最易出血的实质性脏器，有膈面和脏面，又位置较高，必须仔细探查，发现包膜下破裂，防止延迟性脾破裂的内出血。此处还需注意结肠脾区有无肿瘤等病变，脾门处还可检查胰尾部（图 4—39）。

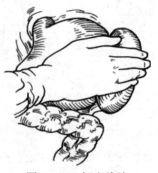

图 4—39　探查脾脏

（4）胃：沿胃前壁大小弯、肝胃韧带检查病变和淋巴结，再于胃、结肠韧带处剖开一小口，撑开扩大，对胃后壁及小网膜腔进行探查，胃穿透伤时，只要有胃前壁裂伤，就应探查胃后壁有无裂伤；另靠贲门处的胃大弯胃短静脉是易于出血部位，也应仔细探查（图4－40）。

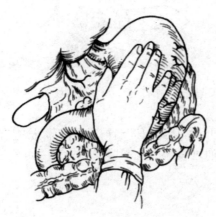

图4－40　探查胃前壁、后壁

（5）胆道系统：先检查胆囊的大小、张力、损伤、炎症的程度，有无结石、囊内有无出血等，再将左手示指伸入Winslow孔内，用拇指对示指检查肝外胆管的粗细、炎症、结石、损伤、肿大及附近淋巴结（图4－41）。

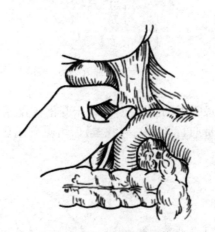

图4－41　探查胆道系统

（6）胰腺：胰腺位于腹膜后，不易显露，需先提起横结肠，在其根部由右向左分别触诊头、颈和体部，检查有无肿块、损伤和炎症。坏死性胰腺炎时，包膜可充血、水肿、有坏死灶，周围还有渗液，再剖开胃结肠韧带进入小网膜腔，仔细检查体和尾部，还可检查钩突部（图4－42）。

135

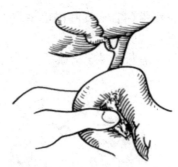

图 4—42　探查胰头部

(7)小肠：从 Treitz 韧带开始，从此向远端查至回盲部，检查有无肿瘤、炎症性狭窄、梗阻、穿孔，特别注意微小穿孔，常通过覆盖的大网膜仔细检查才可发现。同时检查小肠系膜的血供、淋巴结等(图 4—43)。

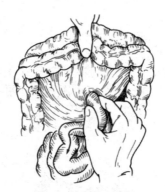

图 4—43　探查小肠

(8)阑尾：急性阑尾炎是最常见的急腹症，但临床变化各异，阑尾解剖也常有变异，须仔细检查，可先找到盲肠，沿结肠带向盲肠顶端寻找，最后可见到阑尾，注意阑尾的位置、指向、炎症及肿瘤(图 4—44)。

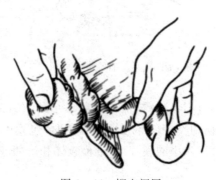

图 4—44　探查阑尾

（9）结肠、直肠：探查结肠先从升结肠开始：沿肝曲、横结肠、脾曲、降结肠、乙状结肠至直肠，检查各部位结肠的损伤、肿瘤、套叠、扭转、粘连、憩室等病变，并注意其粘连器官和输尿管，肾脏病变，同时注意肠系膜病变（图4—45）。

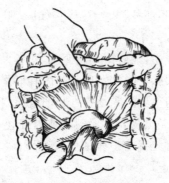

图4—45　探查横结肠

（10）膀胱子宫及附件：深入盆腔、依次探查膀胱、子宫和附件及腹膜后的输尿管，注意出血、肿瘤和炎症等病变（图4—46）。

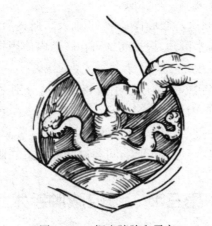

图4—46　探查膀胱和子宫

以上仅是一般的探查顺序，还应根据具体病变情况有重点的探查，如出血、胃肠穿孔时，首先重点探查易于出血的肝、脾、胃、输卵管处，以及易于穿孔的胃肠等空腔脏器。腹腔内大出血等危及生命，应优先探查，止血，而后再有次序地探查。

对于消化道大出血患者，首先要注意胃、十二指肠肿瘤、溃疡等，然后除外食管胃底静脉曲张破裂出血、胃黏膜撕裂出血、胆道出血以及少见的胃血管畸形引起的出血。门静脉高压不但可引起胃食管内出血，还能引起腹腔内出血，应予注意。

6. 不同病变的探查注意事项

（1）腹部外伤：主要有两种情况，一是腹腔内大出血，常见出血部位为实质脏器，如肝、脾、肾,以及肠系膜血管等;另一是腹膜内积气及胃肠内容物,此时应探查空腔脏器,如胃、十二指肠、小肠、结肠、直肠、膀胱;如发现胆汁,则重点探查胆道系统、胃和十二指肠等。

(2)急性上消化道出血:最先探查最常见的出血部位,即胃、十二指肠溃疡和癌的出血,以及食管胃底曲张静脉出血;其次探查胆道出血的胆道系统,行胆囊及胆总管穿刺检查;空肠上段病变亦可发生上消化道出血,不能忽视;上述检查如肝、胆无阳性发现时,则根据胃肠道内出血,剖开胃肠道探查出血来源。

(3)急性腹膜炎:从正常区开始,最后检查病变区,注意大网膜移动所至处常为炎症所在,特别脓液集聚和脓苔所在处。胰腺炎时常发现腹腔内有皂化斑点。

(4)急性肠梗阻:剖腹探查的重要问题是检查肠梗阻原因和部位,另一是辨别是否存在绞窄性肠梗阻。剖入腹腔后,轻轻提出肠管逐段对膨胀及变色重的肠段探查,一直找到病变部位,如仍无法观察到病变肠段,可先行将扩张的肠段减压,吸出肠内容物,一方面可降低绞窄危险,一方面便于探查。然后检查是否存在粘连、扭转、套叠、内疝,或是肠系膜血管栓塞等病变。判断肠管是否绞窄,是否尚有生机是重要问题,可从肠管色泽、蠕动、血管转动等方面辨认,还可使用术中超声探头、观察肠系膜血管搏动情况。

(5)腹部肿块:探查肿块的性质、来源以及与周围组织器官的关系特别是与血管的关系,以确定可否切除及拟定切除方案。如恶性肿瘤还要探查有无转移,种植,转移灶具体部位及情况,对囊性肿块还可试验性穿刺了解性质。

7.清理腹腔和引流 尽量吸尽腹腔内渗液、积血及胃肠内容物,清除组织碎屑及异物;再用冲洗盐水冲洗腹腔,直至盐水澄清,根据病情可在腹腔内使用抗癌化疗药物或抗生素,但须稀释,防止过敏刺激反应的发生。

对严重外伤史伴腹膜炎者,术后须放置引流管视病情分别采用双腔管、单腔管或烟卷引流条等。引流管宜从另小戳口引出,引流管应固定在腹壁上,防止脱落或滑入腹腔内。

8.切口缝合 一般采用一期缝合,有轻度污染者可放置腹膜外或皮下橡皮条引流。易于裂开的切口,如患者营养不良、年迈、危重者,可行减张缝合或二期缝合。

第三节 腹腔脓肿手术

腹腔脓肿常为腹腔内严重感染,渗出的液体形成脓液聚积在腹腔某一部位,周围炎性纤维组织形成假膜包绕最终形成脓肿。最常见的腹腔脓肿有盆腔脓肿、膈下脓肿和肠间脓肿。治疗腹腔脓肿的原则是通畅引流使其愈合,临床常用的有经皮脓肿穿刺置管引流和手术切开引流两种方法,各有其优点。穿刺置管引流方法简便,减轻患者痛楚,但引流常不畅,也不宜用于腹腔深处脓肿的治疗;手术切开引流虽增加患者痛楚,手术切口也会遗有瘢痕,但引流通畅,治疗效果好。这要根据患者的具体情况加以选用。

一、盆腔脓肿引流术

盆腔脓肿常发生在急性弥漫性腹膜炎的恢复期,患者如仍持续有全身中毒症状,白细胞计数仍高,大便次数增多,且有黏液便时,可行直肠指诊触及直肠前壁有触痛的囊样肿块即应考虑已形成盆腔脓肿。此时使用超声检查或 CT 扫描能协助定位并了解脓肿具体情况,指导选择手术方法。

盆腔脓肿的引流手术可通过经直肠、经阴道或经腹部三种途径引流。

（一）经直肠切开引流术

1.适应证　适用于低位盆腔脓肿,经直肠前壁予以切开引流,此方法操作较简便,因体位关系引流较通畅,效果满意。但操作有一定盲目性,易损伤肠管引流致肠瘘发生。术前最好行试验穿刺,获取脓液后再引流。

2.手术步骤

（1）体位:使用膀胱截石位,患者后臀部尽量向前靠近手术台前缘。

（2）扩肛:指诊确定脓肿位置及大小范围,然后用双手示指反方向渐渐扩张肛门,使肛门括约肌尽量松弛。

（3）试验穿刺抽脓:置入肛门镜,用 PVP 碘或 1:1000 新洁尔灭消毒脓肿部位的直肠黏膜。用长穿刺针在脓肿隆起变软部位穿刺。如抽出脓液,沿穿刺针头将有沟槽探针插入脓腔内,再拔出穿刺针头。

（4）切开脓腔:使用尖刀沿沟槽探针切开直肠前壁少许,再用弯止血钳置入脓腔,撑开扩大切开的引流口,如可能还可将示指插入脓腔,边探查边扩开引流口,直至脓液尽量引出。一般情况下,勿须冲洗脓腔。此时可嘱患者增加腹部压力或按压下腹部,有助排出脓液。

（5）放置引流:当脓液尽量排尽后,于脓腔内放置头端有侧孔的软橡皮引流管;如估计脓液不多时,也可放置烟卷引流（图 4－47）。

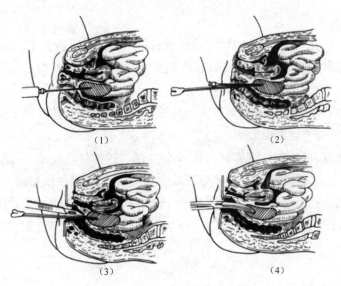

（1）　　　　　　　　　（2）

（3）　　　　　　　　　（4）

图 4－47　经直肠切开引流术

（1）试验穿刺抽脓;（2）插入沟槽探针;（3）切开盆腔脓肿;（4）扩大引流

3. 术中注意事项

(1)在切开脓肿前,必须鉴别直肠前壁的脓块是脓肿还是小肠肠腔。这主要由试验穿刺液来区别,脓液一般质地均匀,黄色混浊臭味腥,镜检可见多量脓细胞。如怀疑肿块为小肠肠腔时,则及时改用经腹腔脓肿切开引流术。

(2)直肠前壁的切口使用直切口,勿用横切口。切开处尽量向上前方,但引流口尽量要低,切口也要足够大。

(3)在探入脓腔和血管钳放入脓腔时,均应保持轻柔,探入不能太深,以免伤及周围脏器或使脓腔向腹腔内破裂而致感染扩散。

(4)常规脓液细菌培养和药物敏感试验。

(5)男性患者术毕从导尿管注入生理盐水 20mL,如自引流口流出液体,说明已有膀胱损伤,再做相应处理。

4. 术后处理

(1)术后 1～2d 用流质食或低渣食。

(2)术后半坐位 1～2d,以利引流。

(3)术后 3～4d 后排便时引流管排出时,不必再置放;但如烟卷引流在术后 1～2d 内脱出,则需重新置放。

(二)经阴道切开引流术

1. 适应证　已婚妇女患盆腔脓肿,直肠指诊可触及包块,且阴道后穹隆突出明显时可行此种手术。

2. 手术步骤

(1)体位:截石位。

(2)消毒和导尿:先用 1：1000 苯扎溴铵(新洁尔灭液)、硫汞液或 PVP 碘消毒会阴部,冲洗阴道。放置导尿管排空膀胱尿液。放置阴道扩张器。用子宫颈钳提起宫颈后唇,显出后穹隆。

(3)穿刺:在后穹隆处用长的穿刺针头进行试验性穿刺,抽出脓液后不要抽尽,保留住针头,再将一有槽探针插入盆腔脓肿内。

(4)切开:拔出穿刺针头后,沿探针沟槽以小尖刀切开脓肿的腔壁,再用血管钳挑开扩大脓腔切口,还可用手指放入脓腔探查,并分开其中的纤维隔,通畅放出脓液。

(5)放置引流:根据脓腔的大小,放置脓腔 1～2 条烟卷引流,或一根软硅胶引流管,自阴道引出(图 4—48)。

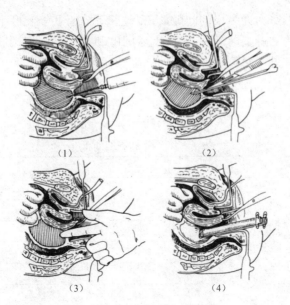

図4—48　经阴道切开引流术

(1)显露后穹隆,行试验穿刺;(2)切开脓腔;(3)扩大引流分开纤维隔;(4)放置引流

（三）经腹切开引流术

1.适应证　盆腔脓肿较高位,比较表浅,触诊时可在耻骨上方触及脓肿块,而在直肠指诊时不易触到时。或需同时探查和处置腹内原发性疾病时(如急性阑尾炎并盆腔脓肿时)。

2.手术步骤

(1)体位:平卧位。

(2)切口:在耻骨上行下腹正中切口,长约5～6cm,切开腹壁,剖入腹腔后,先找到膀胱和子宫,并将其向下推移,再用纱布保护好周围组织。

(3)探查:沿直肠前壁向下探查至直肠膀胱窝,明确脓腔位置。

(4)切开:先用穿刺针抽得脓液,再用血管钳分开脓腔壁,引流出脓液,吸净脓腔内脓液。

(5)放置引流:根据脓腔大小,放置1～2条烟卷引流或1根软硅橡管至脓腔内,由切口引出。

3.术中注意事项

(1)术中可触摸膀胱内的留置导尿管,以免术中误伤膀胱。

(2)剖开腹腔后,如发现有肠管与脓腔壁黏连,应先仔细分离避免损伤小肠的肠壁。

(3)切开脓肿后,还可用手指探入脓腔,轻轻分离松解纤维粘连。

4.术后处理　注意引流须通畅,视病情在术后5～7d拔出引流。勿过早拔出,以免发生残余脓肿。

二、膈下脓肿切开引流术

（一）膈下间隙应用解剖

膈下间隙是横膈膜之下,横结肠及其系膜之上脏层腹膜和壁层腹膜之间的间隙。膈下间隙又被各种韧带和脏器分为许多小的间隙,首先被肝脏分为肝上和肝下间隙;肝镰状和冠状韧带又将肝上间隙分为右肝上前间隙、右肝上后间隙和左肝上间隙;肝镰状韧带又将肝下间隙分为右肝下间隙和左肝下间隙;肝胃韧带将左肝下间隙分为左肝下前和左肝下后间隙。因此,膈下间隙共有7个,6个在腹膜腔内,1个在腹膜腔外;4个在肝上,3个在肝下(图4—49,表4—3)。

表4—3 膈下脓肿的分布

分区			病例
腹膜内	肝上	右区	14
		左区	5
			10
	肝下	右区	
		左前区	1
		左后区	1
			1
腹膜外区			

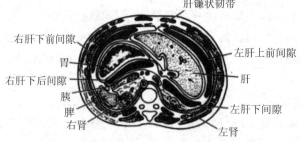

图4—49 膈下间隙(自上向下观)
(1)矢状面;(2)冠状面;(3)横切面

膈下间隙发生感染后可演变为脓肿,即为膈下脓肿。膈下脓肿多见于右肝上后间隙和右肝上前间隙。各个间隙的脓肿手术切开引流途径不同,但原则是尽量勿污染腹腔,引流要通畅。常使用的引流途径有:经前侧腹膜外、经腹腔、经后侧腹膜外和经胸腔等(图4—50)。近年来对表浅的膈下脓肿也可行置管闭式引流方法。

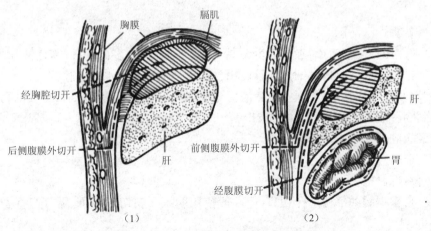

图 4－50　膈下脓神切开引流途径

(二)经前侧腹膜外引流

1.适应证　此术式适用右肝上前、右肝下、左肝下前间隙的脓肿。

2.手术步骤

(1)体位:平卧,将季肋部垫高。

(2)切口:根据脓肿左右位置,分别采用左、右肋缘下 2cm 左右的斜切口,逐层切开皮肤、皮下结缔组织、腹直肌前鞘、腹直肌、腹横肌及腹横筋膜;靠腹外侧的脓肿则仅切开腹外斜肌、腹内斜肌、腹横肌和腹横筋膜,显露出腹膜。

(3)切开脓肿依据脓肿部位,使用示指在腹膜和膈肌之间向上分离,当触及脓肿壁时,用穿刺针试验穿刺,抽得脓液,再用尖刃刀切开脓肿。此时可用示指伸入向各方探查,了解脓腔大小和深度,分开纤维隔。

(4)引流:于脓腔底部放置烟卷引流条或软硅橡管引出。如脓腔较大时可再放置一细硅塑管,留置作冲洗用(图 4－51)。

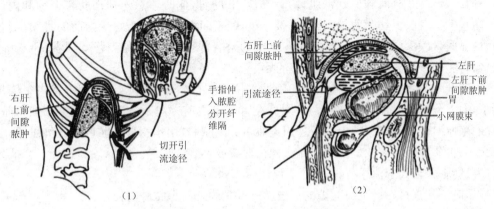

图 4－51　经前侧腹膜外引流

(1)右肝上前间隙引流途径;(2)左肝上间隙,左肝下前间隙引流途径

3.术后处理

(1)全身使用抗生素治疗:加强营养支持,鼓励早期活动,多做深呼吸,使膈肌恢复功能,并促使脓液排出。必要时通过细硅塑管使用含抗生素的冲洗盐水冲洗脓腔。

(2)术后及时更换敷料:根据引流脓液情况逐渐拔出引流条和引流管,必要时可行脓腔碘液造影,当脓腔缩至5cm直径以下时拔出。

(三)经腹腔切开引流术

1.适应证

(1)体位:仰卧位。

(2)切口:根据脓肿部位选择切口,但一般使用肋缘下斜切口即可,需剖腹探查者可行上腹部直切口。

(3)探查:剖开腹壁后,检查腹壁层与脓肿有无粘连,如有粘连,可在粘连处行切开引流;如尚未形成粘连,则先切开腹膜,检查脓肿周围组织,先行试验性穿刺确定脓肿位置,在切开脓肿前,可将腹膜与脓肿壁相互缝合;如无法缝合,可用纱布垫将脓肿周边垫好,防止脓液在切开后外溢污染。

(4)切开引流:切开脓肿壁,用吸引器吸尽脓液,再用示指伸入脓腔,探查其深度和大小以及与周围脏器的关系,并分开腔内纤维隔,再放置烟卷或软硅橡管引流。切口小的可不再缝合,大的可缝合切口上部分,下部留引流口引流。

2.术后处理 同经前侧腹膜外切开引流术。

(四)经后侧腹膜外切开引流术

1.适应证 右肝上后间隙、右肝下间隙和腹膜外间隙脓肿的引流方法是经右后侧腹膜外切开引流术;左肝下后间隙脓肿则采用经左后侧腹膜外切开引流术。

2.手术步骤

(1)体位:左侧卧位,患侧在上方,并稍向前斜15°左右,沙袋垫腰部。

(2)切口和显露从胸12腰1椎体棘突平面向腋后线作一斜行切口,切开皮肤后,向下切开皮下组织,牵开背阔肌和下后锯肌,切除部位12肋骨,此时注意勿损伤肋骨上缘和内面的胸膜,防止发生气胸。切除肋骨后,在平腰1椎棘突平面切开第12肋骨内面的骨膜,缝扎肋间血管,显露骨膜深层的膈肌。将膈肌在脊椎的附着部切开;即可见到肾周围囊(Gerota囊)的上区,将脂肪钝性分离后,显出肾包膜的后壁。

(3)切开引流:先用示指探查脓肿的确切部位,此时如查脓肿偏上方,用手背将腹膜从膈面剥下,向上分离;如位于肝下肾前方,则可在肾上极之前方向下分离。试验穿刺抽得脓液,即可顺穿刺针切开脓肿壁,抽出脓液。用止血钳分离脓腔,用示指伸入脓腔分开纤维隔,了解脓腔大小,再放置烟卷或软硅橡管引流。视情况缝或不缝合切口。

(五)经胸腔切开引流术

1.适应证 仅在右肝上前间隙的高位脓肿或腹膜外间隙脓肿时使用。

2.手术步骤

(1)体位:同经后侧腹膜外切开引流术。

（2）切口：沿第 8、9 或第 10 肋骨在腋中线作一与肋骨平行的切口，长 8～9cm，切除一段肋骨，显露出下方的胸膜，注意勿伤及肋间血管。

（3）分期引流：此术可分为一期或二期手术，主要依据胸膜与膈肌有无粘连而定。一期手术是针对已有粘连者，可直接在粘连部位试验穿刺，获得脓液后，沿穿刺针一期切开相互粘连的胸膜与膈肌引流脓腔。

二期手术是针对尚未形成粘连的脓肿，从原切口剖入后，用碘酒棉球涂擦胸膜，再用干纱布堵塞切口，促进肋膈角产生粘连，待 4～5d 后再行二期手术，手术时通过粘连的胸膜与膈肌，试验穿刺抽得脓液后，沿穿刺针切开脓肿壁，吸出脓液，同样以示指探查脓腔，放置引流（图 4－52）。

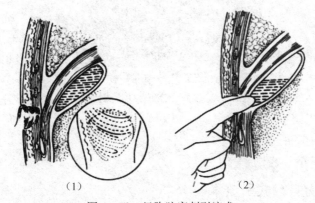

（1）　　　　　　　　　　　　（2）

图 4－52　经胸腔穿刺引流术

（1）干纱布堵塞促使胸膜发生黏连；（2）切开脓腔，用手指分开纤维隔

3. 术后处理　同经后侧腹膜外切开引流术。

三、其他腹腔脓肿切开引流术

其他的腹腔内脓肿有双侧髂窝、肠间隙和肠管与腹壁间的脓肿等。

（一）适应证

如出现其他腹腔内脓肿，经支持治疗病情不好转、局部炎症范围有扩大趋势者，应作切开引流术。

（二）手术步骤

1. 脓肿定位　手术成败的一个关键是准确的定位，可采用超声、CT、MRI 等检查方位，对腹腔内脓肿准确定位，再选用切开入路。

2. 体位　仰卧位。

3. 切口　切口选择局部炎症反应最明显处，或有炎症包块处的腹部切口。切开皮肤、皮下组织、分离肌层。当剖入腹腔时，注意此时肠管可能与腹膜已发生粘连，特别注意加以保护勿损伤，以免发生肠瘘等并发症。

4. 引流　切开腹膜后，在炎性包块周围用纱布堵塞保护。然后用手指钝性分离进入脓腔,并分开纤维隔,勿用锐器分离避免误伤肠管。吸尽脓液后,放置烟卷引流,大的伤口部分缝合;引流周围置凡士林纱布保护之(图4—53)。

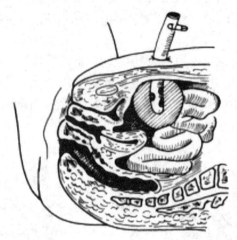

图4—53　腹腔内脓肿切开引流术

(三)术后处理

同其他切开引流术。

四、腹腔脓肿置管闭式引流术

随着抗感染措施的完善和全身使用各种有效抗生素情况,对一部分表浅的腹腔内脓肿,在准确定位后,可行套管针穿刺后置入引流硅橡管加以闭式引流。对较大的脓肿可同时置入细硅橡管,在引流后对脓肿行冲洗或灌洗术,也能取得与开放引流术同样的效果,且可减轻患者痛苦。

第五章　腹外疝

第一节　概述

腹部某部位的器官组织,通过腹壁或腹内的先天性或后天性缺损或薄弱处,进入到另一部位,统称为腹部疝。腹部疝可分为腹内疝和腹外疝两种。腹外疝是指腹腔内器官或组织经腹壁缺损处向体表突出,在局部形成肿块;腹内疝则是腹内脏器或组织进入腹内间隙而形成。腹外疝远比腹内疝多见,是腹部常见疾病之一。

一、病因

腹外疝的发病主要有两个方面的因素。

(一)腹壁薄弱和缺损

有先天性和后天性两种。

1. 先天性缺损　即在胚胎发育过程中的缺损。常见于胚胎期某些组织穿出腹膜的部位,如精索或子宫圆韧带穿出腹股沟管,股动、静脉穿出股管等处。

2. 后天性缺损　如腹部手术或外伤,特别是经过长期引流的切口,可造成局部腹壁薄弱。老年、久病的患者有腹壁肌肉萎缩也可成为腹外疝的诱因。

(二)腹内压增高

如长期的咳嗽、排便或排尿困难、腹水、腹腔内肿瘤等,均可促使腹外疝发生或加重。

二、病理解剖

典型的腹外疝由疝环、疝囊、疝内容物和疝外被盖4个部分组成。

(一)疝环

疝环是疝突出腹壁的缺口处,如腹股沟管内环、股管内口、脐等。临床常以疝环所在处来命名疝,如腹股沟疝、股疝、脐疝等。

(二)疝囊

疝囊是腹膜壁层从疝环向外突出形成的囊袋,可分为疝囊颈、疝囊体和疝囊底3部分。疝囊颈为疝囊与壁层腹膜移行部分,常比较狭窄。疝囊体为疝囊的膨大部分。疝囊底为疝囊的最低部分。

（三）疝内容物

疝内容物是突入疝囊内的器官或组织。常见为小肠和大网膜,其他如盲肠、结肠、阑尾和膀胱等。

（四）疝外被盖

疝外被盖是指被盖在疝囊上的除腹膜以外的腹壁各层组织,常为筋膜、皮下脂肪和皮肤。

三、临床类型

根据临床表现可将腹外疝分为 4 种类型。

（一）易复性病

疝内容物容易还纳入腹腔者称为易复性疝。当患者站立、运动、咳嗽或腹内压增高时,疝内容物进入疝囊;平卧或用手推送疝内容物时,疝内容物可还纳到腹腔。

（二）难复性疝

病程较长,疝内容物反复突出与疝囊壁发生粘连,使疝内容物不能完全回入腹腔。这种疝的内容物多数是大网膜。此外,有的腹股沟疝,其疝环大,一部分疝内容物未完全被腹膜包裹,如盲肠、乙状结肠等,这种疝称为滑动性疝(图 5－1),也属于难复性疝。

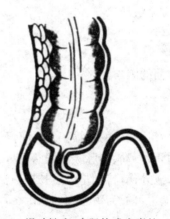

图 5－1 滑动性疝(盲肠构成疝囊的一部分)

（三）嵌顿性疝

当腹内压突然增高时,有较多的疝内容物通过疝囊颈进入疝囊。此时疝环和疝囊颈因腹肌收缩而紧缩,疝内容物被卡勒而不能还纳回腹腔,称嵌顿性疝。

（四）绞窄性疝

嵌顿性疝的内容物发生血行障碍,称绞窄性疝。

嵌顿性疝和绞窄性疝是同一病理过程的两个不同阶段,临床上不易截然区分。如疝内容物为肠管,嵌顿后肠壁及其系膜在疝环处被卡勒。先使肠壁静脉受阻,出现肠壁淤血和水肿,肠壁及其系膜增厚,颜色由正常的淡红色逐渐转为深红,囊内可有淡黄色渗液积聚。此时如能及时解除嵌顿,上述病变可恢复正常。如嵌顿不能及时解除,肠壁及其系膜受压情况继续加重,最后使动脉血流减少以至完全阻断,动脉搏动完全消失,肠壁逐渐变黑坏死,疝囊内渗液为紫红色血水。

嵌顿性疝的内容物仅为部分肠壁,系膜侧肠壁及其系膜并未进入疝囊,肠腔并未完全梗阻,这种疝称肠管壁疝或瑞契特(Richter)疝。若嵌顿性疝的疝内容物为 2 个以上的肠襻,形成"W"形者,称为逆行性嵌顿疝(图 5—2)。这种疝发生绞窄时,不仅疝囊内的肠襻可以坏死,位于腹腔内的肠襻亦可以坏死,有时甚至疝囊内的肠襻尚存活而腹腔内的肠襻已坏死,故手术时必须检查腹腔内的肠襻。

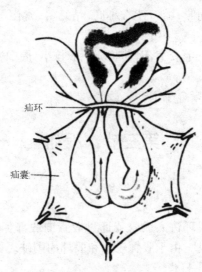

疝环

疝囊

图 5—2　逆行性嵌顿疝

第二节　脐疝

一、婴儿脐疝

婴儿脐疝属先天性。脐部发育不全,脐环没有完全闭锁;或脐部的瘢痕组织薄弱,不够坚固。当腹压骤然增加时,内脏可从脐部突出而形成脐疝。婴儿腹压增加的主要原因有经常啼哭、包茎、咳嗽或便秘等。

(一)诊断

1.脐疝大多位于脐的上方,因为脐静脉位于脐部上缘,该处更趋薄弱。

2.一般直径约为 1～2cm,疝的内容物多是大网膜、小肠;被盖仅为瘢痕组织、皮下组织和皮肤。

3.婴儿脐疝多属易复性疝,嵌顿少见。

4.当啼哭、站立和用劲时,疝块增大、紧张,无其他症状。往往在洗澡、换衣服或无意中发现。

(二)治疗

1.在 2 周岁前,除非嵌顿,可以等待,或采取贴胶布疗法,因脐疝尚有迟至 1～2 岁时自行关闭的可能。

2.已经满 2 周岁,脐疝环直径超过 1.5cm 者宜用手术治疗。

二、成人脐疝

（一）诊断

1.多发生于中年肥胖的经产妇女。

2.常见的诱因是妊娠、大网膜脂肪过多、慢性咳嗽、肝硬化腹水等。

3.主要症状有脐部看到半球形疝块，内容可回纳，也有咳嗽冲击感。常伴有消化不良、腹部不适和隐痛。巨大的脐疝可呈悬垂状。

4.疝内容物初期多为大网膜，随后还有小肠、结肠等，常因与疝囊壁发生广泛粘连，形成多房性间隙。

5.成人脐疝较易嵌顿和发生绞窄，因其脐环一般较小，周围瘢痕组织较坚韧。

（二）治疗

手术治疗。嵌顿时，应做紧急手术。

第三节　股疝

一、概述

腹腔或盆腔内脏器经由股环进入股管或通过股管向股部卵圆窝突出的为股疝。老年妇女尤其多次妊娠和分娩后多见。由于股管较窄和股环周围缺乏弹性韧带，疝内容物突出后易被嵌顿和绞窄。确诊后应及早手术。

二、临床表现

1.腹股沟韧带下卵圆窝处出现一半球形肿块。老年妇女多见。肥胖患者易被忽视。

2.肿块突出后局部有胀痛下坠感。

3.肿块嵌顿后有恶心、呕吐和腹痛等消化道症状。

4.有一部分嵌顿股疝的病变为肠壁疝。此组患者的局部肿块较小，无典型肠梗阻表现，但多合并腹泻。有时由于被嵌顿的肠壁局部坏死并向皮肤破溃，可在局部流出恶臭液体或粪性液体。

三、诊断要点

1.腹股沟韧带下卵圆窝处出现一半球形肿块应高度怀疑，尤其老年经产妇。应详细追问病史和有否消化道症状。

2.腹部 X 线检查确定有否肠梗阻的影像特征。

3.局部 B 超检查有助于确定是否在肿块处有肠管征象。

4.需要与腹股沟淋巴结肿大、大隐静脉曲张、腹股沟斜疝和局部脂肪瘤做鉴别诊断。

四、治疗方案及原则

1.一旦诊断为股疝，应积极手术治疗。对于已嵌顿或绞窄的股疝，除积极准备急症手术外要注意全身情况的处理,如高血糖、心功能不全和水、电解质紊乱等。

2. 做腹股沟上切口时常用斜疝修补切口,按解剖层次在腹横筋膜下寻得进入股管的疝囊。如返纳困难则应切开疝囊确认疝内容物无血运障碍,并返纳内容物后关闭疝囊。按规程介绍的方法修补。

3. 腹股沟下切口常用股部纵形切口,经卵圆窝处理疝囊,疝囊颈要尽量高位缝合结扎,处理多余疝囊后,缝合腹股沟韧带、阔筋膜镰状缘和耻骨肌筋膜,结扎线结扎时注意勿使股静脉受压。

4. 用人工合成材料修补股疝,仅适用于无嵌顿和无绞窄的股疝。无论腹股沟上或下切口处理疝囊后置网塞于股管内,网塞内瓣宜大部分切除,勿把网塞固定于股静脉,避免使股静脉受压。不再置入另一平片。

第四节　腹股沟疝

腹股沟疝可分为腹股沟斜疝和直疝。斜疝疝囊从腹壁下动脉外侧的腹股沟管内环突出,向前下斜行进入腹股沟管,穿过外环而进入阴囊。直疝疝囊从腹壁下动脉内侧的直疝三角区直接由后向前突出,不经内环,不进入阴囊。腹股沟疝在各类腹外疝中约占 90%,其中斜疝约占腹股沟疝的 95%,男性多于女性;右侧多于左侧。

一、病因

（一）腹股沟斜疝

有先天性和后天性两种。

1. 先天性腹股沟斜疝　由于胚胎期睾丸下降过程中,将腹膜向前推移,形成腹膜鞘突,随着其后的睾丸一并降入阴囊。正常情况下,婴儿出生不久,鞘突自行萎缩闭锁,如鞘突不闭或闭锁不全,则鞘突与腹腔相通。在小儿啼哭等腹内压增高作用下,腹腔内脏器即可进入其中形成先天性斜疝(图 5-3)。因右侧睾丸下降较迟,鞘突闭锁较晚,故右侧斜疝较左侧多见。

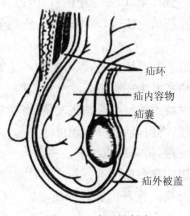

　　　　　　　　　　　　　　疝环

　　　　　　　　　　　　　　疝内容物

　　　　　　　　　　　　　　疝囊

　　　　　　　　　　　　　　疝外被盖

图 5-3　先天性斜疝

2. 后天性腹股沟斜疝　发生原因为内环处缺陷和腹内斜肌及腹横肌薄弱,当腹内压增高时不能发挥保护作用,内环处的腹膜向外突出形成疝囊(图5—4),腹内脏器或组织等随之由薄弱处突出。

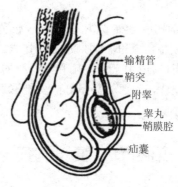

输精管
鞘突
附睾
睾丸
鞘膜腔
疝囊

图5—4 后天性斜疝

（二）腹股沟直疝

老年人腹壁肌肉多较薄弱。若有长期咳嗽、排尿困难或慢性便秘等,使腹内压增高,就可能迫使腹内脏器由直疝三角向外突出,形成直疝。

二、临床表现

（一）腹股沟斜疝

1.易复性斜疝 当腹内压增高时,于腹股沟区可出现肿块,可日渐增大,并经腹股沟管进入阴囊或大阴唇。肿块呈梨形,平卧或用手将肿块向腹腔内推送,即可向腹腔内还纳而消失。回纳后用手指通过阴囊皮肤伸入外环,可感到外环松弛扩大,患者咳嗽,指尖有冲击感。用手指经腹壁皮肤紧压内环口,让患者站立并咳嗽,肿块不再出现;将手指松开,则肿块又可出现。疝内容物如为肠袢,则肿块表面光滑、柔软,叩诊呈鼓音,听诊有肠鸣音,回纳肠袢入腹腔时可听到咕噜声;若为大网膜,则肿块叩诊呈浊音,回纳较慢。作阴囊透光试验,疝块一般不透光。局部除坠胀感外一般无症状。

2.难复性疝 难复性疝局部坠胀感稍重外,尚有疝块不能完全还纳。

3.嵌顿性斜疝 嵌顿性斜疝常发生在腹内压骤然增高时。表现疝块突然增大,伴有明显胀痛。平卧或用手推送不能使肿块回纳。肿块紧张发硬,有明显触痛。嵌顿内容物如为大网膜,局部疼痛常较轻微;如为肠袢,不但有腹绞痛,还可伴有恶心、呕吐、停止排气排便、腹胀等机械性肠梗阻征象。如不及时处理,将发展成绞窄性疝。

4.绞窄性疝 绞窄性疝临床症状多较严重。若绞窄时间较长者,由于疝内容物发生坏死感染,侵及周围组织,引起急性炎症。患者可有脓毒血症的全身表现,加之有肠梗阻等,则病情更为严重。

（二）腹股沟直疝

腹股沟直疝多见于年老体弱者。当患者站立或腹内压增高时,腹股沟内侧、耻骨结节外上方,出现一半球形肿块,不伴疼痛和其他症状。疝块容易还纳,极少发生嵌顿。还纳后指压内环,不能阻止疝块出现。疝内容物不降入阴囊。有时膀胱可进入疝囊,构成疝囊的一部分,成为滑动性直疝。

三、鉴别诊断

(一)腹股沟斜疝与直疝的鉴别(见表5-1)

表5-1　腹股沟斜疝与直疝的鉴别要点

	斜疝	直疝
发病年龄	多见于儿童及青壮年	多见于老年
突出途径	经腹股沟管突出,可进阴囊	由直疝三角突出,不进阴囊
疝块外形	椭圆或梨形,上部呈蒂柄状	半球形,基底较宽
指压内环试验	疝块不再出现	疝块仍可突出
外环指诊	外环扩大,咳嗽时有冲击感	外环大小正常,无咳嗽冲击感
术中所见	精索在疝囊后方,疝囊颈在腹下动脉外侧	精索在疝囊前外方,疝囊颈在腹壁下动脉
嵌顿机会	较多	极少

(二)应与腹股沟疝鉴别的其他疾病

1.睾丸鞘膜积液　肿物完全在阴囊内,可清楚摸到上界无蒂,有囊性感,透光试验阳性,触不到睾丸,肿物出现后不能还纳。

2.交通性鞘膜积液　交通性鞘膜积液见于小儿,常在起床后数小时才缓慢出现并增大,平卧或挤压肿块,因积液被挤入腹腔,其体积可逐渐缩小。阴囊肿大时触不清睾丸,透光试验阳性。

3.精索鞘膜积液　腹股沟部精索位置有肿物,与体位变动无关,牵拉同侧睾丸时肿物随之移动,透光试验阳性。

4.隐睾　睾丸下降不全可在腹股沟区形成肿块,边界清楚。阴囊内无睾丸,压迫肿物出现特有胀痛感。

四、治疗

腹股沟疝随着疝块逐渐增大,将加重腹壁缺损而影响劳动力。斜疝可因发生嵌顿或绞窄而威胁患者生命。因此一般均应尽早手术修补。

(一)非手术疗法

婴儿腹肌可随躯体生长逐渐强壮,疝有自愈的可能。故半岁以下婴儿可暂不手术。可用棉线束带或绷带压住腹股沟管内环(图5-5)。

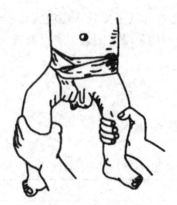

图 5—5　棉线束带法

如应用 6 个月后疝仍脱出,愈合无望则停用。年老体弱或伴有引起腹内压增高等疾病不能手术者,可用特制的疝带。白天在回纳疝内容物后,带上医用疝带。但长期使用疝带可使疝囊因摩擦而肥厚,还可使疝内容物和疝囊发生粘连,形成难复性疝,甚至发生嵌顿。嵌顿一旦发生应行手术治疗,但在下列情况可试行手法复位:①嵌顿时间在 3～4h 内,局部无腹膜刺激征者。②年老体弱或伴有引起腹内压增高疾病而估计肠袢未绞窄坏死者。复位方法是患者取头低足高位,注射止痛镇静剂,使腹肌松弛。然后托起阴囊,持续缓慢地将疝块推向腹腔,同时用左手按摩外环和内环,以协助疝内容物回纳。手法复位后,应严密观察腹部情况24h。如出现腹膜炎或肠梗阻的表现,应立即手术治疗。手法复位成功患者应择期手术修补,以防复发。

(二)手术疗法

患者如有慢性咳嗽、排尿困难、便秘、腹水、妊娠等腹内压增高情况,术前应先处理,否则术后易复发。手术方法有疝囊高位结扎术、疝修补术和疝成形术等。

1.疝囊高位结扎术　疝囊高位结扎术指在内环水平,高位结扎切断疝囊颈部,然后切去疝囊,或不切疝囊任其粘连闭合。适用于:①婴幼儿患者,因其腹肌尚在发育中,可逐渐强壮而使腹壁加强。②作为疝修补术或成形术的基本内容之一。③绞窄性疝因肠坏死且局部有感染者,通常仅行单纯疝囊高位结扎加局部引流,待炎症消退后再择期手术。

2.疝修补术　在疝囊高位结扎基础上,利用邻近健康组织行内环和腹股沟管的修补。内环修补的方法是把内环处腹横筋膜缝合数针或作“8”字缝合,使内环仅容一指尖通过为度。腹股沟管壁的修补是疝修补术的主要内容,其方法很多,通常有精索原位修补法和精索移位修补法两类。

(1)精索原位修补法:即精索留置原位不游离,手术是加强腹股沟管前壁,临床常用 Ferguson 法。是在精索前方将腹内斜肌下缘和联合腱缝在腹股沟韧带上,以消灭腹内斜肌弓状下缘与腹股沟韧带之间的空隙。适用于腹横筋膜无显著缺损、腹股沟管后壁尚健全的斜疝和一般直疝。

(2)精索移位修补法:即游离精索并向前移,手术是加强腹股沟管后壁,常用方法有四种:①Bassini 法:把游离精索提起,在其后方把腹内斜肌下缘和联合腱缝在腹股沟韧带上,置精索于腹内斜肌与腹外斜肌腱膜之间。②Halsted 法：与 Bassini 法类似，同时把腹外斜肌腱膜也缝在精索后方，从而把精索移至腹壁皮下层内。③McVay 法：是在移位的精索后方，把腹内斜肌下缘和联合腱缝在耻骨梳韧带上。④Shouldice 法：亦称多层加强疝修补术或加拿大疝修补术，方法是游离精索后，切断提睾肌，切开腹横筋膜为上、下两瓣，将下瓣连续缝合于腹直肌外侧缘的深面，再将上瓣连续缝合于腹股沟韧带返折部，最后，在耻骨结节处与第一层的缝线会合打结。再从内环开始，将联合腱缝于腹股沟韧带的深部，至内侧端返转，再将联合腱缝于腹股沟韧带上，腹外斜肌腹膜在精索前缝合，重建外环。

此外，尚有腹腔镜行易复性腹股沟斜疝修补术。

3.疝成形术　疝成形术手术步骤按 Bassini 法进行。利用同侧腹直肌前鞘瓣向外下翻转，将其在精索后方与腹股沟韧带缝合，或用自体游离阔筋膜、聚丙烯网片、金属丝网等移植到腹股沟管后壁，以加强薄弱部分。适用于复发的巨大斜疝或直疝而腹股沟管后壁严重缺损难以修补的患者。

4.无张力疝修补术　无张力疝修补术是在分离出疝囊后，还纳疝内容物，将疝囊内翻入腹腔，无须疝囊颈高位结扎，然后用合成纤维网片制成一个圆柱形花瓣状的充填物，缝合固定在疝的内环处，以填充内环的缺损，再用一个合成纤维网片缝于腹股沟管后壁，以替代传统的加强后壁的修补法。

5.嵌顿性疝和绞窄性疝的手术处理原则　应紧急手术，以防止疝内容物坏死并解除并发的肠梗阻。如有水和电解质紊乱，术前应迅速予以纠正。术中应注意：①切开疝囊前应保护切口，以防疝囊内渗液污染切口。②详细检查疝内容物，有无逆行性嵌顿的肠管坏死。③正确判断疝内容物生命力，解除嵌顿后，凡肠管呈紫黑色、失去光泽和弹性、刺激后无蠕动和相应肠系膜无动脉搏动者，即属已坏死。如不能肯定是否坏死，可在肠系膜根部注射 0.2％普鲁卡因 80mL，再用等渗温热盐水纱布覆盖热敷 30min；或将肠管暂送回腹腔，10min 后再行观察，如肠管转为红色、肠蠕动和肠系膜内动脉搏动恢复，则证明病变肠管尚具生命力，可回纳腹腔。如疝内容物为大网膜，可作切除。凡施行肠切除吻合术的患者，一般只做单纯的疝囊高位结扎，待感染控制后再择期做疝修补术。

疝手术后，均应使用阴囊托带或"T"形绷带抬高阴囊。切口加沙袋压迫 24h，以防渗血。术后卧床 3～5d，此外亦应预防局部感染。渗血和感染均可造成修复失败，复发性疝处理十分困难。应防治便秘、咳嗽等，3 个月内不宜参加体力劳动。

第五节　腹部切口疝

腹部切口疝系指发生于腹部手术切口的疝，临床上相当多见，占腹外疝的第 3 位。

一、发病机制

(一)解剖基础

腹部纵切口除腹直肌外，切断了所有横行走向的腹壁各层肌肉、筋膜、腹膜、鞘膜组织纤维；在缝合后，又容易受到肌肉的横向牵引力而易发生裂开。即使是腹直肌，也因切断肋间神经而有损它的强度。为此,应尽量少用腹直肌旁切口,代之以横行切口、正中切口或旁正中切口。

(二)直接诱因

1. 术中处理不当　例如术中缝合层次有误,对合不当,缝合不密,嵌入其他组织,或缝腹膜时留有缺口,麻醉效果不佳,强行拉拢创缘缝合引起组织撕裂。

2. 术后处理不当　手术后留置引流物过久合并切口发生感染。据统计,切口一期愈合,切口疝发生率少于1%,一旦感染,发生率增至10%左右。

3. 手术后腹内压力升高　如手术后肠麻痹引起的腹胀、频繁呕吐,以及原有的老年慢性支气管炎和术后并发肺炎所致的剧烈咳嗽,均可使缝线撕脱或组织撕裂。

二、诊断

1. 腹部切口疝一般多见于纵切口,多发生于手术后几个月内。

2. 疝囊多不完整,疝环较大,不易发生嵌顿,内容多为大网膜和小肠,可与疝囊壁发生粘连,形成难复性疝。

3. 症状及体征

(1)腹壁切口有肿块突出,在患者站立、行走、用力时更为明显,平卧时则消失。

(2)小的切口疝无其他症状,大的和巨型切口疝可引起腹部不适和牵拉感,并有消化不良、腹胀、腹部隐痛和慢性便秘等。

(3)切口瘢痕处可见肿块,柔软,大者直径可达10～20cm,甚至更大。疝内容物回纳后,可清楚地摸到疝环边缘。有时疝内容物为小肠,可见蠕动波及听到肠鸣音。

三、治疗

治疗主要是手术治疗,仅在年老体弱不能忍受手术,或有顽固性剧咳不能控制者可使用弹性绷带包扎。手术疗法有两种:单纯修补和成形术。

第六章　胃十二指肠疾病

第一节　先天性肥厚性幽门狭窄

肥厚性幽门狭窄是常见疾病,占消化道畸形的第三位。早在 1888 年丹麦医师 Hirchsprung 首先描述本病的病理特点和临床表现,但未找到有效治疗方法。1912 年 Ramstedt 在前人研究基础上创用幽门肌切开术,从而使死亡率明显降低,成为标准术式推行至今。目前手术死亡率已降至 1% 以下。

依据地理、时令和种族,有不同的发病率。欧美国家较高,在美国每 400 个活产儿中 1 例患此病,非洲、亚洲地区发病率相对较低,我国发病率为 1/3000。男性居多,占 90%,男女之比约 4~5 : 1。多为足月产正常婴儿,未成熟儿较少见;第一多见胎,占总病例数的 40%~60%。有家族聚集倾向,母亲患病,则子女患病可能性增加 3 倍。

一、病理解剖

主要病理改变是幽门肌层显著增厚和水肿,尤以环肌为著,纤维肥厚但数量没有增加。幽门部呈橄榄形,质硬有弹性。当肌肉痉挛时则更为坚硬。一般测量长 2~2.5cm,直径 0.5~1cm,肌层厚 0.4~0.6cm,在年长儿肿块还要大些。但肿块大小与症状严重程度和病程长短无关。肿块表面覆有腹膜且甚光滑,由于血供受压力影响,色泽显得苍白。肥厚的肌层挤压黏膜呈纵形皱襞,使管腔狭小,加上黏膜水肿,以后出现炎症,使管腔更显细小,在尸解标本上幽门仅能通过 1mm 的探针。细窄的幽门管向胃窦部移行时腔隙呈锥形逐渐变宽,肥厚的肌层逐渐变薄,两者之间无精确的分界。但在十二指肠侧则界限明显,胃壁肌层与十二指肠肌层不相连续,肥厚的幽门肿块类似子宫颈样突入十二指肠。组织学检查见肌层肥厚,肌纤维排列紊乱,黏膜水肿、充血。由于幽门梗阻,近端胃扩张,胃壁增厚,黏膜皱襞增多且水肿,并因胃内容物滞留,常导致黏膜炎症和糜烂,甚至有溃疡。

肥厚性幽门狭窄病例合并先天畸形相当少见,约 7% 左右。食管裂孔疝、胃食管反流和腹股沟疝是最常见的畸形,但未见有大量的病例报道。

二、病因

对幽门狭窄的病因和发病机制至今尚无定论,多年来进行大量研究,主要有以下几种观点。

(一)遗传因素

在病因学上起着很重要的作用。发病有明显的家族性,甚至一家中母亲和7个儿子同病,且在单卵双胎比双卵双胎多见。双亲中有一人患此病,子女发病率可高达6.9%。若母亲患病,其子发病率为19%,其女为7%;如父亲患病,则分别为5.5%和2.4%。经过研究指出幽门狭窄的遗传机制是多基因性,既非隐性遗传亦非伴性遗传,而是由一个显性基因和一个性修饰多因子构成的定向遗传基因。这种遗传倾向受一定的环境因素而起作用,如社会阶层、饮食种类、各种季节等。发病以春秋季为高,但其相关因素不明。常见于高体重的男婴,但与胎龄的长短无关。

(二)神经功能

从事幽门肠肌层神经丛研究的学者发现,神经节细胞直至生后2~4周才发育成熟。因此,许多学者认为神经节细胞发育不良是引起幽门肌肉肥厚的机制,否定了过去幽门神经节细胞变性导致病变的学说。但也有持不同意见者,其观察到幽门狭窄的神经节细胞数目减少不明显,但有神经节细胞分离、空化等改变,这些改变可能造成幽门肌肥厚。如神经节细胞发育不良是原因,则早产儿发病应多于足月儿,然而临床以足月儿多见。近年研究认为肽能神经的结构改变和功能不全可能是主要病因之一,通过免疫荧光技术观察到环肌中含脑啡肽和血管活性肠肽神经纤维数量明显减少,应用放射免疫法测定组织中P物质含量减少,由此推测这些肽类神经的变化与发病有关。

(三)胃肠激素

幽门狭窄病儿术前血清促胃泌素升高曾被认为是发病原因之一,经反复实验,目前并不能推断是幽门狭窄的原因还是后果。近年研究发现血清和胃液中前列腺素(PGS)浓度增高,由此提示发病机制是幽门肌层局部激素浓度增高使肌肉处于持续紧张状态,而致发病。亦有人对血清胆囊收缩素进行研究,结果无异常变化。近年来研究认为一氧化氮合酶的减少也与其病因相关。幽门环肌中还原性辅酶Ⅱ(NADPHd)阳性纤维消失或减少,NO合酶明显减少,致NO产生减少,使幽门括约肌失松弛,导致胃输出道梗阻。

(四)肌肉功能性肥厚

有学者通过细致观察,发现有些出生7~10d的婴儿将凝乳块强行通过狭窄幽门管的征象。由此认为这种机械性刺激可造成黏膜水肿增厚。另一方面也导致大脑皮质对内脏的功能失调,使幽门发生痉挛。两种因素促使幽门狭窄形成严重梗阻而出现症状。但亦有持否定意见,认为幽门痉挛首先应引起某些先期症状,如呕吐,而在某些呕吐发作很早进行手术的病例中却发现肿块已经形成,且肥厚的肌肉主要是环肌,这与痉挛引起幽门肌肉的功能性肥厚是不相符的。

(五)环境因素

发病率有明显的季节性高峰,以春秋季为主,在活检组织切片中发现神经节细胞周围有白细胞浸润。推测可能与病毒感染有关,但检测患儿及其母亲的血、粪和咽部均未能分离出柯萨奇病毒,检测血清抗体亦无变化,用柯萨奇病毒感染动物亦未见相关病理改变。

三、临床表现

症状出现于生后 3～6 周,亦有更早的,极少数发生在 4 个月之后。呕吐是主要症状,最初仅是回奶,接着为喷射性呕吐。开始时偶有呕吐,随着梗阻加重,几乎每次喂奶后都要呕吐。呕吐物为黏液或乳汁,在胃内滞留时间较长则吐出凝乳,不含胆汁。少数病例由于刺激性胃炎,呕吐物含有新鲜或变性的血液。有报道幽门狭窄病例在新生儿高胃酸期发生胃溃疡及大量呕血者,亦有报道发生十二指肠溃疡者。在呕吐之后婴儿仍有很强的觅食欲,如再喂奶仍能用力吸吮。未成熟儿的症状常不典型,喷射性呕吐并不显著。

随呕吐加剧,由于奶和水摄入不足,体重起初不增,继之迅速下降,尿量明显减少,数日排便 1 次,量少且质硬,偶有排出棕绿色便,被称为饥饿性粪便。由于营养不良、脱水,婴儿明显消瘦,皮肤松弛有皱纹,皮下脂肪减少,精神抑郁呈苦恼面容。发病初期呕吐丧失大量胃酸,可引起碱中毒,呼吸变浅而慢,并可有喉痉挛及手足抽搐等症状,以后脱水严重,肾功能低下,酸性代谢产物滞留体内,部分碱性物质被中和,故很少有严重碱中毒者。如今,因就诊及时,严重营养不良的晚期病例已难以见到。

幽门狭窄伴有黄疸,发生率约 2%。多数以非结合胆红素升高为主。一旦外科手术解除幽门梗阻后,黄疸就很快消退。因此,这种黄疸最初被认为是幽门肿块压迫肝外胆管引起,现代研究认为是肝酶不足的关系。高位胃肠梗阻伴黄疸婴儿的肝葡萄糖醛酸转移酶活性降低,但其不足的确切原因尚不明确。有人认为酶的抑制与碱中毒有关,但失水和碱中毒在幽门梗阻伴黄疸的病例中并不很严重。热能供给不足亦是一种可能原因,与 Gilbert 综合征的黄疸病例相似,在供给足够热量后患儿胆红素能很快降至正常水平。一般术后 5～7d 黄疸自然消退,不需要特殊治疗。

腹部检查时将患儿置于舒适体位,腹部充分暴露,在明亮光线下,喂糖水时进行观察,可见胃型及蠕动波。检查者位于婴儿左侧,手法必须温柔,左手置于右肋缘下腹直肌外缘处,以示指和环指按压腹直肌,用中指指端轻轻向深部按摸,可触到橄榄形、光滑质硬的幽门肿块,1～2cm 大小。在呕吐之后胃空瘪且腹肌暂时松弛时易于扪及。当腹肌不松弛或胃扩张明显时肿块可能扪不到,可先置胃管排空胃,再喂给糖水边吸吮边检查,要耐心反复检查,据经验多数病例均可扪到肿块。

实验室检查发现临床上有失水的婴儿,均有不同程度的低氯性碱中毒,血液 PCO_2 升高,pH 值升高和低氯血症。必须认识到代谢性碱中毒时常伴有低钾现象,其机制尚不清楚。少量的钾随胃液丢失外,在碱中毒时钾离子向细胞内移动,引起细胞内高钾,而细胞外低钾,同时肾远曲小管上皮细胞排钾增多,从而造成血钾降低。

四、诊断

依据典型的临床表现,见到胃蠕动波、扪及幽门肿块和喷射性呕吐等三项主要征象,诊断即可确定。其中最可靠的诊断依据是触及幽门肿块。同时可进行超声检查或钡餐检查有助于明确诊断。

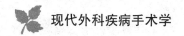

（一）超声检查

诊断标准包括反映幽门肿块的三项指标：幽门肌层厚度≥4mm，幽门管长度≥18mm，幽门管直径≥15mm。有人提出以狭窄指数（幽门厚度×2÷幽门管直径×100%）大于50%作为诊断标准。超声下可注意观察幽门管的开闭和食物通过情况。

（二）钡餐检查

诊断的主要依据是幽门管腔增长（＞1cm）和管径狭窄（＜0.2cm），"线样征"。另可见胃扩张，胃蠕动增强，幽门口关闭呈"鸟喙状"，胃排空延迟等征象。有报道随访复查幽门环肌切开术后的病例，这种征象尚可持续数天，以后幽门管逐渐变短而宽，然而有部分病例不能恢复至正常状态。术前患儿钡餐检查后须经胃管洗出钡剂，用温盐水洗胃以免呕吐而发生吸入性肺炎。

五、鉴别诊断

婴儿呕吐有各种病因，应与下列各种疾病相鉴别，如喂养不当、全身性或局部性感染、肺炎和先天性心脏病、颅内压增加的中枢神经系统疾病、进展性肾脏疾病、感染性胃肠炎、各种肠梗阻、内分泌疾病以及胃食管反流和食管裂孔疝等。

六、外科治疗

采用幽门环肌切开术是最好的治疗方法，疗程短，效果好。术前必须经过24～48h的准备，纠正脱水和电解质紊乱，补充钾盐。营养不良者给静脉营养，改善全身情况。手术是在幽门前上方无血管区切开浆膜及部分肌层，切口远端不超过十二指肠端，以免切破黏膜，近端则应超过胃端以确保疗效，然后以钝器向深层划开肌层，暴露黏膜，撑开切口至5mm以上宽度，使黏膜自由膨出，局部压迫止血即可。目前采用脐环弧形切口和腹腔镜完成此项手术已被广泛接受和采纳。患儿术后进食在翌晨开始为妥，先进糖水，由少到多，24h渐进奶，2～3d加至足量。术后呕吐大多是饮食增加太快的结果，应减量后再逐渐增加。

长期随访报道患儿术后胃肠功能正常，溃疡病的发病率并不增加；而钡餐复查见成功的幽门肌切开术后有时显示狭窄幽门存在7～10年之久。

七、内科治疗

内科疗法包括细心喂养的饮食疗法，每隔2～3h 1次饮食，定时温盐水洗胃，每次进食前15～30min服用阿托品类解痉剂等三方面结合进行治疗。这种疗法需要长期护理，住院2～3个月，很易遭受感染，效果进展甚慢且不可靠。目前美国、日本有少数学者主张采用内科治疗，尤其对不能耐受手术的特殊患儿，保守治疗相对更安全。近年提倡硫酸阿托品静注疗法，部分病例有效。

第二节　胃和十二指肠溃疡的外科治疗

一、胃溃疡和十二指肠溃疡的特点

（一）概述

1.定义　胃十二指肠溃疡是一种局限性圆形或椭圆形的局限性黏膜缺损，累及黏膜、黏膜下层和肌层，治愈后不留瘢痕。因溃疡的形成与胃酸－蛋白酶的消化作用有关，也称为消化性溃疡（peptic ulcer）。胃十二指肠是好发部位，近年来认为病因是多因素的，是全身疾病的局部表现。

2.流行病学　消化性溃疡是常见的消化系慢性疾病。据估计，一般人群中，约5%～10%的人在人生中某一时期曾患过胃或十二指肠溃疡。近40年来，欧美及亚洲等地区的消化性溃疡发病率、死亡率、住院率和外科手术率均有下降的趋势。然而溃疡并发症的患病率却相对稳定，甚至有上升的趋势。同时老年人消化性溃疡，尤其是老年妇女的消化性溃疡的死亡率和住院率都有增高的趋势。这可能同人口老龄化、非甾体类抗炎药的广泛应用有关。十二指肠溃疡（duodenal ulcers，DU）发病率明显高于胃溃疡（gastric ulcer，GU），但在一些西方国家这种差异有逐渐减小的倾向。十二指肠溃疡发病年龄多为35～45岁，胃溃疡年龄多为50～60岁，男性发病率高于女性。

3.好发部位　胃溃疡好发于胃小弯，尤其是胃角处，其中90%发生在胃窦部（属Ⅰ型胃溃疡，约占胃溃疡的57%）。溃疡的直径一般＜2.5cm，但直径＞2.5cm的巨大溃疡并非少见。溃疡底部常超越黏膜下层，深达肌层甚至浆膜，溃疡下层可完全被肉芽组织及瘢痕组织所代替。

胃溃疡根据其部位和胃酸分泌量可分为四型：Ⅰ型最为常见，约占50%～60%，低胃酸，溃疡位于胃小弯角切迹附近；Ⅱ型约占20%，高胃酸，胃溃疡合并十二指肠溃疡；Ⅲ型约占20%，高胃酸，溃疡位于幽门管或幽门前，与长期应用非甾体类抗炎药物有关；Ⅳ型约占5%，低胃酸，溃疡位于胃上部1/3，胃小弯高位接近贲门处，常为穿透性溃疡，易发生出血或穿孔，老年患者相对多见。

同胃溃疡相似，十二指肠溃疡约95%发生于球部，直径一般＜1cm。球部以下者称为球后溃疡（约占5%）。当球部前后壁或胃大、小弯侧同时有溃疡存在时，称对吻溃疡。胃和十二指肠均有溃疡者，称复合性溃疡（属Ⅱ型胃溃疡，约占胃溃疡的22%）。发生于幽门管溃疡或近幽门2cm以内的胃溃疡属Ⅲ型胃溃疡，约占胃溃疡的20%。距食管胃连接处4cm以内的胃溃疡属Ⅳ型胃溃疡，在2cm以内者则称为近贲门溃疡（juxtacardial ulcer）。

（二）病因及发病机制

自20世纪80年代以来对于消化性溃疡的认识有了新突破，消化性溃疡主要为幽门螺杆菌感染和与非甾体类抗炎药（NSAID）有关的两大类。按病因将消化性溃疡分为：幽门螺杆菌（helicobacter pylori，Hp）相关性溃疡，即Hp相关性溃疡；非甾体抗炎药引起的溃疡（non－steroidal anti－inflammatory drug，NSAID），即NSAID相关性溃疡；非Hp、非NSAID相关性溃疡三类。

1. 幽门螺杆菌感染　在 Warren 和 Marshall 于 1982 年发现幽门螺杆菌之前，外界的压力和不良的生活习惯被认为是导致消化性溃疡的主要原因。Schwartz 在 1910 年提出"消化性溃疡是一种自身消化的产物，是胃液的消化能力超过胃和十二指肠黏膜防御能力的结果。"即经典的"无酸则无溃疡"学说一直被视为消化性溃疡的理论基础。"一旦溃疡，终身溃疡"。20 世纪 80 年代中期，质子泵抑制剂（如奥美拉唑等）这一强力抑酸剂的出现增强了溃疡的治疗效果，溃疡的治愈已不困难，但溃疡愈合后复发率居高不下，即使采用药物长期治疗，一旦停药仍不可避免复发。

幽门螺杆菌的发现具有深刻的意义，慢性胃溃疡经常复发是因为导致胃部慢性炎症的细菌（幽门螺杆菌）依然存在。Warren 和 Marshall 发现，当致病细菌被清除，慢性胃溃疡类疾病是可以完全治愈的。基于他们的这一突破性发现，胃溃疡不再是一个慢性而且经常复发的顽症，"无幽门螺杆菌无溃疡复发"已成为学者们接受的事实。国外有资料指出：40 岁以下正常人群幽门螺杆菌检出率为 20% 左右，而 60 岁以上人群幽门螺杆菌检出率为 50% 左右。在感染幽门螺杆菌的患者中约 15%～20% 一生中会发生溃疡。2007 年国内调查了 26 个省市的 2 395 例 DU 患者中，Hp 阳性 1 206 例（50.4%），阴性 461 例（19.2%），未接受 Hp 检测 728 例；1 603 例 GU 患者中，Hp 阳性 833 例（52.0%），阴性 287 例（17.9%），未接受 Hp 检测 483 例，在本组病例中，DU 与 GU 患者的 Hp 感染率相仿。研究表明：幽门螺杆菌感染者发生消化性溃疡的危险性是未感染者的 20 倍。

幽门螺杆菌为革兰阴性杆菌，呈弧形或 S 形，胃黏膜是 Hp 细菌的自然定植部位。Hp 可分泌尿素酶、蛋白酶、磷脂酶及过氧化物酶等多种酶。尿素酶能分解尿素生成氨，除保护 Hp 在酸性环境中得以生存外，同时破坏胃黏膜、损伤组织细胞。蛋白酶与磷脂酶可降解胃黏液层的脂质结构及黏蛋白，损坏胃黏液层的屏障功能。过氧化物酶能抑制中性粒细胞的杀菌功能。Hp 菌株能够生成毒素相关蛋白（CagA）、刺激 IL−8 与 TNF 的分泌，引起严重的炎症反应。Hp 生成的细胞空泡毒素（VacA）可使细胞发生变性反应，导致细胞损伤。另外，目前一致认为 Hp 感染是已被证实的人类非贲门胃癌最常见的危险因素。Hp 感染是慢性胃炎的主要病因，可启动一系列致病事件，从而导致萎缩性胃炎、化生、异型增生，最终发生胃癌。

2. 胃酸分泌　大量临床试验和研究证明胃酸的病理性升高是溃疡发病的重要因素之一。尤其是十二指肠溃疡更加明显。胃液酸度过高，激活胃蛋白酶原，使十二指肠黏膜自身消化，可能是溃疡形成的重要原因。十二指肠溃疡患者的基础酸分泌（basal acid output，BAO）和最大胃酸分泌量（maximal acid output，MAO）均高于健康人。除与迷走神经的张力及兴奋性过度增高有关外，与壁细胞数量的增加有关。正常人胃底壁细胞总数约为 10 亿，而十二指肠溃疡患者胃底壁细胞数高达 19 亿，为正常人的 2 倍。此外壁细胞对促胃液素、组胺、迷走神经刺激敏感性亦增高。溃疡患者在胃窦酸化情况下，正常的抑制胃泌酸机制受到影响，促胃液素异常释放，而组织中生长抑素水平低，黏膜前列腺素合成减少，削弱了对胃黏膜的保护作用，使得黏膜易受胃酸损害。而胃溃疡患者的基础胃酸分泌量（basal acid output，BAO）和最大胃酸分泌量（maximal acid output，MAO）均同正常人相似，甚至低于正常人。

3. **胃黏膜屏障的破坏和药物因素**　人们注意到在胃溃疡病患者，胃酸和胃蛋白酶水平并不高于正常人,甚至低于正常人,证明某些患者存在胃黏膜抵抗力的下降。胃黏膜屏障由3部分组成:①黏液—碳酸氢盐屏障的存在,使胃内 pH 保持在 2.0,而黏液与上皮细胞之间 pH 保持在 7.0。②胃黏膜上皮细胞的紧密连接,能防止 H^+ 逆向弥散和 Na^+ 向胃腔弥散,上皮细胞再生功能强、更新快也是重要的黏膜屏障功能。③丰富的胃黏膜血流,可迅速除去对黏膜屏障有害的物质如 H^+,并分泌 HCO_3^- 以缓冲 H^+ 黏膜屏障损害是溃疡产生的重要环节。非甾体类抗炎药(NSAID)、肾上腺皮质激素、胆汁酸盐、酒精、氟尿嘧啶等均可破坏胃黏膜屏障,造成 H^+ 逆流入黏膜上皮细胞,引起胃黏膜水肿、出血、糜烂,甚至溃疡。长期使用 NSAID 使胃溃疡发生率显著增加,但并未使十二指肠溃疡发病率增高。

4.胃十二指肠运动功能异常　一些十二指肠溃疡病患者,其胃排空速度较正常人快,液体排空过快使十二指肠球部与胃酸接触的时间较长,黏膜易于发生损伤。研究发现,对部分胃溃疡患者,胃运动异常主要表现在胃排空延迟和十二指肠的反流,前者使胃窦部张力增高,刺激胃窦黏膜中的 G 细胞,使之分泌的促胃液素增加,刺激胃酸分泌。由于幽门括约肌功能不良,导致反流中的胆汁、十二指肠液及胰液对胃黏膜发挥损伤作用。

5.遗传因素　研究发现消化性溃疡具有遗传素质,并且胃溃疡和十二指肠溃疡病系单独遗传,互不相干。但是在胃溃疡患者的家族中,胃溃疡的发病率比正常人高 3 倍;遗传因素在十二指肠溃疡的发病中起一定作用,单卵孪生患相同溃疡病者占 50%,双卵孪生仅占 14%。O 型血者患十二指肠溃疡比其他血型者显著为高。另外,高胃蛋白酶血症 I 型(常染色体显性遗传)在十二指肠溃疡患者中比较常见,但具体机制不清。

6.其他因素　临床研究表明,长期处于精神高度紧张、焦虑或者情绪波动者容易发生消化性溃疡,现已证明十二指肠溃疡在愈合后再遭受到精神应激时容易复发。此外,吸烟与溃疡的发生有一定的关系。吸烟可能减慢溃疡愈合的时间,原因可能是由于吸烟导致前列腺素合成减少,提高了胃酸的分泌,抑制或者减少了十二指肠和胰源性的碳酸氢盐的分泌。停止吸烟是吸烟治疗溃疡的一个关键因素。某些特定的疾病也会增加溃疡的发病几率,如慢性阻塞性肺疾病、酒精肝和慢性肾衰竭等。另外胃肠肽和过度饮酒也可能在溃疡发病中起一定作用,但具体机制还未完全清楚。

从胃和十二指肠的发病机制来看,两者是有区别的。其共同的致病因素主要有 Hp 感染和 NSAID 的应用。但就十二指肠溃疡而言,过量的胃酸分泌、胃排空速度过速以及十二指肠的酸中和能力减弱是引发溃疡的主要原因。胃溃疡除了上述与十二指肠溃疡共同的致病因素外,主要是十二指肠液的反流和胃黏膜的破坏。

(三)临床表现及并发症

长期性、周期性和节律性上腹疼痛为胃十二指肠溃疡共有的特点。但两者又有其不同的表现。

1.胃溃疡　胃溃疡的高峰年龄是 50～60 岁,男性多于女性。重要的症状为上腹痛,规律性腹痛不如十二指肠明显,进食并不能使腹痛减轻。疼痛多发在餐后半个小时到 1h,也可持续 1～2h 时。其他表现为恶心、食欲缺乏,常表现因进食后饱胀感和因拒绝进食而引起体重减轻。抗酸药物多难以发挥作用。体格检查常发现疼痛在上腹部、剑突和脐正中间或偏左。

2.十二指肠溃疡　十二指肠溃疡可见于任何年龄,发病比胃溃疡年轻 10 岁,多见于 35～

45 岁的患者,男性为女性的 4 倍。典型的十二指肠溃疡引起的疼痛常常发生在餐后数小时,疼痛主要为上腹部,有明显的节律性,且因进食而有所缓解。饥饿痛和夜间痛与基础胃酸分泌过度有关,腹痛可因服用抗酸药物而缓解,这种疼痛多为烧灼样,可以发射到背部,体检时可以发现右上腹有压痛。十二指肠溃疡引起的腹痛常呈周期性,秋冬季易于发作。

3.并发症　胃和十二指肠溃疡均可并发出血、穿孔和幽门梗阻。胃溃疡可发生恶变,而十二指肠溃疡一般不会恶变。

(四)诊断

1.X 线检查和胃镜　对疑有发生在胃和十二指肠的病变,X 线钡餐检查(barium radiography)和纤维胃镜(endoscopy)检查是首选的诊断方法,大约 90% 以上的胃和十二指肠病变可以通过 X 线气钡双重对比造影检查得到明确的诊断。十二指肠溃疡多发生在球部,X 线表现为龛影是诊断十二指肠溃疡病的唯一依据。正面观,溃疡的龛影多为圆形、椭圆形或线形,边缘光滑,周围可见水肿组织形成的透光圈,在溃疡愈合过程中,纤维组织增生可呈纤细的黏膜皱襞向龛影集中。胃溃疡多发生于胃小弯,X 线气钡双重造影常发现小弯龛影溃疡周围有黏膜水肿时可有环形透明区,龛影是临床上诊断胃溃疡的直接证据,溃疡周围组织的炎症使局部痉挛,可导致钡餐检查时局部疼痛和激惹现象。

应当指出,龛影虽然是诊断消化性溃疡的直接证据,但在一些情况下难以发现典型的龛影,此时内镜检查显得更为重要。据统计大约有 3%~7% 的患者在胃发生恶性溃疡时,钡餐检查仅表现为良性病变的征象。纤维内镜可以直接观察到胃和十二指肠内黏膜的各种病理改变。并可进行活组织病理检查,对良恶性溃疡的鉴别是有价值的。在内镜可观察到大而圆形的溃疡,底部平坦,呈白色或灰白色。

2.实验室检查　胃液分析:胃溃疡患者的胃酸浓度与量和正常人无明显区别,十二指肠溃疡的胃液量及酸浓度明显增加。血清促胃液素测定仅在疑有胃泌素瘤时做鉴别之用。

(五)治疗原则

1.手术适应证　对于消化性溃疡,外科治疗的目的主要是修复胃肠壁,手术止血或者两者兼有。而对于预防复发而言,主要是内科药物治疗(根除幽门螺杆菌和抑制胃酸分泌)。

当胃、十二指肠溃疡发生并发症而不再是单纯的溃疡时,即有可能需要采用手术治疗。两者有着相似的适应证:①临床上有多年的溃疡病史。症状逐年加重,发作频繁,每次发作时间延长。疼痛剧烈影响正常生活和工作。②既往曾接受过至少一次正规严格的内科治疗,治疗 3 个月以上仍不愈合或者经内科治愈后又复发。③钡餐检查或内镜检查提示溃疡较大,溃疡直径超过 2~2.5cm,或有穿透胃十二指肠以外的征象。④并发大出血、急性穿孔、或者瘢痕性幽门梗阻者。其中瘢痕性幽门梗阻是溃疡外科手术的绝对适应证。⑤怀疑有溃疡恶变者。⑥一些特殊性质的溃疡:胰源性溃疡(zollinger-ellison syndrome)、胃空肠吻合口溃疡、应激性溃疡等。

但鉴于下述原因,对胃溃疡的手术指征可适当放宽:①多数胃溃疡对内科抗酸药物治疗的效果不满意,有效率仅 35%~40%,而且复发率较高。②部分胃溃疡有可能癌变(<5%)。③合理的手术治疗效果好,目前手术治疗已相当安全。④胃溃疡患者年龄偏大,一旦发生并发症,手术的死亡率和病残率都明显增高。因此,目前大多数外科医师都主张胃溃疡诊断明

确,经过短期(8~12周)严格的药物治疗后,如果疗效不好,应该尽早手术。

2.手术方式 常用的手术方式为胃大部切除术和迷走神经切断术。其中胃大部切除术适用于胃和十二指肠溃疡,而迷走神经切断术更适合于十二指肠溃疡。但总的认为,用以治疗二指肠溃疡的手术方式尚未达到满意的程度。高选择性迷走神经切断术的危险性最小,胃大部切最大。溃疡复发率则以选择性迷走神经切断加胃窦切除术最低,高选择性迷走神经切除术最高。后遗症以胃大部切除术最多,高选择性迷走神经切断术最少。手术方式的选择除与术者的训练、经验与认识、倾向有关,更应考虑患者的具体情况,至今尚无单一的术式能适合于所有的患者,故应根据患者的具体情况制订个体化的方案。

二、胃和十二指肠溃疡并发症的外科治疗

随着各种新型治疗溃疡病药物的发展,消化性溃疡的内科疗效明显提高。临床上需要外科治疗的溃疡也越来越少。尽管如此,溃疡病出血并发症的发病率却相对稳定,尤其在老年患者中,这可能与非甾体类抗炎药物广泛应用有关。因此,从某种意义上讲,胃十二指肠溃疡的外科治疗,主要是针对其并发症:大出血、急性穿孔、瘢痕性幽门梗阻和胃溃疡恶变的治疗。吸烟、年龄、延期手术(>24h)以及伴随休克与否是影响并发症的重要因素。治疗时间延迟24h以上,并发症的发病率增加3倍左右,病死率增加6~7倍。

(一)大出血

胃十二指肠溃疡大出血(hemorrhage)是指那种引起明显出血症状(出血量>1 000mL),并有失血性休克表现的大出血,表现为大量呕血、便血、皮肤苍白、尿少等低血容量休克。约有5%~10%的胃十二指肠大出血需经外科手术治疗。胃十二指肠溃疡出血是溃疡常见的并发症,也是上消化道出血最为常见的原因,约占上消化道出血的40%~50%。有资料表明在需要手术治疗的溃疡病患者中,大出血患者占10%~20%。并且在因十二指肠溃疡死亡的患者中,大约40%患者死于急性出血。大量研究表明,曾有过溃疡大出血的患者,再发出血的比例约为50%左右。

1.病因病理 溃疡大出血是因为溃疡基底血管被侵蚀破裂所致,大多数为动脉出血,但溃疡基底充血的小血管破裂,也可引起大量失血。大出血的溃疡一般位于胃小弯或十二指肠后壁,胃溃疡出血常来源于胃右、左动脉的分支或肝胃韧带内的较大血管。十二指肠溃疡出血多来自胰十二指肠上动脉或胃十二指肠动脉等附近的血管。多数患者为间歇性出血,大出血可引起循环血量明显减少,血压下降。临床发现出血50~80mL即可引起黑便,若有便血常表明出血在1 000mL左右。

2.临床表现 呕血和排柏油样黑便是胃十二指肠溃疡大出血的主要表现。呕血为鲜红或咖啡样。多数患者表现只有黑便而无呕血。如出血迅速可呈色泽较鲜红的血便。失血量在1 000mL以上,可出现心悸、恶心、出冷汗、口渴。当出血量超过1 500mL,便可发生低血压,患者可有眩晕、无力、口干、腹胀或腹痛,肠蠕动增强,并有苍白、出冷汗、脉搏细速、血压下降等失血现象,甚至突然晕倒。腹部检查常无阳性发现,出现腹痛的患者应注意有无溃疡出血伴发急性穿孔。实验室检查可以发现血红蛋白进行性下降。红细胞计数和血细胞比容低于正常。但在急性失血初期,血液循环量已减少而血液尚未被组织液稀释,此时检查结果并

不能正确地反映出失血量的多少,所以有必要多次重复检查。

3.诊断和鉴别诊断　通常根据典型的溃疡病病史、呕血、黑便以及纤维胃镜检查,多可做出正确诊断。但在确诊前必须意识到:①出血是否来自上消化道。②是否属胃十二指肠溃疡出血。必须注意同食管静脉曲张破裂、食管裂孔疝、Mallory－Weiss综合征、胃癌、胆管病变等引起的出血相鉴别。③有无合并症,特别是胃十二指肠溃疡合并门静脉高压食管静脉曲张者。

4.治疗原则

(1)止血、制酸等药物应用:经静脉或肌注血凝酶(立止血);静脉给予 H_2 受体拮抗剂(西咪替丁等)或质子泵抑制剂(奥美拉唑);静脉应用生长抑素奥曲肽(善得定)0.3～0.5mg 加入500mL 补液中缓慢滴注维持 24h,或 0.1mg 皮下注射,每 6～8h 一次。

(2)留置鼻胃管:用生理盐水冲洗胃腔,清除凝血块,直至胃液变清,持续低负压吸引,动态观察出血情况。可经胃管注入 200mL 含 8mg 去甲肾上腺素的生理盐水溶液,每 4～6h 一次。

(3)急诊胃镜治疗:内镜止血相对于保守疗法可减少出血复发率及死亡率,并且可明确出血病灶,尤其是对动脉性出血和可视血管的出血极为有效。同时还可施行内镜下电凝、激光灼凝、注射或喷洒药物等局部止血措施。检查前必须纠正患者的低血容量状态。近 10 年来消化性溃疡并发大出血的治疗已从外科手术逐渐转到采用胃镜治疗为首选的局面。消化性溃疡急性出血的内镜止血效果良好,诸如喷涂止血剂或激光、微波等,一度替代了手术。

内镜治疗分四种:①注射疗法。②热疗法。③联合疗法(注射疗法联合热疗法)。④机械疗法。内镜注射肾上腺素治疗溃疡出血,由于安全,低成本和易用性,目前在国外是最普遍的内镜疗法。有资料表明,对于严重的高风险出血,内镜联合疗法(药物注射联合热疗法或者联合其他机械疗法)优于单一内镜疗法,其中肾上腺素注射结合热凝固疗法是不错的选择。肾上腺素注射疗法有较高的初次止血率,而热凝固疗法可降低出血复发率。另外,应用乙醇局部注射治疗溃疡出血患者,在出血灶周围选择 3～4 点,每点注射乙醇 0.1～0.2mL,可在其浅层再注射 0.05～0.10mL,总量不超过 1.5～2.0mL,止血有效率达 99.7%。

(4)补充血容量:建立可靠畅通的静脉通道,快速滴注平衡盐液,作输血配型试验。同时严密观察血压、脉搏、尿量和周围循环状况,并判断失血量来指导补液。失血量达全身总血量的 20% 时,应输注羟乙基淀粉、右旋糖酐或其他血浆代用品,用量在 1 000mL 左右。出血量较大时可输注浓缩红细胞,也可输全血,并维持血细胞比容不低于 30%。输入液体中晶体与胶体之比以 3∶1 为宜。

(5)急症手术止血:多数胃十二指肠溃疡大出血,可经非手术治疗止血,约 10% 的患者需急症手术止血。手术指征为:①出血速度快,短期内发生休克,或较短时间内(6～8h)需要输入较大量血液(>800mL)方能维持血压和血细胞比容者。②年龄在 60 岁以上并伴动脉硬化症者自行止血机会较小,对再出血耐受性差,应及早手术。③近期发生过类似的大出血或合并穿孔或幽门梗阻。④正在进行药物治疗的胃十二指肠溃疡患者发生大出血,表明溃疡侵蚀性大,非手术治疗难以止血。⑤胃溃疡较十二指肠溃疡再出血机会高 3 倍,应争取及早手术。⑥纤维胃镜检查发现动脉搏动性出血,或溃疡底部血管显露再出血危险很大。⑦有长久和屡次复发的溃疡史,出血前曾经检查证明溃疡位于十二指肠后壁或胃小弯,表明出血可能来自大的动脉,溃疡基底部瘢痕组织多,出血不易自止。急诊手术应争取在出血48h内进行,反复止血无效,时间拖延越长危险越大。

采取积极的复苏措施,力争在血流动力学稳定的情况下手术止血。手术方法有:①包括溃疡在内的胃大部切除术。如术前未经内镜定位,术中可切开胃前壁,明确出血溃疡的部位,以非吸收缝线缝扎止血同时检查是否有其他出血性病灶。②对十二指肠后壁穿透性溃疡出血,先切开十二指肠前壁,贯穿缝扎溃疡底的出血动脉,再行选择性迷走神经切断加胃窦切除或加幽门成形术,或作旷置溃疡的毕Ⅱ式胃大部切除术外加胃十二指肠动脉、胰十二指肠上动脉结扎。③重症患者难以耐受较长时间手术者,可采用非吸收缝线溃疡底部贯穿缝扎止血。

(二)急性穿孔

1.概述　溃疡穿透浆膜层而达游离腹腔即可致急性穿孔,是胃十二指肠溃疡严重并发症,也是外科常见的急腹症。急性穿孔的发生率约为消化性溃疡病的5%～10%。其中男性占90%。通常十二指肠溃疡急性穿孔比胃溃疡多见。一旦溃疡穿孔,就有致命的危险,十二指肠溃疡穿孔的死亡率为5%～13%,胃溃疡为10%～40%。并且随着年龄的增加和穿孔时间的延长,死亡率也相应增高。

2.病因与病理　吸烟是<75岁患者穿孔最常见的病因,有文献报道吸烟与溃疡穿孔之间存着相关关系,吸烟可显著增加各个年龄组的穿孔发生率。另外一个重要原因是非甾体类抗炎药的使用。约1/4的穿孔患者是由于使用非甾体类抗炎药,在老年人中这个比例更高。胃十二指肠溃疡穿孔可分为游离穿孔与包裹性穿孔。游离穿孔发生时,胃与十二指肠的内容物进入腹膜腔引起弥漫性腹膜炎;包裹性穿孔同样形成侵蚀胃或十二指肠壁全层的溃疡孔洞,但为邻近脏器或大网膜封闭包裹,阻止了消化道内容物进入腹膜腔。如十二指肠后壁溃疡穿入胰腺,为胰组织所包裹,即所谓慢性穿透性溃疡。

90%的十二指肠溃疡穿孔发生在球部前壁,而胃溃疡穿孔60%发生在胃小弯,40%分布于胃窦及其他各部。急性穿孔后,有强烈刺激性的胃酸、胆汁、胰液等消化液和食物溢入腹腔,引起化学性腹膜炎。导致剧烈的腹痛和大量腹腔渗出液,约6～8h后细菌开始繁殖并逐渐转变为化脓性腹膜炎。病原菌以大肠埃希菌、链球菌为多见。由于强烈的化学刺激、细胞外液的丢失以及细菌毒素吸收等因素,患者可出现休克。

3.临床表现　急性胃十二指肠溃疡穿孔者多有较长的病史,近期症状逐渐加重,约有10%的患者没有溃疡病史而突然发生急性穿孔。部分患者有暴饮暴食、过度疲劳、情绪激动等诱因。

急性穿孔典型的症状是突然发生的剧烈的腹痛,刀割样,难以忍受,并迅速波及全腹部,有时强烈刺激性的消化液沿升结肠外侧沟流至右下腹,引起右下腹疼痛。要与急性阑尾炎相鉴别。剧烈的腹痛使患者多有面色苍白、出冷汗、肢体发冷等休克表现。患者可以清楚地回忆起剧痛发作的时间。部分患者表现有恶心、呕吐。体检时,患者多为被动体位,表现为屈膝、不敢翻动及深吸气,全腹呈板样硬,压痛、反跳痛及肌紧张明显,疼痛主要在上腹。75%的患者肝浊音界缩小或消失,肠鸣音消失。80%的患者直立位腹部X线平片示膈下有半月形游离气体。穿孔发生后,继发细菌性腹膜炎可引起患者发热、腹胀、血白细胞计数显著升高。穿孔晚期或穿孔较大者,可出现腹胀,肠麻痹。腹腔积液超过 500mL 时,可叩到移动性浊音。部分老年患者或体质较虚弱者,临床穿孔表现不典型,往往以脓毒血症和感染中毒性休克为主要表现。

4. 诊断和鉴别诊断

(1)急性胰腺炎:胃十二指肠溃疡穿孔和急性胰腺炎均属急腹症,两者在临床表现上有许多相似之处。严重的溃疡穿孔或溃疡穿透累及胰腺时,虽然血淀粉酶可升高,但是一般不超过正常值的 5 倍。急性胰腺炎起病也较急骤,多有暴饮暴食史,突然发作上腹疼痛,疼痛剧烈并且向腰背部放射,患者常有"束带"感,早期腹膜炎不明显,检查无气腹征,血清淀粉酶超过 500 索氏单位。

(2)急性阑尾炎:因穿孔后胃肠内容物可经升结肠旁沟或小肠系膜根部流到右下腹,引起右下腹腹膜炎症状和体征。易误为急性阑尾炎穿孔。后者常有明显的转移性右下腹疼痛,临床症状和腹部体征相对较轻,多不伴休克征象,也多无气腹征表现。

(3)急性胆囊炎和胆囊结石:腹痛和腹膜炎体征相对较轻并且局限于右上腹,有时疼痛放射至右肩胛部或腰背部。腹部超声、X 线和 CT 检查,常有助于诊断和鉴别诊断。

(4)肝破裂出血:常有明显的外伤史,出血性休克是其主要症状,可有腹痛和腹膜炎体征,腹腔穿刺可抽出不凝血。腹部超声和 CT 检查提示有肝破裂及腹腔积液。

5. 治疗原则

(1)非手术治疗:非手术治疗适用于:一般情况良好,症状体征较轻的空腹小穿孔;穿孔超过 24h,腹膜炎已局限者;患者全身情况差,年老体弱,或合并有严重的心肺疾病;或是经水溶性造影剂行胃十二指肠造影检查证实穿孔业已封闭的患者;终末期脓毒症患者;或者患者因手术风险而拒绝手术。非手术治疗不适用于伴有出血、幽门梗阻、疑有癌变等情况的穿孔患者。

非手术治疗的措施主要包括:①持续胃肠减压,减少胃肠内容物继续外漏,以利于穿孔的闭合和腹膜炎消退。②输液以维持水、电解质平衡并给予营养支持。③全身应用抗生素控制感染。④经静脉给予 H_2 受体阻断剂或质子泵拮抗剂等制酸药物。非手术治疗期间需严密观察病情变化,如治疗 6～8h 后病情仍继续加重,应立即转行手术治疗。非手术治疗少数患者可出现膈下或腹腔脓肿。痊愈的患者应胃镜检查排除胃癌,根治幽门螺杆菌感染并采用制酸剂治疗。

(2)手术治疗:仍为胃十二指肠溃疡急性穿孔的主要疗法,根据患者情况结合手术条件选择单纯穿孔修补术或彻底性溃疡手术。

①穿孔修补术:是治疗溃疡穿孔的主要手段,行单纯修补的病例,效果满意,但术后要加强抑酸剂和抗感染治疗。此方法简单,创伤轻,危险性小,疗效确切。并且缝闭穿孔,不仅终止胃肠内容物继续外漏,同时可较彻底地清除腹腔内的污染物和渗出液,有效地防止和减少术后并发症。如在穿孔修补术后,给予正规的内科治疗,约 30% 患者溃疡可愈合,症状消失。部分溃疡复发患者需要作溃疡根治性手术。此外,在胃溃疡急性穿孔单纯修补术后的患者中,约 7%～11% 在随访过程中确诊为胃癌。因此,对胃溃疡患者应尽可能地取活检作病理检

查,术后应定期做胃镜检查。

适应证:①穿孔时间超过 8h,合并有严重的腹膜炎体征及有大量脓性渗出物。②术中发现腹腔污染严重,胃十二指肠明显水肿。③患者全身情况差,难以耐受较大或较长时间的手术。④以往无溃疡病史或有溃疡病史未经正规内科治疗,无出血、梗阻等并发症。

方法:经上腹正中切口,探查腹腔内污染情况,暴露胃幽门和十二指肠,检查穿孔所在,常可发现穿孔处已被邻近组织或肝缘所覆盖。由于穿孔局部充血水肿,有时不易确定穿孔是在幽门胃侧抑或是在幽门的十二指肠侧。如为胃溃疡穿孔,并疑有胃癌可能时,应取穿孔边缘组织做病理检查。闭合穿孔时,沿横行方向以丝线间隔缝合,第一层为对拢缝合,第二层为内翻缝合。但常由于穿孔周围组织水肿或瘢痕,无法行第二层缝合;或由于穿孔靠近幽门,内翻缝合后有可能造成幽门狭窄,可只做一层对拢缝合,再以网膜覆盖。如穿孔大,瘢痕多,难以将孔洞缝闭,可将带蒂大网膜塞入孔内后固定于肠或胃壁。穿孔缝合前及缝合后,应尽量吸除腹腔,特别是膈下及盆腔内的渗液。术后在穿孔修补附近及盆腔内可酌情放置引流管。对于较大的溃疡穿孔,网膜填塞法是比较安全的,尤其对于高危患者是不错的选择。

②腹腔镜溃疡穿孔修补术:手术适应证:急性穿孔;腹腔内渗液不多,术前患者腹膜炎症状不重,仅上腹疼痛、压痛,患者年轻;全身情况较好,能耐受人工气腹;可排除溃疡恶变或胃癌穿孔。手术禁忌证:入院时有休克症状;穿孔时间大于 24h;年龄>75 岁;合并其他重症基础疾病,如心衰、肝硬化等。

手术方法:目前腹腔镜穿孔修补的方法有以下三种:①单纯缝合修补术:用 0 号、1-0,2-0 可吸收线顺胃肠长轴方向间断全层缝合或连锁缝合。这种方法可适用于大多数穿孔较小的患者,并且与患者本身的身体状况关系不大。此法修补可靠,但对溃疡边缘已瘢痕化或十二指肠溃疡边缘处已有变形,尤其溃疡较大时,缝合有时较困难。②网膜片修补法:用可吸收缝线穿过穿孔的两侧,缝合 3～4 针,将大网膜提到穿孔的表面,收紧缝线打结,使网膜片起到生理性封闭物作用即可。该手术操作简单,手术效果好,但网膜片固定须牢固。③蛋白胶粘堵法:用吸收性明胶海绵或网膜组织涂上生物蛋白胶或 ZT 胶后,直接插入穿孔内,使吸收性明胶海绵或网膜组织与胃十二指肠壁粘在一起,封闭穿孔,该方法适用于较小的穿孔。粘补法操作比较简单,所用黏合剂为生物制剂,但价格较昂贵。

腹内空腔灌洗也是手术的重要环节,包括腹膜腔,肝上间隙,肝下间隙,盆腔等,一般推荐用 6～8L 的温热生理盐水。另外术后即开始应用质子泵抑制剂或 H_2 受体阻滞剂,并且要保留鼻胃管>48h,抗生素应用至少 5d 或直至发热消退。

术后并发症:术后缝合瘘是最常见的并发症,发生率约为 1.5%～16%,主要发生在腹腔镜纤维蛋白胶修复患者;肺炎,可能与气腹有关;其他还有腹内脓肿形成、肠梗阻、外瘘、出血等。

手术评价:腹腔镜溃疡穿孔修补术的优势有:可以减轻术后疼痛;降低发病率的伤口并发症,如感染及切口疝形成;加快恢复进食,缩短住院日数,并更快的恢复工作等。既往对年龄小于 35 岁的年轻患者,多采用保守治疗,或仅行穿孔修补术,或修补术后加行高选择性迷走神经切断术;而对年龄大于 40 岁,特别是有胃十二指肠溃疡病史多年,经系统的内科治疗,包括正规应用 H_2 受体阻滞剂及质子泵抑制剂的抗酸与抗 Hp 治疗,效果渐差的溃疡穿孔,或既往有穿孔史、幽门或十二指肠球部瘢痕形成甚或出现过梗阻情况者,胃大部切除术仍较为合适。即便术后有残胃癌发生风险,一般多于术后 20～25 年发生,即使发生残胃癌,也还可以再次手术。另外,胃溃疡患者,时间久后溃疡也有恶变可能。

当然,对于胃或十二指肠球部后壁穿孔,腹腔镜下无法修补或修补困难,或者腔镜下高度怀疑有胃癌可能性者,还应果断中转开腹。总之,对青年胃十二指肠溃疡穿孔患者,腹腔镜穿孔修补手术,是目前较合理的手术方式。

③急诊根治性手术:有资料表明穿孔修补术后,约 2/3 患者仍有轻度或重度慢性溃疡病症状。其中部分患者需要再次作根治性手术。因此,在急诊手术治疗溃疡病时是否行急诊根治性手术,应根据根治性手术的必要性和患者耐受手术的可能性决定。应使根治性手术的死亡率不高于穿孔修补术或非手术治疗。通常有下列情况时应争取做根治性手术:①多年溃疡病病史,症状较重,反复发作。②曾有过穿孔或出血史。③急性穿孔并发出血。④胼胝状溃疡。⑤有瘢痕性幽门狭窄。⑥疑有癌变的胃溃疡穿孔。⑦多发性溃疡。⑧患者全身情况良好,无严重的合并病。此外,还应根据穿孔的大小、时间、腹腔内污染情况以及腹腔探查结果,进行综合判断。常用的急诊根治性手术是胃大部切除或迷走神经切断附加胃窦切除或幽门成形术。

(三)瘢痕性幽门梗阻

胃十二指肠溃疡患者因幽门管、幽门溃疡或十二指肠球部溃疡反复发作形成瘢痕狭窄,合并幽门痉挛水肿可以造成幽门梗阻(pyloric obstruction)。

1.病因和病理 溃疡引起的幽门梗阻有三种:①幽门括约肌痉挛引起梗阻:这类梗阻属于功能性,间歇性发作。②水肿性幽门梗阻:幽门部溃疡炎症使幽门狭窄,炎症水肿消退或减轻后梗阻即缓解。③瘢痕性幽门梗阻:位于幽门附近的溃疡在愈合过程中,形成瘢痕,久之瘢痕收缩而产生狭窄,引起梗阻。前两种情况是暂时的、可逆性的,在炎症消退、痉挛缓解后幽门恢复通畅,瘢痕造成的梗阻是永久性的需要手术方能解除。瘢痕性幽门梗阻是由于溃疡愈合过程中瘢痕收缩所致,最初是部分性梗阻,由于同时存在痉挛或是水肿使部分性梗阻渐趋完全性。初期,为克服幽门狭窄,胃蠕动增强,胃壁肌层肥厚。后期,胃代偿功能减退,失去张力,胃高度扩大、蠕动消失。胃内容物滞留,使促胃液素分泌增加,使胃酸分泌亢进,胃黏膜呈糜烂、充血、水肿和溃疡。由于胃内容物不能进入十二指肠,因吸收不良患者有贫血、营养障碍;呕吐引起的水电解质丢失,导致脱水、低钾低氯性碱中毒。

2.临床表现 大多数患者都有慢性溃疡症状和反复发作史,当并发幽门梗阻时,症状的性质和节律也逐渐改变。一般抗酸药物逐渐无效。由于幽门梗阻、胃潴留,患者常感到上腹部饱胀不适,时有阵发性疼痛,尤以餐后加重。自发性呕吐为幽门梗阻的主要症状,约每隔 1～2d 发作一次,常发生于餐后 30～60min。呕吐量大,可超过 1 000mL,内含发酵酸臭的宿食,无胆汁。

由于多次反复大量呕吐,可引起 H^+、K^+ 和氯化物严重丢失,导致代谢性低氯低钾性碱中毒。患者可出现呼吸短促、四肢乏力、烦躁不安。由于碱中毒,使循环中游离 Ca^{2+} 减少,以及长期呕吐、禁食和 Mg^{2+} 缺乏,故可发生手足抽搐。患者临床上表现为消瘦,倦怠,皮肤干燥、丧失弹性,腹部检查可见上腹隆起,可有蠕动波,可闻及振水音。

体检时发现:营养不良,空腹时上腹隆起,可见胃蠕动波以及有上腹部振水音。当有碱中毒低血钙时,耳前叩指试验(Chvostek 征)和上臂压迫试验(Trousseau 征)均可为阳性。

3.实验室检查　包括:①血液生化检查可发现血清 K^+、Cl^-、Ca^+ 和血浆蛋白均低于正常,非蛋白氮升高。②血气分析为代谢性碱中毒。③X 线检查清晨空腹透视可见胃内有液平。④钡餐可发现幽门变细或钡剂不能通过,胃呈高度扩张,明显潴留。通常 6h 后仍有 1/4 以上的钡剂存留于胃,甚至在 24h 后胃内仍有大量钡剂残留。⑤纤维胃镜检查可发现胃内有大量宿食残渣,幽门部明显狭窄,有时可见溃疡存在。

4.诊断及鉴别诊断　包括:①具有慢性溃疡病病史和典型的胃潴留症状。②清晨空腹置入胃管,可抽出大量酸臭的宿食。注水试验阳性(空腹经胃管注入生理盐水 750mL,半小时后抽出量＞350mL)。③X 线钡餐和纤维胃镜检查证明有幽门狭窄、胃潴留。

幽门梗阻应与下列情况鉴别:①痉挛水肿性幽门梗阻,系活动溃疡所致,有溃疡疼痛症状,梗阻症状为间歇性,经胃肠减压和应用解痉制酸药,疼痛和梗阻症状可缓解。②十二指肠球部以下的梗阻性病变,十二指肠肿瘤、胰头癌、肠系膜上动脉压迫综合征、十二指肠淤滞症、淋巴结结核等也可以引起上消化道梗阻,据其呕吐物含胆汁,X 线、胃镜、钡餐检查可助鉴别。③胃窦部与幽门的癌肿可引起梗阻,但病程较短,胃扩张程度轻,钡餐与胃镜活检可明确诊断。④成人幽门肌肥厚症:极为少见,病因尚不清楚,部分病例可能同先天性因素有关。临床上很难同瘢痕性幽门梗阻和胃幽门部硬癌相鉴别。因此需要手术治疗。

5.治疗　瘢痕性幽门梗阻是外科治疗的绝对适应证,手术治疗的目的是恢复胃肠的连续性,解除梗阻。通常采用胃大部切除术,对于胃酸分泌高,临床症状明显的年轻患者可考虑做胃大部切除术加迷走神经切断术。但对老年患者,全身情况较差者,宜采用胃空肠吻合术。虽然一些学者主张用双侧躯干迷走神经切断术加内镜下幽门扩张术(内镜气囊扩张)来解除梗阻,但是此类方法狭窄的复发率较高。此外,近年微创外科发展迅速,在国外,腹腔镜双侧躯干迷走神经切断术结合胃空肠吻合术在很多机构作为治疗瘢痕性幽门梗阻的首选方法。

对手术患者必须进行积极的术前准备,包括:持续胃管减压和温盐水洗胃,以清除胃内潴留的食物,减轻胃黏膜水肿。同时给予 H_2 受体拮抗剂以减少胃酸分泌,纠正水电解质和酸碱平衡紊乱,加强营养支持疗法,改善贫血和低蛋白血症。通常术前准备为 5～7d。手术方式可采用胃大部切除术或迷走神经切断加胃窦切除术。对难以切除的十二指肠溃疡,可行溃疡旷置胃大部切除术。无论实施何种手术,术后胃管减压和空肠造瘘管饲养均是有益之举。

(四)胃溃疡恶变

胃溃疡是否恶变是个有争议的问题。有研究表明其发生率＜5%。由于胃溃疡和胃溃疡恶变属两种完全不同的病变,并且临床上诊断为胃溃疡的患者中,约 10% 切除后的病理检查证实是癌,说明术前临床上的鉴别诊断有较高的误诊率。因此,凡是中年以上的胃溃疡患者若出现下述情况应予以重视:①长期典型的溃疡症状发生改变。②经严格的内科治疗 4～6 周,病情无明显改善。③食欲减退,进行性消瘦。④粪便隐血试验持续阳性,贫血症状加重。⑤X 线和胃镜检查提示溃疡直径＞2.5cm,并且不能除外恶变者。对有癌变的胃溃疡应按胃癌进行根治性胃切除术治疗,其远期疗效比原发性胃癌好。

三、胃十二指肠溃疡病的外科治疗方法

胃十二指肠溃疡主要是由于胃酸增加和胃黏膜屏障受到破坏造成的,因此,外科治疗胃十二指肠溃疡的目的是控制和降低胃酸分泌,同时可以消除症状,防止复发。不同部位的溃疡其发病机制也有不同,所选择的手术方式也不尽相同。目前比较常用的手术方法大致分两类:胃大部切除术(subtotal gastrectomy)和迷走神经切断术(vagotomy)。通常治疗胃溃疡多选择胃大部切除术,也同时治疗十二指肠溃疡。但迷走神经切断术多用于十二指肠溃疡的患者。事实上,单纯的迷走神经切断术很少应用。部分患者实施的胃—空肠吻合术也不应作为常规手术,仅适用于某些患者,原因是该种手术不能有效地减少胃酸分泌,上述两种手术方法可以合并使用互相补充。全胃切除术(total gastrectomy)仅在 Zollinger—Ellison 综合征严重高胃酸情况下应用。

(一)胃大部切除术

胃大部切除术在我国开展比较普遍,切除的范围是胃的远端 2/3~3/4,包括胃体大部、整个胃窦部、幽门和部分十二指肠球部。一般认为十二指肠球部溃疡胃切除范围应大于胃溃疡患者。对年老体弱和女性患者切除的范围可以小些,体力劳动者和食量较大者应少切除一些。

1. 胃大部切除术治疗溃疡的理论基础　胃部分切除术治疗十二指肠溃疡,需要的切除范围应该包括胃远侧的 2/3~3/4,即是胃体部的大部分、整个胃窦部、幽门和十二指肠第一部。这种手术称为胃大部切除术。其治疗溃疡的理论基础有:①根据胃酸分泌的生理,经过上述范围的胃切除后,由于胃窦部已不存在,促胃液素的来源已大部分消除,体液性胃酸分泌明显减少。②同时,由于大部分胃体已切除,分泌胃酸的壁细胞和主细胞数量也减少很多,使得胃酸和胃蛋白酶分泌大为减少。③切除了溃疡的常发部位(邻近幽门的十二指肠第一部、幽门管和胃窦部小弯),使之不可能再在这些部位复发溃疡。④切除了溃疡本身,消除了病灶。⑤胃部分切除术后,幽门的作用不复存在,胃内容物在胃内停留的时间缩短,碱性十二指肠液反流入胃的机会增多,可以中和残胃分泌的胃酸。这种情况也有助于防止胃酸过高、溃疡复发。因此,胃部分切除术既可降低胃酸的分泌,又可以除去溃疡病灶,还可以防止溃疡的复发,所以治疗效果很好,治愈率达 85%~90%,而且手术死亡率仅在 1% 以下。

2. 胃切除范围　胃切除范围决定胃酸降低的程度,是影响手术疗效的主要问题。通常50% 的胃切除,是从胃大弯左、右胃网膜动脉交界处到贲门下 2~3cm 处画一直线;60% 为大弯处再向左在胃网膜左动脉第一个垂直分支处,到贲门下 2cm 处的连线;75% 为贲门下至胃网膜左动脉弓在大弯的起点处。胃大部切除术的切除范围是胃远侧的 2/3~3/4,包括胃体的远侧部分、整个胃窦部、幽门和十二指肠第一部。切除要求一般来讲高泌酸的十二指肠溃疡与Ⅱ、Ⅲ型胃溃疡切除范围应不少于胃的 60%,低泌酸的Ⅰ型胃溃疡则可略小(50%左右)。年老体弱女性和重体力劳动者可切除少些,对少数胃酸分泌量很大的胰源性溃疡应作全胃切除。

3. 溃疡的切除　胃部分切除治疗胃十二指肠溃疡的作用之一是可以切除溃疡,达到消除溃疡的目的。因为绝大多数溃疡发生在邻近幽门的十二指肠球部、胃窦部。但事实上溃疡的

切除并非必要,因为消除了胃酸之后溃疡多数可以自愈,故临床上十二指肠球后溃疡等形成严重瘢痕者,不宜勉强切除时,可在幽门前胃窦部 3～4cm 处切断,但必须将残留的胃窦部黏膜全部剥离掉(Bancroft 手术),消除胃酸的作用因素,许多溃疡可以自愈。因此对溃疡切除困难或位于球后的低位溃疡,可采用旷置溃疡的手术,即溃疡旷置术(Bancroft 术)。

4.吻合口大小　胃肠吻合口的尺度对术后胃肠功能的恢复至关重要。过小的吻合口会使食物通过困难,太大的吻合口使食物过快进入空肠,易发生倾倒综合征。胃十二指肠吻合,依据十二指肠的口径,一般吻合口为 2.0～2.5cm 大小。如嫌吻合口太小,可将十二指肠前壁切开一部分,以扩大吻合口。胃空肠吻合口的大小以 3～4cm(2 横指)为宜,过大易引起倾倒综合征,过小可能增加胃排空障碍。胃空肠吻合口的大小,主要取决于空肠肠腔的口径。

5.胃肠道重建　常用的消化道重建有两种基本方法:胃和十二指肠吻合(毕Ⅰ式);胃和空肠吻合(毕Ⅱ式)。关于这两种方法哪一种更适于溃疡的手术治疗,意见仍不统一。多数认为胃十二指肠吻合较好,因为比较接近正常解剖生理,术后并发症和后遗症较少。但也有人认为胃空肠吻合更适于十二指肠溃疡的手术治疗,因为,如强调胃十二指肠吻合,则有可能因担心吻合口张力过大以致胃切除的范围不足,这样在胃酸分泌高的患者,溃疡复发可能较大。此外,胃十二指肠吻合必须将溃疡切除而且留有足够长的正常十二指肠壁,吻合口缝合才牢固,否则易发生吻合口漏或狭窄等并发症。在十二指肠溃疡瘢痕组织多或已穿透至邻近器官的情况下,勉强切除溃疡和游离足够长度的正常十二指肠壁时,即可有损伤胆总管和胰管的危险,对低位十二指肠溃疡更是如此,所以胃空肠吻合更为安全。至于胃溃疡则不存在这些问题,因为需要切除的胃较少,十二指肠也正常,几乎都可以作胃十二指肠吻合。通常胃溃疡患者,由于十二指肠多数正常,所切除的胃组织比十二指肠溃疡少些,作毕Ⅰ式的机会比较多。而十二指肠溃疡患者更适合做毕Ⅱ式。

此外,常用的尚有胃空肠 Roux－en－Y 吻合即远端胃大部切除后,缝合关闭十二指肠残端,在距十二指肠悬韧带 10～15cm 处切断空肠,残胃和远端空肠吻合,距此吻合口以下 45～60cm 空肠与空肠近侧断端吻合。其优点有:①有效预防和治疗碱性反流性胃炎,与 Billroth 式胃肠重建相比,是十分突出的优势。②无输入襻并发症。③吻合口宽度易掌握,溃疡防止或减少吻合口狭窄或倾倒综合征。④对防止残胃癌具有重要意义。

6.吻合口与结肠的关系　多指毕Ⅱ式胃－空肠吻合方式,通常有结肠前、结肠后之分。结肠前吻合是空肠襻在结肠前侧直接上提至胃断端进行吻合,操作上比较简单,但这种吻合空肠襻较长(10～20cm),并发症相对较多。结肠后吻合是在横结肠系膜上打孔,然后将空肠襻穿过系膜孔,在结肠后方与胃进行吻合。此种吻合法空肠襻相对较短,一般为 4～5cm。通常结肠前后术式的选择取决于操作医师的熟练程度、经验和个人习惯,只要操作正确,两者并无差别。

7.近端空肠的长度与方向　近端空肠的长度与走向越靠近十二指肠的空肠,黏膜抗酸能力越强,日后发生吻合口溃疡的可能性越小。在无张力和不成锐角的前提下,吻合口近端空肠段宜短。结肠后术式要求从 Treitz 韧带至吻合口的近端空肠长度在 6～8cm,结肠前术式以 8～10cm 为宜。近端空肠与胃大小弯之间的关系并无固定格式,但要求近端空肠位置应高于远端空肠,以利排空;如果近端空肠与胃大弯吻合,应将远端空肠置于近端空肠前以防内疝。

胃大部切除术是目前治疗胃十二指肠疾病较常用的手术方法,疗效肯定。各种手术方法的选择依照各地区手术者的习惯、经验以及条件而定。各类手术均可不同程度地带来不少近期、远期并发症,并有一定的复发率。新的改进方法有待进一步积累经验及时总结。

(二)胃迷走神经切断

1.迷走神经解剖　迷走神经属混合神经。其中 80% 为传入纤维,20% 为传出纤维。左右迷走神经与食管平行下行,在气管分叉及膈肌水平之间形成食管丛,该丛再形成左、右迷走神经干沿食管两侧下行并共同穿过膈食管裂孔。当胃发生向右 90° 角的旋转后,左、右干迷走神经在贲门及小弯便成为前、后干。前干分为肝支和胃前支,肝支经小网膜右行,入肝前又分出一支,下降分布至幽门括约肌及幽门窦和十二指肠球部;胃前支沿小弯走行,其外观像是前干的延续,称胃前 Latarjet 神经,并分出 3~5 支至胃底、体部,随血管穿入胃小弯壁,末端一般为 3 小支称"鸦爪"(crow foot),在近小弯角切迹处分布至胃窦前壁。后干较前干粗,在胃左动脉进入胃壁处的平面分出腹腔支至腹腔丛,其胃后支即胃后 Latarjet 神经,在胃后的分支与胃前 Latarjet 神经相似。此外,后干在食管裂孔稍下或少数在食管裂孔稍上,发出 1~2 细支斜向外下分布至胃底后壁,走行隐蔽,迷走神经切断时,即使是熟练的外科医师有时也易漏切,以致术后溃疡复发,因而被称为"罪恶神经"(criminal nerve)。

2.迷走神经切断术后的病理生理改变

(1)对胃酸分泌的影响:胃壁细胞具有乙酰胆碱、促胃液素及组胺受体,三种迷走神经切断均可有效地消除乙酰胆碱受体的功能,对一个受体功能的阻断将抑制另两个受体的功能,明显抑制胃酸的分泌。

(2)对胃蛋白酶分泌的影响:高选择性迷走神经切除作用于胃黏膜的主细胞,抑制胃蛋白酶的释放,从而与降酸作用共同减轻对胃十二指肠黏膜的不良作用,使溃疡得以愈合。

(3)对促胃液素分泌的影响:迷走神经兴奋和食物刺激均能刺激胃窦和十二指肠黏膜释放促胃液素,促胃液素能刺激胃酸分泌,而胃酸分泌增高反过来抑制促胃液素分泌,这一负反馈系统起到调节循环中促胃液素水平的作用。低胃酸、胃窦黏膜碱化、胃膨胀等因素均使促胃液素分泌增加。所以,迷走神经切断术后,均同样有血清促胃液素水平升高。

(4)对胃碳酸氢盐分泌的影响:迷走神经兴奋时可刺激胃窦产生 HCO_3^- 分泌,高选择性迷走神经切断术保留胃窦迷走神经支配,因此,术后对胃分泌碳酸氢盐没有影响。

(5)对胃运动功能的影响:迷走神经干切断,选择性迷走神经切断和高选择性迷走神经切除术均破坏了胃体、胃底部胃壁的张力,并加速流体食物的排出,因此有些患者可能出现进食后饱胀感,并且可在进流体食物后出现倾倒综合征。对固体食物的排空,在高选择性迷走神经切断术后仍正常,反映该手术保留了胃窦和幽门对固体食物的研磨和控制胃排空的作用。

3.迷走神经切断术的类型　根据迷走神经兴奋刺激胃酸分泌的原理以及没胃酸就没有溃疡的理论,20 世纪 40 年代以后,迷走神经切断术治疗溃疡病在临床上得到应用和推广。目前迷走神经切断术有三种类型:迷走神经干切断术(truncal vagotomy,TV);选择性迷走神经切断术(selective vagotomy,SV);高选择性迷走神经切断术(highly selective vagotomy,HSV)又称壁细胞迷走神经切断术(parietal cell vagotomy,PCV)。迷走神经切断术主要是通过切断迷走神经,去除神经性胃酸分泌,消除了十二指肠溃疡发生的主要原因,同时也去除迷走神经对促胃液素分泌的刺激作用,减少了体液性胃酸分泌,达到使溃疡愈合的目的。迷走神经切断术还通过去除壁细胞群的神经支配,降低壁细胞膜上的乙酰胆碱受体浓度,从而减少胃酸的分泌;同时也影响促胃液素的浓度,使基础胃酸分泌量可减少 80%～90%。

(1)迷走神经干切断术(truncal vagotomy,TV):是在膈下切断迷走神经前、后干,去除了全部脏器的迷走神经支配,也称全腹迷走神经切断术。该术式不但切断了胃全部迷走神经支配,使基础胃酸量和胃蛋白酶下降 78%和 60%。但同时也切断了支配腹部其他脏器的迷走神经,从而使这些脏器功能发生紊乱。由于胃迷走神经被切断,使胃张力与蠕动减退,胃排空延迟,胃内容物滞留,可以刺激胃窦部黏膜释放促胃液素,促进体液性胃酸分泌,容易导致溃疡复发。此外,因支配肠道的迷走神经被切断,可引起小肠功能紊乱,导致顽固性腹泻。由于迷走神经干切断后,胃壁张力减弱,导致排空延迟,因此必须加做引流术。一般多选择幽门成形术或胃空肠吻合术。

(2)选择性胃迷走神经切断术(selective vagotomy,SV):在 TV 基础上进行了改进,即保留迷走神经肝支和腹腔支,切断供应胃壁和腹腔食管段的所有迷走神经分支,避免了其他内脏功能紊乱的可能性。由于上述两种迷走神经切断术,均造成胃窦部迷走神经支配缺失,导致胃潴留。为了解决胃潴留问题,必须附加胃引流手术。常用的引流术有:①幽门成形术:往幽门处做一纵切口,然后横行缝合。或在幽门处沿胃大弯到十二指肠作一倒“U”字形,切除后行胃十二指肠吻合。②胃空肠吻合术:吻合口应在靠近幽门的胃窦最低点,以利排空。③胃窦或半胃切除术:胃十二指肠或胃空肠吻合术。近年来的资料表明,选择性迷走神经切断术总的临床效果并不比迷走神经干切断术好。选择性迷走神经切断术加各种引流术在我国许多地方广泛应用。在有些地方已经作为十二指肠溃疡治疗的首选方法。此方法也有一些问题,如迷走神经解剖变异,切断神经纤维常不够完整,神经也可能有再生,且有复发可能。此外,还有幽门括约肌丧失导致胆汁反流,部分患者还有倾倒综合征和腹泻等并发症。具体方法是找到迷走神经前干肝支和后干腹腔支,再往远侧分别找到前、后干的胃支,分别于肝支、腹腔支远侧切断前、后胃支。并注意切断前、后干分布至胃底的各小分支及后干的“罪恶神经”。此手术需加做幽门成形术或胃-空肠吻合等引流手术。

(3)高选择性迷走神经切断术:随着对十二指肠溃疡发生机制的进一步认识,近年来 PCV 越来越受到重视。该术式仅切断胃前、后 Latarjet 神经分支,保留了迷走神经肝支、腹腔支和“鸦爪”支神经,降低了胃肠功能的紊乱,尤其是倾倒综合征、腹泻和胆汁反流等。术后胃肠道并发症少,死亡率仅为 0.3%,但其不消除 Hp 主要的孳生场所。由于保留了胃窦幽门部的神经支配和功能,故术后不需要加做引流手术。但应注意切断可能存在的罪恶神经,以防止术后溃疡复发。

由于 PCV 有效地降低了胃酸和胃蛋白酶的分泌,保留了胃窦幽门部以及肠道的生理功能,手术安全、恢复快、术后并发症少,适用于腹腔镜手术,因此被认为是治疗十二指肠溃疡的首选方法,适用于:①内科治疗无效的十二指肠溃疡。②十二指肠溃疡急性穿孔在 8～12h,腹腔内无严重污染,患者全身情况允许,可采用高选择性迷走神经切断术加穿孔修补术。③十二指肠溃疡出血,可采用 PCV 加出血溃疡缝扎术。随着内镜微创外科(microinvasive surgery)的发展,一些应用腹腔镜和胸腔镜切断迷走神经的手术也有报道。

4.迷走神经切除术后并发症

(1)胃潴留:主要是迷走神经切断后胃张力减退、胃窦幽门部功能失调所致。常发生在术后 5~7d。表现为上腹部饱胀不适,呕吐食物和胆汁。X 线钡餐和核素扫描均提示有胃排空延迟和潴留。多数患者在 2 周内症状可自行或通过禁食、持续胃肠减压、应用胃肠动力促进剂等治疗而缓解。对该类患者应注意排除机械性梗阻,慎用手术治疗。

(2)胃小弯坏死穿孔:在行 PCV 时,分离胃小弯时过于贴近胃壁或过多地损伤血管,造成胃小弯缺血、坏死和穿孔。避免手术时分离小弯血管过深过广,以及神经切断后行胃小弯侧浆膜层完整而严密的缝合,是预防胃小弯坏死穿孔的主要方法。

(3)吞咽困难:通常迷走神经前干在贲门上 2~3cm 处发出支配食管下段和贲门的分支,若手术切断,则可引起食管下段和贲门的持续性痉挛。对长期痉挛、狭窄者,可通过食管气囊扩张而缓解。

(4)腹泻:发生率为 5%~20%,原因不明,可能与迷走神经干切除后小肠神经调节功能紊乱、食糜转运加快所致。临床上可表现为轻型、发作型和暴发型。通常经调节饮食、应用止泻收敛剂等可缓解症状。若经上述处理无效,症状严重,病程持续达 18 个月者,可考虑行 Henle 手术(间置逆蠕动空肠)。

(三)治疗结果及评价

胃迷走神经切断术疗效的判断:如果基础胃酸分泌量较术前减少 80% 以上;增量组胺试验最大胃酸分泌量较术前减少 60%~70%,夜间高胃酸现象消失,基础胃酸中无游离酸,提示疗效良好。胰岛素试验也可判断迷走神经是否完全切断,方法是皮下注射胰岛素 0.2U/kg,使血糖减至 2.8mmol/L 以下,刺激迷走神经引发胃酸分泌。如刺激胃酸分泌的反应消失,基础胃酸分泌小于 2mmol/h,注射后胃酸分泌量上升小于 1mmol/h,表示迷走神经切断完全;如胃酸分泌量上升为 1~5mmol/h,表示切断不全,但仍足够;如胃酸分泌量上升超过 5mmol/h,表示迷走神经切断不够。

各种胃切除术与迷走神经切断术的疗效评定,可参照 Visick 标准,从优到差分为四级。Ⅰ级:术后恢复良好,无明显症状;Ⅱ级:偶有不适及上腹饱胀、腹泻等轻微症状,饮食调整即可控制,不影响日常生活;Ⅲ级:有轻到中度倾倒综合征,反流性胃炎症状,需要药物治疗,可坚持工作,能正常生活;Ⅳ级:中、重度症状,有明显并发症或溃疡复发,无法正常工作与生活。

第三节　胃大部切除术后并发症

各类胃十二指肠溃疡手术术后均有一些并发症。术后早期出现的并发症如出血、感染、吻合口漏等大多与手术操作不当有关;术后远期发生的一些并发症如碱性反流性胃炎、倾倒综合征、营养障碍等则常与手术自身带来解剖、生理、代谢和消化功能改变有关。

一、早期并发症

1. 邻近脏器的损伤

（1）胆总管损伤：常发生于十二指肠球部或球后溃疡。慢性十二指肠溃疡常伴有周围组织瘢痕形成，并与附近脏器明显粘连，瘢痕挛缩将肝门拉紧，牵拉胆总管靠近幽门，在局部解剖困难的情况下，由于强行切除溃疡易导致胆总管损伤，造成术后胆汁性腹膜炎或梗阻性黄疸。对术后因胆管破裂或横断引起胆汁性腹膜炎者，应急诊手术治疗。原则上是只引流不修补，形成胆瘘。6～8 周后再做修补或胆肠内引流术。对术后因误扎引起胆管梗阻者，若肝功能无明显损害，可在 3～4 周后，待胆管扩张时再做胆道重建术；若肝功能有明显损害或合并有胆道感染，可先做经皮肝穿刺引流（PTCD）术，待感染控制和肝功能恢复后再手术。

（2）胰腺损伤：胃和十二指肠溃疡后壁穿透性溃疡，其基底即为胰腺，勉强切除可损伤胰腺或主、副胰管。副胰管一般位于主胰管的前上方，开口于十二指肠乳头近侧 2cm 处。由于溃疡周围组织粘连瘢痕形成，幽门与十二指肠距离较短，副胰管开口被向上牵拉靠近溃疡基底，分离溃疡时易受到损伤。损伤发生时常常不易察觉。术后患者表现腹胀、腹膜炎、膈下感染和假性胰腺囊肿形成。胰腺损伤发生后，对较小的胰管损伤可行结扎术，较大的胰管损伤应行胰管－空肠吻合术。损伤处放置引流管。已有胰腺外瘘者，可自瘘口放橡皮管或导尿管持续引流 3～6 个月。有假性胰腺囊肿形成者，应至少在囊肿形成 6 周后行内引流术。

（3）结肠中动脉损伤：常发生在切开胃结肠韧带时将横结肠系膜一起切断结扎。造成横结肠缺血坏死和腹膜炎。因此在切开横结肠系膜时，应仔细辨认，从左侧开始，切不可盲目切断结扎。术中发现误扎时，应立即拆除结扎线，观察横结肠血供情况，必要时需切除缺血的肠段。对术后发生横结肠缺血坏死、腹膜炎者，应立即手术，切除坏死的肠管，近端结肠造瘘，远端结肠关闭。待 8～12 周后再行结肠造瘘口关闭术。

（4）脾脏损伤：术中在分离左侧大网膜及脾胃韧带、横结肠韧带时，如牵引不当可能撕裂包膜或脾下极，尤其是肥胖患者。因此，术中不要过度牵拉脾胃韧带。对小的包膜破裂可用吸收性明胶海绵等止血，必要时可做细针缝合修补术；对损伤较大，出血不止，脾实质损伤明显时，可行脾切除。

（5）食管下段损伤：行迷走神经切断术时，由于食管周围分离过于广泛，有损伤供应食管的血管和食管肌层的可能，术后可引起食管周围炎症反应。症状一般在术后 1 个月左右出现，表现为进固态食物时咽下困难，胸骨后疼痛。上消化道造影可见食管下段狭窄，贲门痉挛。治疗上以保守治疗为主，可给予流质饮食，患者症状多少可逐渐缓解。对于长期不能缓解者，可行食管球囊扩张或粘连松解术。其预防措施主要是在术中分离食管周围的范围应适当，操作细致，避免损伤食管肌层。

2. 出血

（1）腹腔内出血：相对较为少见。若术后患者出现烦躁不安、四肢湿冷、脉搏加快、血压下降以及少尿等有效循环血量不足征象，并且腹腔引流物引流出大量鲜血或腹腔穿刺抽出血液，胃管内虽无鲜血吸出时，仍应考虑有腹腔内出血的存在。常因术中血管结扎不可靠或结扎线脱落以及脾脏损伤等所造成。故确切的止血和关腹前仔细地检查是防止腹腔内出血的主要手段。

(2)胃内出血:术后胃出血胃大部切除术后,可有少许暗红色或咖啡色胃液自胃管抽出,一般24h以内不超出300mL,以后胃液颜色逐渐变浅变清,出血自行停止。若术后不断吸出新鲜血液,24h后仍未停止,则为术后出血。发生在术后24h以内的胃出血,多属术中止血不确切;术后4～6d发生出血,常为吻合口黏膜坏死脱落而致;术后10～20d发生出血,与吻合口缝线处感染,黏膜下脓肿腐蚀血管所致。因此缝合胃断端时,应确切止血。

3.十二指肠残端破裂　常发生在毕Ⅱ式术后4～6d(也可在1～2d),发生率约1%～4%,是毕Ⅱ式手术近期的严重并发症,可以引起急性腹膜炎、膈下脓肿和十二指肠残端瘘,是手术死亡的主要原因。多发生于术后4～5d内,主要表现为突发右上腹疼痛,并出现腹膜炎体征,可有轻度黄疸。白细胞计数增高,腹腔引流物突然增多,并含有胆汁。其发生原因有:①十二指肠残端血供差。②十二指肠残端因明显水肿、瘢痕过多或游离困难,残端缝合不严、张力过高,愈合不良。③空肠输入襻梗阻,肠腔内胆汁、胰液和肠液淤积,压力增高,引起残端缝合处胀裂。④十二指肠残端局部感染。⑤术后胰腺炎。因此,手术时,不要过分强调切除溃疡,且缝合的残端必须是血液供应正常的肠壁,如因局部水肿或瘢痕过多而缝合不满意时,可通过缝合处插管至十二指肠肠腔内做造口,外覆大网膜。同时手术还应注意空肠输入襻长短适中,并避免吻合口组织翻入过多,术后应将胃肠减压管放入空肠输入襻内,以降低肠腔内压力。术后1～2d破裂者,可试行裂口修补,并在十二指肠肠腔内放置引流管引流减压。4～6d破裂者,修补破裂口极难成功。因此,可通过裂口放入一引流管于十二指肠内,缝合裂口前后壁,用大网膜覆盖,并在残端附近放一双套管引流,持续负压吸引。同时做空肠造口术和胃管减压。通常在6周左右拔除十二指肠引流管,瘘管口多能自闭。如果不愈,可在12周后再做瘘管切除、瘘口修补术。

4.胃肠吻合口破裂或瘘　胃十二指肠吻合口破裂多为吻合口张力较大、十二指肠断端条件不理想所致。术中宜切开十二指肠外侧腹膜(Kocher切口)松解十二指肠,并充分游离残胃大弯以减少张力。如仍有张力,可改为BillrothⅡ式吻合。而胃空肠吻合口破裂大多为严重低蛋白血症、贫血、组织水肿、缝合不当所致。因吻合口破裂发生严重腹膜炎时,须立即手术进行修补。如破裂口较小,可采用大网膜填塞后缝合固定于胃壁上,并于附近放置腹腔引流和胃管减压。如破口较大,可改行Roux－en－Y式胃肠重建,并行空肠造瘘给予肠内营养、放置腹腔引流和胃管减压,对原手术为BillrothⅠ式的病例,尚需行十二指肠减压。

胃大部切除术后,胃肠吻合口漏的发生率为0.8%～5%。轻者可引起感染、电解质紊乱和营养不良,重者可致死。常发生在术后1周左右。BillrothⅡ式胃大部分切除术后发生部位多在胃小弯侧断端空肠吻合交点的所谓"危险三角"。术前有贫血、低蛋白血症的患者中容易发生。上消化道造影检查可明确诊断。术后发生吻合口破裂或瘘的患者,如病变已局限形成脓肿或外瘘,经胃管减压、营养支持、抗感染、抑制消化液分泌等治疗,一般数周后吻合口漏常能自愈,若经久不闭合,则应考虑手术。

5.胃排空障碍　胃切除术后排空障碍属动力性胃通过障碍,发病机制尚不完全明了。胃排空障碍又称胃瘫(gastroparesis)。多发生于术后7～10d,患者多在肠道功能已经恢复并开始进食时出现腹胀、呕吐,呕吐物为所进食物。常发生于因长期幽门梗阻的患者,经胃肠减压吸出大量液体后症状好转。稀钡造影或胃镜可以清楚地显示胃的输出道通畅,残胃无收缩或蠕动现象,没有或仅有少量的钡剂进入空肠。此时,最佳的治疗方法是持续应用胃肠减压,并且给予促进胃动力的药物,有助于胃功能的恢复。一般持续10～20d后开始自行缓解,少数情况下可长达30～40d。症状一旦开始缓解,胃排空障碍很快消失,2～3d内即可恢复正常饮食。再次手术对患者无益。值得注意的是胃排空障碍常合并有吻合口狭窄梗阻或输出段肠麻痹,功能紊乱,因此及早明确诊断是治疗的关键。其诊断要点如下:①经一项或多项检查提示无胃流出道机械性梗阻。②术后7d仍需行胃肠减压或停止胃肠减压进食或由流食改为半流食后再次出现胃潴留症状而需再行胃肠减压者;或胃引流量>800mL并且持续时间>7d。③无明显水电解质酸碱失衡。④无引起胃瘫的基础性疾病,如糖尿病、甲状腺功能低下等。⑤无应用影响平滑肌收缩的药物史,如吗啡、阿托品等。

6.空肠输入襻综合征(afferent loop syndrome, ALS)　见于Billroth Ⅱ式胃大部切除术后,常见于胃肠重建方式为输入襻对胃小弯者。临床上常分为急性绞窄性完全梗阻和慢性单纯性部分梗阻。

(1)急性绞窄性完全梗阻:较少见,属闭合性梗阻。其发生的原因为:①输入襻和输出襻空肠扭转,形成输出襻在前,输入襻在后的交叉。造成输出襻系膜牵拉过紧形成索带,压迫后面的输入襻肠管。②过长的空肠输入襻可钻入横结肠系膜和空肠输出襻间的空隙,形成嵌顿、绞窄性内疝。

急性绞窄性完全梗阻的临床表现为上腹部急腹症。突发性上腹部剧烈疼痛,呕吐频繁,呕吐量不多,不含胆汁,并且呕吐后症状无缓解。常随即出现烦躁不安、脉搏细速、血压下降等休克表现。体检上腹部有明显的压痛,肌紧张,有时可扪及包块。实验室检查可发现有血液浓缩和明显水、电解质、酸碱平衡紊乱,有时也伴有血淀粉酶升高和黄疸。内镜检查因梗阻而不能插入输入襻。B超和CT检查是目前较理想的诊断手段,都可显示扩张的输入襻有特征性的征象:右上腹跨中线的管型液性包块,位于腹腔动脉与肠系膜动脉之间,内见小气泡影,部分可见扩张的胆、胰管。因属闭襻性梗阻,如不及时处理,可发生肠管坏死破裂,并出现全身中毒症状和休克表现。

因此,手术时应避免输入段和输出段交叉。输入段应长短适度。闭合空肠系膜与横结肠系膜之间的孔,均可以预防此症的发生。由于此症发展迅速,可危及生命,因此一旦出现应及时手术,尽早解除梗阻。如尚未发生肠壁坏死、穿孔。则可作输入段与输出段之间的Braun吻合,或单纯内疝复位,闭合疝门。单纯穿孔可行缝合修补,出现肠坏死则需切除坏死肠管,并重建肠道的连续性。

(2)慢性单纯性不全梗阻:其发生主要是:①输入段空肠口处,手术时翻入的胃黏膜过多导致狭窄。②输入段太长,局部发生扭曲而粘连。③输入段过短,十二指肠空肠曲被牵拉成锐角,或胃小弯切除的过高,使输入段被拉紧,在吻合口处形成锐角。④输入襻空肠胃套叠。

临床表现主要是间歇性大量呕吐胆汁。呕吐与进食有密切关系,多发生于食后15～30min。上腹部胀痛或绞痛,并放射至肩背部;恶心,喷射性呕吐大量不含食物的胆汁、呕吐后腹痛症状随即消失,食欲不减退但由于呕吐多因进食而诱发,所以患者多恐惧进食而逐渐消瘦。由于各种原因的梗阻,使输入段内的胆汁、胰液和肠液排空不畅而积存在空肠输入段内,进食后这些分泌液短期内明显增加,输入段内压力明显增高,肠蠕动增强,而克服了梗阻。于是大量含胆汁的液体倾入胃内,由于胃容积小而又来不及从输出段排出,因而出现大量呕胆汁,引起临床上所谓"输入襻综合征",即餐后 15~30min,上腹部胀痛或绞痛,随即喷射性呕吐大量不含食物的胆汁,呕吐后症状立即消失。呕吐物的性质以及呕吐与进食的关系是诊断的主要依据。胃镜检查可以看到胃吻合口以及输出段均通畅,而胃镜无法进入输入襻。钡餐检查吻合口和空肠输出段通畅无阻而无钡剂进入空肠输入段,由于术后正常情况下输入段空肠也常可不显示,所以钡餐检查的意义在于明确没有吻合口和输出段梗阻。

输入段慢性不完全梗阻也可发生在毕Ⅱ式胃空肠全口吻合或输入段对胃大弯的术式,特别在后者,由于输出段位置比输入段高,食物更易进入并潴留在输入段内,但多为进食后即呕吐。呕吐物既有胆汁也有食物。钡餐造影显示大量钡剂很快进入输入段内,但输出段显示不清。此亦可称为"输入段逆流"。针对慢性单纯性部分梗阻患者可先采用非手术治疗,纠正水电解质酸碱平衡紊乱和低蛋白血症。若症状持续存在并且数月不能缓解者,可采取手术治疗。常用的方法为:输入和输出襻间作 3cm 大小的侧侧吻合(Braun);切断输入襻梗阻的近端,将其同吻合口下 40cm 处输出襻空肠作端侧吻合(Roux—en—Y)。

7. 输出襻排空障碍

(1)吻合口处输出襻梗阻:此类排空障碍的临床特点是呕吐物中含有大量胆汁,上消化道碘液造影可见造影剂有时可进入空肠输入襻,而远端空肠则不显影。一般认为此类排空障碍多与一些机械性因素有关,包括:大网膜脂肪坏死粘连在吻合口处,吻合口渗漏等形成的炎性肿块局部压迫,吻合口下空肠粘连后折叠扭曲等。在大多数情况下,上述机械性梗阻为不完全性,并可能合并有一些功能性的因素如吻合口局部水肿和空肠输出襻痉挛所致。临床表现为上腹饱胀,疼痛不适,伴恶心呕吐。间歇性发作。一般可行非手术治疗。如非手术治疗无效,应行手术治疗。

(2)空肠输出襻梗阻:临床表现与吻合口输出襻空肠口排空障碍相似。发生的可能原因有:①吻合口以下输出襻的受粘连索带、水肿或坏死的大网膜以及周围炎性肿块的压迫。②结肠后胃空肠吻合时横结肠系膜与胃壁滑脱,横结肠系膜孔环绕压迫输入、输出襻空肠。③远端小肠可从结肠前吻合后未关闭的横结肠与空肠系膜间隙而发生内疝。④输出襻空肠发生套叠引起梗阻。上消化道造影可明确梗阻的部位,如非手术治疗无效,造影检查显示有器质性狭窄,应手术解除引起梗阻的原因,一般行输入襻与输出襻之间侧侧吻合即可解除梗阻。

8. 吻合口梗阻   分机械性梗阻和功能性梗阻(即胃排空障碍—胃瘫)两类。吻合口机械性梗阻远比动力性原因引起的胃瘫少见。但其症状与胃瘫相似,也为进食后诱发的溢出性呕吐,呕吐物为所进食物含或不含胆汁。有时上腹部可触及痛性包块。呕吐和胃肠减压后症状好转。钡餐可见钡剂全部或大部停留在胃内,吻合口以下空肠不显影。但仍可见到胃的蠕动,胃镜可以见到吻合口狭窄,无法通过。吻合口机械性梗阻的原因是吻合口过小;吻合口的胃壁或肠壁内翻过多;空肠逆行套叠堵塞吻合口;大网膜脂肪坏死粘连于吻合口;吻合口渗漏等形成的炎性肿块压迫;或是吻合口处的空肠扭转折叠导致的机械性梗阻。患者低蛋白血症、营养不良导致的吻合口水肿常可加重吻合口狭窄和梗阻。

对于机械性吻合口狭窄,在手术时应该注意吻合口开口不宜过小,缝合时注意胃壁不要内翻过多,缝合严密以免局部形成瘘而导致感染。避免术中不必要的黏膜损伤,以免加重吻合口水肿。空肠吻合口切线应与肠纵轴平行,以防止吻合完毕后空肠在吻合口扭转。分离胃结肠韧带时注意保存大网膜血液供应,供应不良的部分应予切除。尽可能及时纠正患者的低蛋白血症和营养不良。建议常规给予患者留置空肠营养管。以便进行营养支持。

由于机械性吻合口梗阻与胃瘫常合并发生,因此除确系手术原因造成的吻合口过小,应及时手术予以纠正外,一般多采用非手术疗法,并可采用胃内注入高渗溶液、口服泼尼松等,减轻吻合口水肿。上腹部炎性包块可应用物理疗法。注意观察每日胃肠减压量,如4～6周仍未能好转,则可考虑再次手术。

9. Roux 潴留综合征　国内次全切除后多采用 Billroth Ⅰ 或 Ⅱ 式重建消化道,较少采用 Roux－en－Y 术式。在国外 Roux－en－Y 术式常被用于胃大部切或全胃切除术后的胃肠消化道重建,其优点在于可防止胆汁反流。但该吻合可使胃排空延缓和(或)Roux 肠袢的转运时间延长,因此引起的症状称之为"Roux 潴留综合征(Roux stasis syndrome)"。其临床症状主要是餐后饱胀、上腹部疼痛、恶心和呕吐。严重者食欲减退,体重减轻,营养不良。发病机制和下列因素有关:①Roux 肠袢的自身慢波频率低,影响了肠袢的平滑肌的收缩程度。②Roux 肠袢异位起搏电位在传导上具有双向性,可向胃逆向传导,影响胃排空。逆向传导的慢波和 MMC 甚至可导致肠套叠。③Roux 肠袢产生的 MMCⅢ 相波频率增高,周期缩短,故推动食物向远端移行的能力降低。④Roux 肠袢在餐后不能转换胃餐后波形。⑤上消化道连续性改变。研究表明利用肌桥保持肌神经的连续性,使十二指肠的起搏电位能经过肌桥传导到 Roux－en－Y 空肠袢,但不保持肠腔的连续性。结果 Roux－en－Y 空肠袢内动力正常,而胃排空仍比术前延迟。迷走神经干切除可使空肠张力降低,蠕动减弱。术前有胃排空减、残胃较大以及 Roux 肠袢过长者,更易发生此症。

诊断:主要依靠 Roux－en－Y 吻合手术史加上典型的临床表现,包括 Roux－en－Y 术后呕吐食物,以及下列三项中有两项存在:餐后发腹痛、恶心和缺乏胆汁的呕吐。同时排除其他可解释的原因。上消化道造影检查可排除可能存在的机械性梗阻。核素检查能较准确的测定残胃以及 Roux 肠袢的排空时间,是明确诊断的最好方法。

治疗:可采用一些胃肠道动力药物如西沙必利、红霉素等,对部分病例有一定的疗效。症状严重者需再次手术。手术办法为近全胃切除,仅保留 50～70mL 的小胃,再作 Roux－en－Y 胃－空肠吻合,空肠袢不宜过长,以 40cm 为宜,术后大部分患者症状可或缓解。

10. 胃－回肠吻合

(1)病因及发病机制:胃－回肠吻合是一种严重的手术失误,主要原因是术野过小、解剖不清、术者粗心大意,加之缺乏基本的解剖知识,误将回盲部当作十二指肠悬韧带,从而误把回肠当空肠与胃吻合所致。空肠始于十二指肠悬韧带,寻找空肠首先要寻找该韧带,寻找该韧带的简便方法是提起并向上牵拉横结肠,在横结肠系膜根部第1腰椎左侧下方找到空肠的固定处即为十二指肠悬韧带,或将小肠向下方推移即可见该韧带,从该韧带处发出之肠管即为空肠起始部,沿此处肠系膜向右侧触摸可扪及肠系膜上动脉搏动。

(2)临床表现:表现为恢复进食后即出现频繁腹泻,腹泻物为食物原形,腹泻与进食关系密切,每日数次至十数次不等。由于大量腹泻,导致水电解质平衡紊乱、进行性消瘦和营养不良。病程在半年以上者,大多有不可逆性的智力障碍。

(3)诊断:根据术后顽固性腹泻,进行性消瘦、营养不良,大便中又有食物原形,不难做出诊断。行全消化道钡餐检查即可证实为胃回肠吻合。

(4)治疗:需在积极术前营养支持的基础上尽早手术纠正原错误的术式,切除手术原吻合口,重新行结肠前胃—空肠吻合,回肠—回肠吻合。术后全胃肠道外高营养支持治疗,并经鼻饲管进流食,然后逐渐恢复为普食。

11.急性出血坏死性胰腺炎　多发生在术后数日,病因不清。可能同 Oddi 括约肌持续痉挛,胆汁逆流入胰管,大量胰酶被激活,继之激活弹性蛋白酶原和磷脂酶原,引起胰腺的充血、水肿和坏死等有关。其发病率<1%。临床上常表现为突然的循环衰竭和腹膜炎体征。血清淀粉酶在胃大部分切除术后的患者也可增高,所以单纯的增高不能作为诊断术后急性坏死性胰腺炎的依据。B超和CT检查有助于明确诊断。腹穿抽出血性液体,并且淀粉酶含量显著增高。由于本病死亡率很高,因此一旦确诊,应积极抗休克、及时手术(按急性出血坏死性胰腺炎处理)。

二、晚期并发症

晚期并发症多由于胃切除术改变了消化道原有的解剖关系和生理连续性,阻断了胃的部分或全部神经支配。损害了胃的储存、机械性消化和排空等功能,导致胃肠动力紊乱以及消化吸收和代谢障碍。

1.倾倒综合征　胃大部分切除术后,胃的容纳和容受能力受损,原有的控制胃排空功能的幽门括约肌已消失,胃的容量减少,胃—空肠吻合术使食物直接进入空肠,十二指肠反馈性抑制胃排空的功能丧失,加上部分患者胃肠吻合口过大,食物迅速排入肠道内,导致胃排空过速而产生的一类综合征。为胃手术后最常见的功能紊乱之一。胃大部分切除术后发生率最高,而行 HSV 者发生率最低。其发生主要与胃肠吻合口的大小、部位和食物性质有直接关系。临床上根据进食后症状产生的时间分为早期和晚期两种类型,前者约占 75%,后者 25%。

(1)早期倾倒综合征:多见于毕Ⅱ式胃空肠吻合术后(占 50%),毕Ⅰ式少见,Roux—en—Y 罕见。症状常发生在餐后 10～30min,主要因胃排空速率明显加快,高渗性碳水化合物快速进入小肠,使体液从血管间隙进入肠腔,导致有效循环血量骤减,肠腔突然扩张,肠激素如:5—羟色胺、抑胃肽、血管活性肠肽、神经紧张素等释放,引起胃肠道和心血管系统症状。患者可出现心悸、心动过速、出汗、无力、面色苍白等一过性血容量不足表现,并有恶心、呕吐、腹部绞痛、腹泻等消化道症状。术中尽可能避免胃切除过多和吻合口过大是关键。

诊断主要依据临床症状、上消化道造影和胃镜检查以排除其他病变,作核素检查可了解胃的排空状况。胃排空加速在胃术后很常见,且排空的速度与倾倒综合征的严重程度直接相关。但若胃的排空正常或减慢,则基本可排除此症。对症状体征及检查结果不典型者,可作倾倒激发试验:空腹口服 25%葡萄糖溶液 300mL,出现典型症状者为阳性。

治疗原则是减缓胃排空,首先采用饮食调节疗法,即少食多餐,避免过甜食物和乳制品,减少液体摄入量并降低摄入食物的渗透压,膳食以富蛋白富脂肪低碳水化合物为宜,正餐以固体食物为主,餐后平卧 20~30min,一般症状均可明显缓解。对那些经饮食调节后症状改善不明显者,可采用药物治疗。一般可用抗组胺或抗胆碱能制剂、解痉、镇静剂和生长抑素等。经上述治疗,约 1‰的患者仍需要外科治疗。手术目的主要是减缓胃内食物的排空时间,原则为缩小吻合口,改 BillrothⅡ式为 BillrothⅠ式,或者改为 Roux-en-Y 胃空肠吻合。或间置一段空肠于胃和十二指肠之间等,一般均可达到目的。

(2)晚期倾倒综合征:又称低血糖综合征,症状出现在餐后 2~4h,常表现为心慌、头昏、出汗、苍白、眩晕、无力、手颤等症状。为胃排空过快,食物快速进入小肠,葡萄糖被快速吸收,血糖一过性升高,刺激胰岛素大量分泌,继而出现反应性低血糖综合征。与早期倾倒综合征不同,晚期倾倒综合征可通过适当进食后缓解。此外,通过饮食调整,在食物中添加果胶延缓碳水化合物的吸收等可有效阻止症状的出现。

倾倒综合征重点在于预防而非治疗,避免残胃过小、吻合口过大;采用高选择性迷走神经切断替代迷走神经干切断;选用 Roux-en-Y 胃空肠吻合或毕Ⅰ式手术,均可减少倾倒综合征的发生。

2.碱性反流性胃炎 常在胃大部分切除术后数月至数年内发生,一般认为在 BillrothⅡ式术后碱性胆汁、胰液和肠液反流入残胃内,破坏了胃黏膜屏障,导致胃黏膜发生充血、水肿、糜烂等改变。临床上常表现为上腹部持续性疼痛或胸骨后烧灼样痛,同时伴有恶心、呕吐胆汁样液体和体重减轻。服用制酸药物无效,进食后加重,症状较为顽固。胃液分析酸度明显降低,粪便隐血试验常呈阳性。上消化道造影检查吻合口通畅,胃镜检查胃黏膜充血水肿明显,易出血,伴有局部的糜烂,尤以吻合口处更为严重。镜下病检显示胃黏膜萎缩、组织间隙水肿和炎性细胞浸润。诊断必须具备三个条件:①剑突下持续烧灼痛,进食后加重,抗酸药物无效。②胆汁性呕吐。③胃镜活检示慢性萎缩性胃炎。如胃镜仅见胃黏膜被胆汁染色,尚不能作为诊断依据。对症状较轻者,可服用胃黏膜保护药、胃动力药及胆汁酸结合药物如考来酰胺等治疗,常可缓解,但容易反复。症状严重者如药物治疗效果不明显,则需手术治疗且效果较好。手术目的是消除胆汁入胃的途径,防止复发。一般将原先 BillrothⅡ式吻合改用 Roux-en-Y 型吻合,空肠-空肠吻合处需距离胃-空肠吻合口 30~40cm,以减少胆汁反流入胃的机会。

3.小残胃综合征(small gastric remnant syndrome,SGRS) 也称早期饱胀综合征。多见于胃切除 80%以上的患者。表现为早期饱胀、呕吐和餐后上腹部疼痛。偶有严重消瘦、营养不良和贫血。同倾倒综合征相似,其发生机制主要是胃的储存功能损失。根据 Laplace 定律:胃腔越小,产生针对胃壁的腔内压越大,引起胃内食物排空加速。但亦有胃排空延迟的报道,可能系食物快速进入小肠,引起肠-胃发射性抑制所致。SGRS 的诊断主要靠病史。通常内科治疗效果良好。

4.溃疡复发

(1)部位:复发性溃疡指胃切除术后在胃肠吻合口或其附近复发的溃疡,又称吻合口溃疡或边缘溃疡。约 65%患者在术后 2 年内发生。在胃切除术后有症状的患者中,20%有吻合口溃疡。复发性溃疡一般多发生于十二指肠溃疡术后,很少发生于胃溃疡术后。胃镜检查发现溃疡多位于吻合口附近的空肠,最常见的部位是吻合口对侧的空肠壁上,其次是吻合口边缘空肠侧。其发生机制仍是胃酸和胃蛋白酶直接作用于吻合口空肠黏膜所致,全胃切除后则不发生吻合口溃疡。一般而言,毕Ⅱ式较毕Ⅰ式溃疡复发率高,原因可能是:①毕Ⅱ式术后,胃正常生理通道发生改变,胆汁、胰液反流破坏了胃黏膜对氢离子的屏障作用。②空肠黏膜抗酸能力较十二指肠黏膜低,从而增加了溃疡复发的机会。

(2)发病机制:①胃切除范围不足或迷走神经切断不全,是溃疡复发的主要因素。②在行溃疡旷置手术时未将保留部分的胃窦部黏膜完全剥除,残留胃窦黏膜在十二指肠的碱性环境中,仍可持续分泌促胃液素使胃酸分泌增加。③输入襻空肠过长。一般认为,小肠距离十二指肠越远,其黏膜抗酸能力越弱,越易诱发溃疡病。为避免复发溃疡,结肠前 Billroth Ⅱ式吻合输入襻以 8～12cm 为宜,结肠后吻合输入襻以 6～8cm 为宜。④单纯胃一空肠吻合治疗十二指肠溃疡。⑤空肠输入、输出襻行侧侧吻合(Braun 吻合)或胃空肠 Y 形吻合使碱性十二指肠液不能流经吻合口中和胃酸。⑥采用不吸收缝线行胃肠吻合。因不吸收丝线做为一种永久性异物存在,可引起吻合口边缘黏膜组织炎症,加上胃酸反流,促使黏膜形成糜烂溃疡。⑦患者身体素质原因。

(3)临床表现及诊断:表现为上腹部疼痛,可向背部放射,疼痛较重,节律性也不明显,常在饭后出现,夜间痛明显,常有恶心呕吐。食物和碱性药物常不能缓解。上腹部可有压痛。并发出血的发生率高达 50%～60%;穿孔的发生率为 1%～5%。若为慢性穿孔可以穿入结肠形成胃空肠结肠瘘,引起结肠刺激症状,表现为肠蠕动增加、腹泻、腹痛、大便中含有不消化的食物、呕吐物中可有粪渣样物。急性穿孔并不常见。一般胃大部切除术后 BAO 和 MAO 显著降低,如有溃疡复发则 BAO 与 MAO 均接近正常范围。MAO=6mmol/h 为区别有无溃疡复发的界限。若 BAO>5mmol/h,MAO>15mmol/h 强烈提示复发性溃疡,若缺酸则可排除复发性溃疡。BAO/MAO>0.60 应考虑胃泌素瘤或幽门窦切除不全。纤维胃镜检查能直接看到溃疡。钡餐检查在大多数患者中可发现有吻合口附近的改变,有将近一半的患者可出现典型的龛影。

(4)预防及治疗:通常选择适当的手术方法,避免有利于吻合口溃疡产生的操作失误,是预防吻合口溃疡发生的主要措施。若症状轻无并发症可先用内科治疗。若前次手术选择不当,技术操作错误,或内科治疗 3 个月后症状不缓解,经胃镜检查溃疡未好转,即需手术治疗。对原先为胃空肠吻合术者,可改为胃部分切除术或半胃+迷走神经切断术。若原先为胃大部切除术,切除范围不足,可扩大切除范围;对有幽门窦黏膜残留者应予切除;若切除范围已够,无技术上错误者加迷走神经切断术。若发现胃泌素瘤,应作相应处理。对胃空肠结肠瘘患者,须切除吻合口和溃疡,重新吻合。

5.营养不良　发生的原因有胃切除过多,胃容量明显下降,食物摄入量不足;胃排空和肠转运加速小肠蠕动加快,食糜不能同消化液充分混匀,导致消化吸收功能障碍;再者术后出现的并发症,如严重倾倒综合征等也限制摄入。可合并有排便次数增多、腹泻、粪便内有未消化完全的脂肪滴和肌肉纤维等。一般通过对症处理、调整饮食、处理其他的并发症、改善营养等即可恢复。

6.贫血　胃部分切除术后患者贫血较常见,尤其是女性患者。贫血有两类:

(1)缺铁性贫血(低色素小细胞性贫血)：在正常情况下,铁盐需在胃内经胃酸溶解,然后在十二指肠和空肠上部吸收。胃切除后,胃酸减少。特别是毕Ⅱ式术后,食物不再经过十二指肠,小肠上段蠕动加快,影响了铁的吸收。可口服铁剂,严重时应注射铁剂予以纠正。

(2)巨幼红细胞性贫血：为维生素 B_{12} 缺乏所致。正常情况下,胃黏膜壁细胞分泌内因子进入肠道,与维生素 B_{12} 相结合,在回肠末段吸收。胃大部切除后,内因子分泌减少,造成维生素 B_{12} 吸收障碍。可给予维生素 B_{12} 叶酸加以纠正。

7.脂肪泻　当粪便中排出的脂肪超过摄入的 7％时称为脂肪泻。胃切除术后,由于胃排空加快、肠蠕动增强,不仅毕Ⅰ式术后患者的食物难以同十二指肠液、胰液、胆汁等充分混合,而是快速排入空肠。在毕Ⅱ式术后患者,食物直接进入空肠,不能刺激十二指肠壁内渗透压受体和激素受体,造成消化道激素、胆汁和胰液分泌与食糜转运不同步,使胰液不能充分地分解脂肪以及胆盐的乳化作用降低,而影响脂肪吸收。若输入襻过长,潴留的消化液或食糜易于细菌过度繁殖生长,加速胆盐的分解,更加削弱了胆盐的乳化作用。因此,毕Ⅱ式患者比毕Ⅰ式患者更易发生脂肪泻。治疗上可采用少渣易消化高蛋白饮食,口服考来酰胺,必要时给予广谱抗生素以抑制细菌生长。

8.骨病　原因是：①钙主要在十二指肠内吸收,毕Ⅱ式术后,食物不经过十二指肠,钙吸收减少。②由于脂肪吸收障碍,过多的脂肪酸和钙盐结合,形成不溶性钙皂。③脂溶性维生素缺乏。一般发生在术后 5～10 年,女性多见。表现为骨痛、下肢无力且易发生骨折。血清碱性磷酸酶升高,血钙、磷下降。X 线检查可见骨质疏松。骨病发生的原因是毕Ⅱ式吻合术后,食物不再通过十二指肠,钙吸收减少;脂肪吸收障碍使肠道内的大量脂肪酸与钙盐结合,影响钙吸收;此外,脂肪吸收不良也影响脂溶性维生素 D 的吸收。治疗以补充钙和维生素 D 为主。

9.残胃癌　指胃因良性病变施行胃大部切除术至少 5 年以后所发生的残胃原发性癌。随访显示发生率在 2％左右,大多在手术后 20～25 年出现。残胃内的胃酸降低,胆、胰、肠液逆流入胃,以及肠道内细菌引起慢性萎缩性胃炎等因素,均可导致残胃癌的发病率高于正常胃。因胃溃疡和十二指肠溃疡而手术的患者,其残胃癌的发生率大致相当。主要表现为胃痛、餐后饱胀、消瘦、便潜血阳性等。易误诊为溃疡复发而延误病情。诊断依靠 X 线和胃镜检查。常行根治性胃切除手术。

第四节　胃泌素瘤

胃泌素瘤是一种比较少见的疾病,在胰腺内分泌肿瘤中其发生率仅次于胰岛素瘤。1955年 Zollinger 和 Ellison 两人首先报道了 2 例表现为高胃酸分泌、顽固消化性溃疡和胰腺内非 β 细胞瘤的患者,以后人们把具有这种三联症特点的疾病称为卓—艾综合征(Zollinger－Ellison syndrome)。卓—艾综合征患者的症状多是由于胰岛 G 细胞肿瘤组织分泌大量的促胃液素引起,因此卓—艾综合征也称为胃泌素瘤(gastrinoma)。但胃窦的 G 细胞增生临床表现与胃泌素瘤相同,却无胃泌素瘤的存在,因此将胃窦的 G 细胞增生称为卓—艾综合征Ⅰ型,而将胃泌素瘤称为卓—艾综合征Ⅱ型。

胃泌素瘤除可发生在胰腺内,也可见于胰外部位,如十二指肠、胃、空肠、肝、脾门等。据统计有 90％左右的胃泌素瘤发生在胃泌素瘤三角区(gastrinoma triangle)。该三角区是指上起自胆囊管和胆总管,下至十二指肠第三部,内至胰腺颈体交界处。胰内的胃泌素瘤往往是单发的,直径一般为 0.6～2cm,但亦有较大肿瘤,且多数为恶性肿瘤。十二指肠及胃的胃泌素瘤有 50％左右是多发性的,直径为 2～6mm,散在于黏膜之下,呈小结节样,因而内镜检查难以发现,甚至有时剖腹探查亦难发现。

一、临床表现

1.消化性溃疡 胃泌素瘤患者的主要症状是消化性溃疡,其发生率在 90％以上。与普通的溃疡病相比,其症状较重,腹痛持续时间长,对抗溃疡药物治疗的反应差,易于复发,易于发生出血、穿孔等并发症。溃疡可以是单发的、中等大小,亦可以是多发的,有时为大于 2cm 直径的大溃疡。

2.腹泻 近 20％的病例以腹泻为首发症状,有少数患者只有腹泻而无溃疡病症状。引起腹泻的主要原因是大量胃液进入肠道超过小肠吸收的能力,肠黏膜受到盐酸的直接侵蚀,同时在酸性的环境中胃蛋白酶活性增强,这些都能使黏膜受损并影响小肠的吸收功能,导致水泻。高酸状态下还可导致脂肪酶失活,发生脂肪泻。

3.贫血 由于长期脂肪消化和吸收不良,影响到各种脂溶性维生素的摄入,且内因子在强酸的作用下失活而干扰了其与维生素 B_{12} 的结合,从而妨碍肠道对维生素 B_{12} 的吸收,使患者出现贫血。

4.合并 MEN I 型的临床表现 20％左右的胃泌素瘤患者可能是多发性内分泌腺瘤(multiple endocrine neoplasm,MEN)I 型的组成部分,所以除了有消化性溃疡的症状外,尚会伴有其他内分泌肿瘤的相应症状。最常见的为甲状旁腺腺瘤或增生,伴有甲状旁腺功能亢进的症状,如骨骼疼痛、病理骨折等。

二、诊断

临床上有下列表现的患者应考虑胃泌素瘤可能:①上消化道巨大、多发而难治的溃疡。②溃疡位于十二指肠球后或空肠上段。③外科治疗后溃疡很快复发或出现并发症。④伴不明原因的水样泻或脂肪泻。⑤有甲状旁腺瘤或垂体瘤。⑥有明确的内分泌肿瘤或溃疡病家族史。下列检查有助于明确诊断。

1.胃液分泌测定 70％～90％的胃泌素瘤患者的基础胃酸(BAO)超过 15mmol/h,有的患者可高达 150mmol/h,但也有 12％的普通溃疡病患者的 BAO 可超过 150mmol/h 的。胃泌素瘤患者的最大胃酸排出量(MAO)一般大于 60mmol/h,但增高的幅度不如正常人或普通的溃疡患者大,正常人或普通消化性溃疡患者的 BAO/MAO 之比值常小于 0.6,而胃泌素瘤患者的比值常大于 0.6。

2.血清促胃液素测定 测定血清促胃液素的水平是诊断胃泌素瘤的直接依据。正常人或普通溃疡患者空腹促胃液素一般在 100pg/mL 以下,而胃泌素瘤患者促胃液素水平升高至 100～1000pg/mL 以上,但需多次测定。

对有些疑为胃泌素瘤而血清促胃液素水平升高不显著,临床上又难以确定诊断的患者,除了重复促胃液素水平测定外,还应进行激发试验,如促胰液素激发试验、钙刺激试验等。

胃泌素瘤诊断明确后,还应对肿瘤进行明确定位。由于肿瘤定位与外科治疗密切相关,该项内容将在外科治疗部分阐明。

三、治疗

胃泌素瘤的治疗观点和治疗方法上都在不断地进展,治疗效果逐渐提高。全胃切除术在以往被认为是一个有效的方法而得到广泛的应用,患者可带瘤生存多年而无任何症状,但最后仍因肿瘤转移而死亡。随着 H_2 受体拮抗剂、质子泵抑制剂等制酸药物的出现,已有逐渐取代了全胃切除而作为首选的趋势。

1. **外科治疗**　手术切除肿瘤是唯一能彻底治疗患者的方法,因此为了使患者能获得根治的机会,必须对每例胃泌素瘤患者进行仔细的肿瘤定位检查。术前 B 超、CT、选择性血管造影等影像学检查对直径 1cm 以上的肿瘤定位意义较大。经皮肝穿门静脉置管(PTPC)分段取门脾静脉血测定促胃液素含量对胃泌素瘤的定位有较大的帮助。静脉插管动脉刺激试验(ASVS)是选择性地动脉插管到胃十二指肠动脉、脾动脉、肠系膜上动脉、肝动脉等,分别注射促胰液素后,由肝静脉取血测定促胃液素含量,当该分支动脉供血区有肿瘤存在时,静脉血中促胃液素含量就明显增高,根据此峰值可以推断出肿瘤的位置。鉴于后两者为有创性检查,其最终效果尚难定论,需积累更多的临床资料。对于诊断明确但不能清楚术前定位的患者,在无手术禁忌的情况下,可作剖腹探查,结合术中定位以期发现肿瘤而给予彻底根治。

手术时无论术前肿瘤是否已定位都需仔细探查全腹腔,自胰腺、胃、十二指肠、系膜根部及后腹膜、肝脏、小肠、盆腔、卵巢等,特别应注意胃泌素瘤三角区。对大于 2cm 直径的胰腺内肿瘤不难发现,而对胰腺组织内的小肿瘤需反复仔细扪诊,对可疑的在胰腺表面小结节可切除作病理检查,对深在的可采用细针穿刺作细胞学检查。如配合术中 B 超可提高胰腺内肿瘤发现率。要注意的是不满足于发现一个肿瘤,需反复探查,特别是在 PTPC 或 ASVS 检查有峰值的部位。对胰腺外胃泌素瘤有的学者主张切开十二指肠,将黏膜外翻后仔细检查,也有主张常规地应用内镜透照胃及十二指肠壁以仔细寻找肿瘤。

位于胰头钩部或胰体部的 2cm 直径左右的胃泌素瘤,往往有完整的包膜,可将肿瘤完整摘除。位于十二指肠、胃或空肠黏膜下的单个肿瘤,也宜施行摘除术,但应将肿瘤周围的全层肠壁、胃壁切除。如肿瘤位于胰体尾部,小的可摘除,较大的可行胰尾切除,位于胰体部大于 2cm 直径的肿瘤,摘除术易于伤及大的胰管,以胰体尾切除为好。位于胰头的较大、深在而无包膜的胃泌素瘤,往往是恶性的多,如未发现有明确的远处转移,或转移灶可以较彻底地切除,应考虑行 Whipple 手术。

对已有广泛转移的恶性胃泌素瘤进行姑息手术治疗。原则上应尽可能地切除病灶,包括原发肿瘤和转移瘤,肝转移者若条件允许,可作肝不规则切除或肝叶切除。切除大部分肿瘤对提高以后的化疗效果有利。

全胃切除以往被认为是有效的方法而得到广泛应用,在已有强有力的制酸药物的今天,全胃切除的适应证已明显减少,只有在无法找到肿瘤或已广泛转移手术无法切除的恶性胃泌素瘤,并对质子泵抑制剂治疗反应不佳的患者才适合选用。

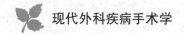
选择性迷走神经切断术可使胃酸分量减少,并使患者制酸药物的用量降低,适用于在肿瘤不能定位、无法切除而患者术前需要大剂量的制酸药物时,为了减少用药量而选用的一种辅助性手术。

2.内科治疗　胃泌素瘤的临床症状和并发症皆由于高胃酸分泌引起,药物治疗的目的是抑制胃酸分泌,从而控制和改善临床症状。H_2受体拮抗剂治疗胃泌素瘤有很好的临床效果,使溃疡迅速愈合,但需长期服药,而其剂量往往因人而异。质子泵抑制剂作用于壁细胞泌酸过程中的最终环节所必需的 $H^+ - K^+ - ATP$ 酶,是最强效和长效的抗酸药物,多数学者认为其是治疗胃泌素瘤患者的首选药物。生长抑素衍生物能降低患者的胃酸和使血清促胃液素水平下降,增添了治疗胃泌素瘤的手段。

3.伴 MEN I 型胃泌素瘤的治疗　多数 MEN I 型胃泌素瘤患者伴有甲状旁腺功能亢进症,应先行甲状旁腺切除。术后血钙正常者多数的 BAO、MAO 和血清促胃液素均下降,H_2 受体拮抗剂用量可减少。如果仅切除胃泌素瘤而不纠正甲状旁腺功能亢进,胃酸分泌不见减少。

4.恶性胃泌素瘤的化疗　对已失去了手术切除机会的晚期恶性胰岛素瘤患者除了应用抗酸类药物抑制高酸分泌所引起的各种症状,改善患者的生活质量外,还可应用化疗药物,常用的药物是链佐星、多柔比星和氟尿嘧啶联用。但对化疗的治疗效果各家报道差异较大。

第五节　胃十二指肠良性肿瘤

胃良性肿瘤少见,约占胃肿瘤的 1%～5%,而十二指肠良性肿瘤更为少见,占所有小肠肿瘤的 9.9%～29.8%。胃十二指肠良性肿瘤按其发生组织的不同可分为两类:来自黏膜的上皮组织,包括息肉或腺瘤;来自胃、十二指肠壁的间叶组织,统称为间质肿瘤,大多来源于平滑肌、脂肪、纤维以及神经、血管来源等,临床上以息肉和来源于平滑肌的肿瘤比较多见,约占全部胃十二指肠肿瘤的 40%。胃良性肿瘤的分类详见表6-1。本节主要介绍胃十二指肠息肉及其处理。

表6-1　胃良性肿瘤

息肉
增生性息肉(日本文献中的Ⅰ和Ⅱ型)
瘤样或腺瘤性息肉(日本文献中的Ⅲ和Ⅳ型)
混合型息肉(增生性和瘤样)
胃底腺息肉
家族性息肉病和其他息肉病综合征
Peutz—Jeghers(错构瘤样息肉)
息肉炎性纤维样息肉
停滞(青少年)性息肉
良性增生性胃病
Menetrier 病(Polyadenomes en nappe)
合并 Zollinger—Ellison 综合征

（续表）

腺型,无高促胃液素血症

假性淋巴瘤

壁内肿瘤

间质肿瘤

骨瘤和骨软骨瘤

异位胰腺

Brunner 腺瘤

腺肌瘤

黄瘤(黄斑瘤)

炎性肿瘤

嗜酸性胃炎

弥漫性

局限性(炎性纤维样息肉)

良性组织细胞增多症 X

肉芽肿样病变(肉瘤样,Crohn 病)

梅毒

结核

囊性病变

黏膜内囊肿(黏液囊肿)

黏膜下囊肿(胃炎深部囊肿)

重叠囊肿

混合情况

胃静脉曲张

胃动脉瘤(Dieulafoy 病)

窦血管膨胀(西瓜胃)

胃十二指肠息肉是一种来源于胃十二指肠黏膜上皮组织的良性肿瘤,发病率占所有良性病变的 5％以上。

一、病理

根据息肉的组织发生、病理组织形态、恶性趋势可分为腺瘤性息肉、增生型息肉和炎性纤维样息肉等。

（一）腺瘤性息肉

为真性肿瘤,发病率占息肉的 3％～13％,多见于 40 岁以上男性,60％为单发性,外形常呈球形,部分有蒂或亚蒂,广基无蒂者可占 63％,胃腺瘤直径通常在 1.0～1.5cm,部分可增大到 4cm 以上,胃窦部多见,腺瘤表面光滑或呈颗粒状,甚至分叶状、桑葚状,色泽可充血变红,位于贲门、幽门区者经常形成糜烂或浅溃疡,息肉之间的黏膜呈现正常。若整个黏膜的腺体普遍肥大,使黏膜皱襞消失而呈现一片肥厚粗糙状,并伴多发性息肉者,称为胃息肉病。

腺瘤虽属良性,但腺上皮有不同程度的异常增生,重度者和早期癌不易鉴别,故称其为交界性病变。依据病理形态可分为管状腺瘤和乳头状腺瘤(或绒毛状腺瘤),前者是由被固有层包绕分支的腺管形成,腺管排列一般较规则,偶见腺体扩张成囊状,腺体被覆单层柱状上皮,细胞排列紧密;后者是由带刷状缘的高柱状上皮细胞被覆分支状含血管的结缔组织索芯组成,构成手指样突起的绒毛,有根与固有层相连。该两型结构可存在于同一息肉内(绒毛管状或乳头管状腺瘤),伴有不同程度异形增生是癌变的先兆。同一腺瘤内亦可发生原位癌乃至浸润癌的变化。息肉性腺瘤的癌变率不一,管状腺瘤的癌变率约为10%,乳头状腺瘤癌变率则可高达50%～70%。息肉直径大于2cm,息肉表面出现结节、溃疡甚或呈菜花状,息肉较周围黏膜苍白,息肉蒂部宽广,周围黏膜增厚,则常是恶性的征象。

(二)增生性息肉

较常见,约占胃良性息肉的90%。多为单发,无蒂或有蒂,表面光滑,色泽正常或稍红,突出黏膜表面,其表面是分泌黏液的柱状细胞,基质丰富。息肉直径通常<1cm。常见于胃窦部,是慢性炎症引起黏膜过度增生的结果,该息肉是由增生的胃小凹上皮及固有腺组成,偶可观察到有丝分裂象和细胞的异形增生。间质以慢性炎症性改变为其特点,并含有起源于黏膜肌层的纤维肌肉组织条带,常见于萎缩性胃炎、恶性贫血以及胃黏膜上皮化生患者,其中90%患者胃酸缺乏。增生性息肉的癌变率很低(<5%),极少部分癌变系通过腺瘤样增生或继发性肠化生、异形增生发展而来。随访发现部分增生性息肉患者胃内除息肉外同时存在浸润癌,发生率约为2.3%,值得注意。

(三)炎性纤维样息肉

可能是一种局限形式的嗜酸性胃炎,可为单发或多发,无蒂或蒂很短,也好发于胃窦部。病变突向胃腔,组织学所见为纤维组织、薄壁的血管以及嗜酸细胞、淋巴细胞、组织细胞和浆细胞的黏膜下浸润。其发病机制仍不清楚,可能是一炎性病变的过程。

二、临床表现

大多数胃十二指肠息肉患者无明显临床症状,往往是在X线钡餐检查、胃镜检查或手术尸检标本中偶然发现。息肉生长较大时可出现上腹不适、疼痛、恶心、呕吐,若息肉表面糜烂、出血,可引起呕血和黑便。疼痛多发生于上腹部,为钝痛,无规律性与特征性。位于贲门附近的胃息肉偶可出现咽下困难症状,位于幽门区或十二指肠的较大腺瘤性息肉可有较长的蒂,可滑入幽门口,表现为发作性幽门痉挛或幽门梗阻现象。如滑入后发生充血、水肿、不能自行复位,甚至出现套叠时,部分胃壁可发生绞窄、坏死、甚或穿孔,发生继发性腹膜炎。位于Vater壶腹部肿瘤,可压迫胆道,出现梗阻性黄疸。部分腺瘤性息肉患者往往有慢性胃炎或恶性贫血的表现。大多数患者体格检查无阳性体征。

三、诊断

胃息肉因症状隐匿,临床诊断较为困难。约25%的患者大便潜血试验阳性。大多数息肉可由 X 线诊断,显示为圆形半透明的充盈缺损,如息肉有蒂时,此充盈缺损的阴影可以移动。无论是腺瘤性息肉还是增生性息肉,胃镜下的活组织检查是判定息肉性质和类型的最常用诊断方法。如息肉表面粗糙,有黏液、渗血或溃疡,提示有继发性炎症或恶变。对于小的息肉,内镜下息肉切除并回收全部息肉送检病理诊断最可靠;对较大的息肉,细胞刷检对判断其良恶性可能亦会有些帮助。较大的胃息肉多是肿瘤样病变,钳夹活检可作为最基本的诊断方法,依据组织学结果决定进一步诊疗方法。有些腺瘤性息肉恶变早期病灶小、浅,很少浸润,而胃镜下取材有局限性,不能反映全部息肉状态而易漏诊。所以对胃息肉患者,即使病理活检是增生性息肉或腺瘤性息肉,均需要在内镜下切除治疗。对于大息肉,镜下切除有困难者需手术治疗。胃息肉患者应行全消化道检查,以排除其他部位息肉的存在,因此类息肉患者更常见伴发结直肠腺瘤。

四、治疗

内镜下切除息肉是治疗胃息肉的首选方法。随着内镜技术的发展和广泛应用,镜下处理胃十二指肠息肉已普遍开展,且方法较多。开腹手术的适应证:未能明确为良性病变的直径大于 2cm 的有蒂息肉;直径大于 2cm 的粗蒂或无蒂息肉;息肉伴周围胃壁增厚;不能用内镜圈套器或烧灼法全部安全切除的息肉;内镜切除的组织学检查持续为侵袭性恶性肿瘤。手术切除包括息肉周围一些正常组织。如果发现浸润癌或息肉数量较多时,可行胃大部切除术。

第六节　胃扭转

各种原因引起的胃沿其纵轴(贲门与幽门的连线)或横轴(胃大弯和小弯中点的连线)扭转,称胃扭转。胃扭转不常见,其急性型发展迅速,诊断不易,常延误治疗,而其慢性型的症状不典型,也不易及时发现。

一、病因

新生儿胃扭转是一种先天性畸形,可能与小肠旋转不良有关,使胃脾韧带或胃结肠韧带松弛而致胃固定不良。多数可随婴儿生长发育而自行矫正。

成人胃扭转多数存在解剖学因素,在不同的诱因激发下而致病。胃的正常位置主要依靠食管下端和幽门部的固定,肝胃韧带、胃结肠韧带和胃脾韧带也对胃大、小弯起到一定的固定作用。较大的食管裂孔疝、膈疝、膈膨出以及十二指肠降段外侧腹膜过度松弛,使食管裂孔处的食管下端和幽门部不易固定。此外,胃下垂和胃大、小弯侧的韧带松弛或过长等,均是胃扭转发病的解剖学因素。

急性胃扩张、急性结肠胀气、暴饮暴食、剧烈呕吐和胃的逆蠕动等可以成为胃的位置突然改变的动力,故常是促发急性型胃扭转的诱因。胃周围的炎症和粘连可牵扯胃壁而使其固定于不正常位置而出现扭转,这些病变常是促发慢性型胃扭转的诱因。

二、分型

1.按起病的缓慢及其临床表现,可分为急性和慢性两型。急性胃扭转具有急腹症的临床表现,而慢性胃扭转的病程较长,症状反复发作。

2.根据扭转的范围,可分为胃全部扭转和部分扭转。前者是指除与横膈相贴的胃底部分外整个胃向前向上的扭转。由于胃贲门部具有相对的固定性,胃全部扭转很少超过180°。部分胃扭转是指胃的一个部分发生扭转,通常是胃幽门部,偶可扭转360°。

3.按扭转的轴心,胃扭转可分为下列两型:

(1)系膜轴扭转型:是最常见的类型,胃随着胃大、小弯中点连线的轴心(横轴)发生旋转。多数是幽门沿顺时针方向向上向前向左旋转(图6-1Ⅰ),有时幽门可达贲门水平。胃的前壁自行折起而后壁则被扭向前。幽门管可因此发生阻塞,贲门也可以有梗阻。右侧结肠常被拉起扭转到左上腹,形成一个急性扭曲而发生梗阻。在少数情况下,胃底部沿逆时针方向向下向右旋转。但较多的胃系膜轴扭转是慢性和部分型的。

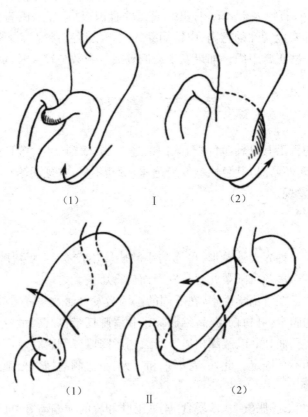

图6-1 胃扭转的类型

Ⅰ.系膜轴扭转:(1)向前扭转;(2)向后扭转

Ⅱ.器官轴扭转:(1)向前扭转;(2)向后扭转

（2）器官轴扭转：是少见的类型。胃体沿着贲门幽门连线的轴心（纵轴）发生旋转。多数是向前扭转（图6-1Ⅱ），即胃大弯向上向前扭转，使胃的后壁由下向上翻转到前面，但偶尔也有相反方向的向后扭转。贲门和胃底部的位置基本上无变化。

三、临床表现

急性胃扭转起病较突然，发展迅速，其临床表现与溃疡病急性穿孔、急性胰腺炎、急性肠梗阻等急腹症颇为相似，与急性胃扩张有时不易鉴别。起病时均有骤发的上腹部疼痛，程度剧烈，并牵涉至背部。常伴频繁呕吐和嗳气，呕吐物中不含胆汁。如为胃近端梗阻，则为干呕。此时拟放置胃肠减压管，常不能插入胃内。体检见上腹膨胀而下腹平坦，腹壁柔软，肠鸣音正常。如扭转程度完全，梗阻部位在胃近端，则有上述上腹局限性膨胀、干呕和胃管不能插入的典型表现。如扭转程度较轻，临床表现很不典型。在一组25例急性胃扩张的研究中提示下列三种X线表现有重要诊断意义：①胃位于胸腔而腹部体征轻微。②胸片发现在下胸部或上腹部有充满气体的内脏，尤其是伴有大的食管裂孔疝时。③上消化道稀钡或碘水造影可见扭转处发生梗阻。

慢性胃扭转多系不完全性质，若无梗阻，可无明显症状，或其症状较为轻微，类似溃疡病或慢性胆囊炎等慢性病变。腹胀、恶心、呕吐，进食后加重，服制酸药物疼痛不能缓解，以间断发作为特征。部分因贲门扭转而狭窄，患者可出现吞咽困难，或因扭转部位黏膜损伤而出现呕血及黑便等。部分患者可无任何症状，偶在胃镜、胃肠钡餐检查或腹部手术而被发现。

四、辅助检查

1. 放置胃管受阻　完全性胃扭转时，放置胃管受阻或无法置入胃内。

2. 上消化道内镜检查　纤维或电子胃镜进镜受阻，胃内解剖关系异常，胃体进镜途径扭曲，有时胃镜下充气可使胃扭转复位。

3. 腹部X线检查　完全性胃扭转时，腹部透视或腹部X线平片可见左上腹有充满气体和液体的胃泡影，左侧膈肌抬高。胃肠钡餐检查是重要的诊断方法。系膜轴扭转型的X线表现为双峰形胃腔，即胃腔有两个液平面，幽门和贲门处在相近平面。器官轴扭转型的X线表现有胃大小弯倒置、胃底液平面不与胃体相连、胃体扭曲变形、大小弯方向倒置、大弯在小弯之上、幽门和十二指肠球部向下、胃黏膜纹理呈扭曲走行等。

五、诊断

急性胃扭转依据Brochardt三联症（即早期呕吐，随后干呕；上腹膨隆，下腹平坦；不能置入胃管）和X线钡剂造影可确诊。慢性胃扭转可依据临床表现、胃镜和X线钡剂造影确诊。

六、治疗

急性胃扭转必须施行手术治疗，否则胃壁血液循环可受到障碍而发生坏死。急性胃扭转患者一般病情重，多伴有休克、电解质紊乱或酸碱平衡失调，应及时进行全身支持治疗，纠正上述病理生理改变，待全身症状改善后，尽早手术；如能成功地插入胃管，吸出胃内气体和液体,待急性症状缓解和进一步检查后再考虑手术治疗。在剖开腹腔时,首先看到的大都是横结肠系膜及后面绷紧的胃后壁。由于解剖关系的紊乱以及膨胀的胃壁,外科医师常不易认清其病变情况。此时宜通过胃壁的穿刺将胃内积气和积液抽尽,缝合穿刺处,再进行探查。在胃体复位以后,根据所发现的病理变化,如膈疝、食管裂孔疝、肿瘤、粘连带等,予以切除或修补等处理。如未能找到有关的病因和病理机制者,可行胃固定术,即将脾下极至胃幽门处的胃结肠韧带和胃脾韧带致密地缝到前腹壁腹膜上,以防扭转再度复发。

部分胃扭转伴有溃疡或葫芦形胃等病变者,可行胃部分切除术,病因处理极为重要。近年有报道对不适宜手术的患者行经皮内镜导引下置入胃造瘘管,甚至置入两根胃造瘘管以增加固定点,待胃与腹前壁粘连完全后再予拔除。也可应用腹腔镜手术纠正由食管裂孔疝引起的器官轴扭转。

第七节　胃下垂

胃下垂是指直立位时胃的大弯抵达盆腔,而小弯弧线的最低点降至髂嵴连线以下的位置,常为内脏下垂的一部分。

一、病因和发病机制

胃下垂可有先天性或后天性。先天性胃下垂常是内脏全部下垂的一个组成部分。腹腔脏器维持其正常位置主要依靠以下三个因素:①横膈的位置以及膈肌的正常活动力。②腹内压的维持,特别是腹肌力量和腹壁脂肪层厚度的作用。③连接脏器有关韧带的固定作用。胃的两端,即贲门和幽门是相对固定的,胃大、小弯侧的胃结肠韧带、胃脾韧带、肝胃韧带对胃体也起一定的固定作用。正常胃体可在一定的范围内向上下、左右或前后方向移动,如膈肌悬吊力不足,支持腹内脏器的韧带松弛,腹内压降低,则胃的移动度增大而发生下垂。

胃壁具有张力和蠕动两种运动性能,胃壁本身的弛缓也是一个重要的因素。按照胃壁的张力情况可将胃分为四个类型,即高张力、正常张力、低张力和无张力型(图6—2)。在正常胃张力型,幽门位于剑突和脐连线的中点,胃张力低下和无张力的极易发生胃下垂。

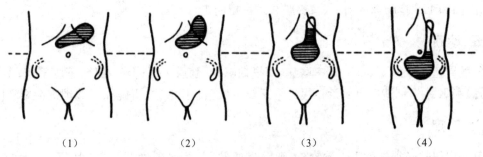

图6—2　胃的不同张力类型
(1)高张力型(牛角形);(2)正常张力型(J形);(3)低张力型(鱼钩形);(4)无张力型(鱼钩形)

胃下垂常见于瘦长体型的女性、经产妇、多次腹部手术而伴腹肌张力消失者,尤多见于消耗性疾病和进行性消瘦者,这些都是继发胃下垂的先天性因素。

二、临床表现

轻度下垂者可无症状。明显下垂者可伴有胃肠动力低下和分泌功能紊乱的表现,如上腹部不适、易饱胀、畏食、恶心、嗳气及便秘等。上腹部不适多于餐后、长期站立和劳累后加重。有时感深部隐痛,可能和肠系膜受牵拉有关。下垂的胃排空常较缓慢,故会出现胃潴留和继发性胃炎的症状。可出现眩晕、心悸、站立性低血压和晕厥等症状。

体检可见多为瘦长体型,肋下角小于 90°。站立时上腹部可扪及明显的腹主动脉搏动。胃排空延缓时还可测得振水声。上腹部压痛点可因不同体位而变动。常可同时发现肾、肝和结肠等其他内脏下垂。

三、诊断

胃下垂的诊断主要依靠 X 线检查。进钡餐后可见胃呈鱼钩形,张力减退,其上端细长,而下端则显著膨大,胃小弯弧线的最低点在髂嵴连线以下。胃排空缓慢,可伴有钡剂滞留现象。

四、治疗

胃固定术的效果不佳,如折叠缝合以缩短胃的小网膜,或将肝圆韧带穿过胃肌层而悬吊固定在前腹壁上,现多已废弃不用。主要采用内科对症治疗。少食多餐,食后平卧片刻,保证每日摄入足够的热量和营养品。加强腹部肌肉的锻炼,以增强腹肌张力。也可试用针灸、推拿、气功和太极拳疗法。症状明显者,可放置胃托。

参考文献

［1］张忠涛.实用普通外科查房医嘱手册［M］.北京：北京大学医学出版社，2013.

［2］胡俊，黄强，林先盛，刘臣海，谢放，杨骥.肝切除治疗肝胆管结石 153 例分析［J］.肝胆外科杂志，2014（04）：269－271.

［3］张永生，涂艳阳，冯秀亮.外科手术学基础［M］.西安：第四军医大学出版社，2013.

［4］林锋，王文凭，马林，廖虎，沈诚，杨梅，刘伦旭.复杂性胸外伤成功救治一例［J］.中国胸心血管外科临床杂志，2015（02）：109.

［5］林擎天，黄建平.消化外科临床解剖与常用手术技巧［M］.上海：上海交通大学出版社，2013.

［6］何帆，肖锡俊，李永波，唐红.胸部钝挫伤所致三尖瓣重度反流一例［J］.中国胸心血管外科临床杂志，2014（05）：648.

［7］戴尅戎，王忠.外科诊断与鉴别诊断学［M］.北京：科学技术文献出版社，2014.

［8］李向毅.胰管结石的诊断与治疗：附 25 例报告［J］.肝胆外科杂志，2014（06）：440－442.

［9］尹文.新编创伤外科急救学［M］.北京：军事医学科学出版社，2014.

［10］黄强，刘臣海.胆管损伤治疗的时机与术式选择［J］.肝胆外科杂志，2014（06）：403－405.

［11］DonaldB. Doty. 心脏外科手术技巧 原书第 2 版［M］.上海：上海科学技术出版社，2014.

［12］刘学礼，程平，刘安成，吴卫国，胡涛，张俊生.腹腔镜胆囊切除术中转开腹手术 105 例临床分析［J］.肝胆外科杂志，2015（01）：32－33.

［13］张新华.实用肝胆胰恶性肿瘤学［M］.武汉：武汉大学出版社，2012.

［14］苗毅，李强.急性胰腺炎的综合治疗［J］.中国普外基础与临床杂志，2015（01）：1－4.

［15］陈孝平，易继林.普通外科疾病诊疗指南［M］.北京：科学出版社，2014.

［16］颜晨，江勇，吴宝强，黄洪军，孙冬林.闭合性胰腺合并十二指肠损伤的急诊胰十二指肠切除术 4 例［J］.肝胆胰外科杂志，2015（01）：56－57.

［17］徐启武.颅底外科手术学［M］.北京：科学出版社，2014.

［18］秦懿，费健，王建承，陈胜，吴卫泽，朱坚，许志伟，张俊，彭承宏.胰腺囊腺瘤和囊腺癌 165 例临床诊治分析［J］.肝胆胰外科杂志，2015（01）：9－11.

［19］叶章群.泌尿外科疾病诊疗指南［M］.北京：科学出版社，2013.

［20］李留峥，彭联芳，向春明，徐雷升，俸家伟，王志萍，习源娇，于杰.胰头肿块型慢性胰腺炎手术治疗体会［J］.肝胆胰外科杂志，2015(01)：47－49.

［21］寇桂香，张瑜.外科护理技术操作指南［M］.兰州：甘肃人民出版社，2013.

［22］王保起.左肝外叶切除联合胆道镜治疗左肝内胆管结石的疗效观察［J］.肝胆胰外科杂志，2015(02)：135－137.

［23］曹立瀛.肝胆外科急症与重症诊疗学［M］.北京：科学技术文献出版社，2014.

［24］杨耀成，黄耿文，李宜雄，孙维佳.经皮穿刺置管引流治疗急性胰腺炎合并坏死感染的预后分析［J］.肝胆胰外科杂志，2015(02)：94－96＋99.